医学病理学诊断技术应用

韩 伟 华 威 寇天雷 主编

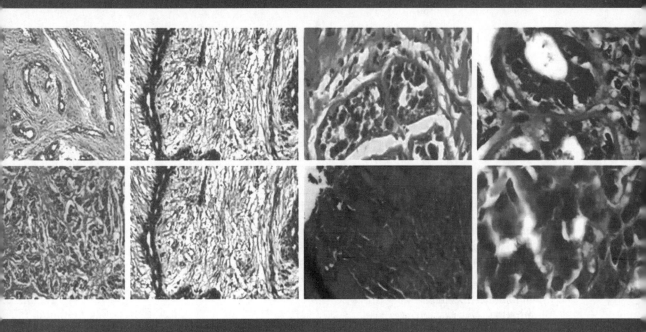

中国纺织出版社有限公司

图书在版编目（CIP）数据

医学病理学诊断技术应用/韩伟，华威，寇天雷主编. -- 北京：中国纺织出版社有限公司，2024.2
ISBN 978-7-5229-1377-3

Ⅰ.①医… Ⅱ.①韩…②华…③寇… Ⅲ.①病理学—诊断学 Ⅳ.①R446.8

中国国家版本馆CIP数据核字（2024）第034465号

责任编辑：樊雅莉　　责任校对：高　涵　　责任印制：王艳丽

中国纺织出版社有限公司出版发行
地址：北京市朝阳区百子湾东里A407号楼　邮政编码：100124
销售电话：010—67004422　传真：010—87155801
http://www.c-textilep.com
中国纺织出版社天猫旗舰店
官方微博 http://weibo.com/2119887771
三河市宏盛印务有限公司印刷　各地新华书店经销
2024年2月第1版第1次印刷
开本：787×1092　1/16　印张：13
字数：300千字　定价：88.00元

编 委 会

主　编　韩　伟　华　威　寇天雷

副主编　周慧如　王名法　王秀芳
　　　　　尚旖旎　李　慧　刘湘花

编　委　(按姓氏笔画排序)

王名法　海南医学院第二附属医院
王秀芳　武汉市蔡甸区人民医院
华　威　哈尔滨医科大学附属第一医院
刘天艺　哈尔滨医科大学附属第二医院
刘英杰　中国人民解放军联勤保障部队第九六八医院
刘雪涛　河南中医药大学第一附属医院
刘湘花　河南中医药大学
孙玉兰　哈尔滨医科大学附属第一医院
李　婷　广州市中西医结合医院
李　慧　中国人民解放军联勤保障部队第九七〇医院
李迎春　中国人民解放军北部战区总医院
杨立曼　北部战区总医院
杨晓林　朝阳市中心医院
沙日娜　内蒙古医科大学附属医院
尚旖旎　中国人民解放军北部战区总医院
周平安　广东省农垦中心医院
周慧如　陕西省宝鸡市中心医院
赵高阳　辽宁中医药大学附属医院
胡曦文　连云港市第二人民医院
娄　阁　哈尔滨医科大学附属第二医院
郭小荣　哈尔滨医科大学附属第二医院
商家炜　中国人民解放军北部战区总医院
寇天雷　武警特色医学中心
韩　伟　哈尔滨医科大学附属第一医院

前 言

病理学是研究疾病病因、发病机制、形态结构以及由此而引起的功能变化的一门基础医学,病理科医生可根据手术、活检、穿刺标本以及脱落细胞学等为临床不同疾病诊断提供帮助。另外,随着科学与技术的进步,我国检验医学发展迅速,临床实验室技术水平不断提高,在医疗卫生工作中的作用也越来越重要。现在的医疗环境要求实验室的检验工作具有准确性、安全性、时效性和经济性,而实验室的检验项目、检验技术、分析仪器、实验人员等总是处在不断的变化之中,这就对实验室管理提出了更高的要求。

本书首先介绍病理检查技术、免疫组织化学技术等内容,然后重点阐述神经系统疾病、呼吸系统疾病、循环系统疾病、消化系统疾病以及乳腺、甲状腺疾病的病理学诊断内容。本书的各位编者从事病理科工作多年,具有丰富的临床经验和深厚的理论功底,而且具有一定的独创性,希望本书能为病理科医务工作者处理相关问题提供参考,也可供医学院校学生和基层医生学习之用。

在本书编写的过程中,虽力求做到写作方式和文笔风格一致,但由于各位编者的临床经验及写作风格有所差异,加之时间仓促、篇幅有限,书中疏漏乃至谬误之处在所难免,希望广大同仁不吝赐教,使我们得以改进和提高,不胜感激。

编 者

2023 年 12 月

目　录

第一章

细胞学检查技术

第一节 细胞学检查技术基本概念

进行细胞学检查之前，需要细胞采集和制片。细胞学制片技术，包括标本的收集、涂片、固定、染色、脱水、透明、封固等。良好的制片是细胞学诊断的重要条件，高度的责任感和严格的操作流程，以及新技术的应用是提高细胞学制片质量的重要保证。

一、细胞学检查范畴

细胞病理学可分两大部分：脱落细胞学和针吸细胞学。

1. 脱落细胞学

采集人体中管腔器官表面脱落的细胞，其标本可来自与外界相通的脏器，如胃肠道、呼吸道、泌尿道、女性生殖道等；也可来自与外界不相通的腔隙、脏器表面，如胸腹腔、颅脑腔、关节腔等积液。

2. 针吸细胞学

通过细针吸取的方法吸取组织中的活细胞，如乳腺、甲状腺、淋巴结、前列腺等穿刺。除了进行一般细胞形态学诊断外，还可以进行细胞培养，细胞 DNA 检测。

二、细胞学检查程序

细胞学检查程度为：标本采集→涂片制作→涂片固定→涂片染色→涂片封固→涂片阅片→报告打印→玻片归档。

三、细胞学检查的特点和意义

1. 准确性

通常以阳性率来表示（诊断率、符合率、准确率）。目前国际统一标准，用敏感性及特异性来表示，前者显示除去假阴性后的阳性率，后者显示除去假阳性后的诊断准确性。

2. 敏感性和特异性

细胞学诊断以宫颈癌检查效果最佳，敏感性达 90% 以上。痰液及尿液脱落细胞阳性率较低（50% ~ 60%），细胞学诊断的特异性较高，为 98% ~ 99%，即假阳性很低，只占 1% ~ 2%，可疑细胞只占 5%。一个可靠的诊断技术应为敏感度越高越好，即假阳性和假阴性率越低越好。

3. 实用性

细胞检查操作简便、创伤性小、安全性高，且费用少，有利于疾病的早期发现、早期诊断和早期治疗。细胞学检查技术已不再是一种单纯的诊断方法，而是观察癌前期病变的演变，指导临床用药和随访观察的重要指标。

4. 局限性

细胞学诊断有许多优点，但阳性率较低，时有漏诊和误诊，这主要与取材局限性，制片方法不当有关。此外，缺乏组织结构也是影响诊断准确性的因素。

四、细胞学标本制作质量控制

细胞学制片是涂片技术重要的基本技能，质优的细胞制片直接关系到诊断的准确率和阳性率高低。

细胞学送检标本大概可分为以下三大类。第一类是临床医师取材后马上制成涂片固定后送细胞学检查（如妇科的宫颈涂片、纤维支气管镜刷片涂片）；第二类是临床医师抽取标本后未经固定直接送到细胞室行细胞制片检查（如浆膜腔积液、痰液、尿液等）；第三类主要是妇科液基细胞学标本，临床医师用特殊的刷子取材后，将刷子上的细胞放入细胞保存液中送到细胞室行细胞制片检查。

细胞学涂片制作前质控要求如下。

（1）涂片前应准备好各种用具，如干净的载玻片、固定液、吸管、玻璃棒、小镊子。

（2）各类标本要新鲜制作，4℃冰箱保存的标本不超过 4 小时。

（3）涂片制作要轻巧，以免损伤细胞。

（4）涂片制作要均匀，厚薄要适度，掌握细胞量与溶液比例的稀释度。细胞量多的标本制片宜薄，细胞量少的标本制片宜集中。

（5）细胞应有效固定在载玻片的位置上，各类涂片制作后原则上应以湿固定为佳，特殊情况下涂片也可半湿干固定。

细胞学制作中的质控要求，详见制片流程中的相关部分。

（韩　伟）

第二节　细胞学标本采集原则和方法

一、标本采集原则

（1）采集标本必须保持新鲜，以免细胞自溶，影响细胞着色和正确诊断。

（2）采集方法应简便，以减轻患者痛苦，且不至于引起严重的"并发症"或促使肿瘤扩散。

（3）正确选择取材部位，尽可能由病区直接采取细胞并获取丰富有效的细胞成分。

（4）绝对避免错号和污染（器具和玻片干净，固定液及染液过滤，每份标本 1 瓶）。

（5）针吸穿刺操作时有两人配合完成采集标本较好，并了解病情和影像学资料，选择恰当的体位及穿刺点。

二、标本采集前准备

（1）所有细胞学送检标本容器清洁并要求即采集即送检。

（2）送检标本必须填写细胞送检申请单，每份标本一瓶并写明患者姓名、性别和年龄。

（3）临床送检血性胸腔积液、腹腔积液、心包液为防止标本凝固，应在容器中加入抗凝剂。可用商品化的肝素抗凝试管或用 100 g/L 浓度的乙二胺四乙酸钠（EDTA-Na），也可用 3.8% 的柠檬酸钠，与标本量之比为 1 ：10。

三、标本采集方法

1. 标本采集方式

（1）直观采集外阴、阴道、宫颈、阴道后穹隆、鼻腔、鼻咽、眼结膜、皮肤、口腔、肛管等部位，可用刮片、吸管吸取、擦拭或刷洗的方法。

（2）宫颈细胞采集从早期棉棒阴道后穹隆分泌物法、木制宫颈刮片法到现代的专用扫帚状刷取样法。

（3）用纤维光束内镜带有的微型网刷直接在食管、胃、十二指肠、气管、肺内支气管等部位的病灶处刷取细胞涂片。

（4）体表可触及的原发病变和体内脏器标本收集可采用针刺抽吸收集方式，用穿刺针准确刺穿皮肤进入病变区域后，通过提插针方式，使针尖斜面部对病变组织进行多次切割；同时借助针管内的持续负压将切割获得的标本吸入针芯及针管内。

2. 分泌液收集法

细胞学检查收集的分泌液包括自然分泌液：尿液、痰液、前列腺液、乳头分泌液等。

（1）尿液：男性用自然排尿，女性采取中段尿。尿量不应少于 50 mL，标本要新鲜，尿液排出后 1~2 小时内制成涂片。如不能立即制片，可在标本内加 1/10 尿量的浓甲醛液或等量的 95% 乙醇。但尿内加入上述固定液可使细胞变形或影响制片，因此，尽可能将新鲜尿液离心沉淀制成涂片。

（2）痰液：指导患者漱口、深咳痰液，约三口量的痰液。挑选来自肺、支气管内的带铁锈色的血丝痰，或透明黏液痰及灰白色颗粒状痰等有效成分进行薄层均匀的涂片，每例患者制片 2~3 张。

（3）前列腺液：采用前列腺按摩取分泌物直接涂片。

3. 灌冲洗液收集法

此法常用于采集胃脱落细胞，例如用于胃肠、腹腔、卵巢肿瘤术后向空腔器官灌冲。冲洗一定数量的生理盐水，使肿瘤细胞脱落，然后将冲洗液抽取离心沉淀后取细胞层直接涂片。

4. 浆膜积液收集法

此法常用于胸腔、腹腔、心包腔等器官内积液的抽取，通常由临床医师操作完成。送检胸腹腔积液的容器瓶必须事前加入抗凝剂（3.8% 的柠檬酸钠），送检浆膜腔积液的量以 20~200 mL 较合适。因特殊原因不能马上制片的标本，应放入 4℃ 的冰箱内保存，时间不应超过 16 小时。

（韩　伟）

第三节　细胞学涂片固定

一、固定目的

细胞离体后如果不及时固定，就会释放出溶酶体酶将细胞溶解，导致组织自溶，丧失原有结构。因此，细胞采集后应选用合适的固定液进行固定，使细胞内的蛋白质凝固、沉淀成不溶性，并使细胞尽可能保持原有的形态结构和所含的各种物质成分。细胞涂片的固定在细胞学制片中极为关键。细胞固定的好坏会直接影响后续的涂片和染色，进而影响细胞学诊断的准确性。

通过乙醇能迅速凝固细胞内的蛋白质、脂肪和糖类，使其保持与活细胞状态相仿的成分和结构，使细胞各部分尤其是细胞核染色后清楚显示细胞的内部结构。进行经典的巴氏染色，用乙醇和乙醚或甲醇固定细胞涂片是极为重要的。假如乙醇浓度不够细胞核固定不佳，易造成人为的假阴性报告。

二、固定液种类

乙醇是细胞涂片常用的固定液，可使细胞内的蛋白质、核蛋白和糖类等迅速凝固，产生不溶于水的沉淀。乙醇很少单独使用，通常与冰醋酸、乙醚等混合使用。在巴氏染色中，乙醇类固定液更是首选的固定液。

常用的固定液如下。

（1）95％的乙醇—冰醋酸固定液。

95％的乙醇　100 mL

冰醋酸　1 mL

常用的细胞涂片固定液，冰醋酸渗透力强，可加快细胞的固定。

（2）乙醇—乙醚固定液。

无水乙醇　49.5 mL

乙醚　49.5 mL

冰醋酸　1 mL

常用的细胞涂片固定液，固定快速，尤其是作巴氏染色，为首选的固定液。乙醚容易挥发，气味较大，应密封保存。

（3）Carnoy 固定液。

无水乙醇　60 mL

三氯甲烷　30 mL

冰醋酸　10 mL

适用于核酸、糖原、黏蛋白等特殊染色，也适合固定含血较多的细胞标本。冰醋酸能够加强细胞核染色，也能溶解红细胞，并可减低细胞由于乙醇引起的收缩。一般固定 3～5 分钟，再用95％的乙醇继续固定15分钟。

（4）甲醇固定液：用于干燥固定的涂片（血片）和某些免疫细胞化学染色。

（5）丙酮固定液：冷丙酮常用于酶的细胞化学染色和免疫荧光染色。

（6）10%的中性缓冲甲醛固定液：主要用于固定细胞沉渣制作细胞蜡块。如果用于固定细胞涂片，固定较慢，也容易引起细胞脱落，因此，不适宜直接固定细胞涂片。

三、固定方法

1. 浸泡湿固定法

（1）固定操作：将细胞涂在玻片上后，应稍晾干，但不能完全干燥，在涂片快干且还湿润时，立即浸泡在固定液中固定15～20分钟。这种固定方法也称为湿固定。

（2）注意事项：①玻片标本固定时应将玻片垂直置入固定液，避免涂片相互摩擦；②各种细胞涂片均应及时用湿固定法进行固定，否则涂片干燥后会严重影响染色效果。

2. 喷雾固定法

将采集的细胞涂好片后，平放在架子上，将乙醇等固定液喷洒在涂片上进行固定，干燥后保存或待染色。染色前需要在蒸馏水中浸泡约10分钟。优点是简单快速，缺点是容易固定不均匀。

四、质量控制

1. 制作标本要新鲜

送检标本要新鲜制作，在室温下不能停留超过2小时，脑脊液更不能超过1小时。胸腹腔积液、心包积液、痰液可在冰箱内放置12～24小时。尿液在冰箱中停放不超过2小时。

2. 湿固定的原则

制片后标本玻片尾部最易干燥，干燥后的玻片会引起细胞核膨胀和着色不清，胞质干燥后巴氏伊红、亮绿着色不鲜艳，诊断受影响。

3. 固定液要过滤

每天每次使用后的固定液要用滤纸或棉花过滤后才能重复使用，但乙醇浓度不能低于90%的含量，否则要更换新固定液，主要是防止交叉细胞污染。

（华　威）

第四节　细胞学常规染色技术

一、染色的作用

没有经过染色的细胞，难以通过显微镜观察到细胞核和细胞质内部各种细微的结构。因此，需要用不同的染料将细胞的形态结构及不同的成分显示出来，以便在显微镜下进行观察。

二、染色的机制

细胞染色机制比较复杂，一般认为细胞染色主要是通过物理吸附作用和化学结合作用来使细胞核和细胞质染上不同的颜色，并且产生不同的折射率，从而能通过显微镜来观察。

1. 物理吸附作用

染料的色素成分被吸附进入组织和细胞间隙内而显色。

2. 化学结合作用

染料的助色团具有与组织细胞很强的亲和力，能够与细胞及其细胞内相应物质结合生成有色的不溶性的化合物沉淀而显色。

三、染料的分类

（1）染料根据其来源可分为天然染料如苏木精和人工合成染料如结晶紫等。

（2）染料根据所含有的发色团分为硝基染料、偶氮染料、醌亚胺染料、咕吨染料、苯甲烷染料、蒽醌染料、重氮盐和四重氮盐类和四唑盐类染料等。

（3）染料根据所含有的助色团性质分为酸性染料、碱性染料和中性染料等。

四、常规染色方法

细胞学染色方法有多种，主要有常规染色、特殊染色（或称细胞化学染色）和免疫细胞化学染色。可根据不同的检验要求和研究目的加以选择应用。

常规染色法有巴氏（Papanicolaou）染色法、苏木精—伊红（HE）染色法和迈格林华—吉姆萨（MGG）染色法等。

（一）巴氏染色法

巴氏染色起初仅用于阴道上皮雌激素水平的测定以及检测生殖道念珠菌、滴虫等病原体的感染。染色方法经过不断改良后，胞质染色液分别有 EA36、EA50 和 EA65。目前主要用于妇科细胞学涂片染色，多采用 EA36 和 EA50 染色液，是用来筛查宫颈癌及癌前病变的常用细胞学染色方法。巴氏染色也适合胸腔、腹腔积液，痰液等非妇科标本的染色，常采用 EA65 染色液。

巴氏染色法染液中含有阳离子、阴离子和二性离子，具有多色性染色效能。因此，染出的细胞质具有色彩多样、鲜艳、透明性好及细胞核的核膜、核仁、染色质结构清晰的特点。巴氏染色主要有两组染液，胞核染液如苏木精和胞质染液如 EA36，以达到核质对比清晰鲜艳的目的。

1. 试剂配制

（1）改良 Lillie-Mayer 苏木精染液。

苏木精（hematoxylin）　5 g

无水乙醇（absolute alcohol）　50 mL

硫酸铝钾（aluminium potassium sulphate）　50 g

蒸馏水　650 mL

碘酸钠（sodium iodate）　500 mg

甘油（glycerine）　300 mL

冰醋酸（glacial acetic acid）　20 mL

分别将苏木精溶于无水乙醇，硫酸铝钾溶于蒸馏水（可加热至 40~50℃ 使硫酸铝钾更容易溶解），用玻璃棒轻轻搅动使彻底溶解，待恢复至室温后，与苏木精无水乙醇液充分混合，再加入碘酸钠，最后加入甘油和冰醋酸。

（2）碳酸锂水溶液。

碳酸锂（lithium carbonate）　1 g

蒸馏水　100 mL

（3）橘黄 G 染液。

橘黄 G（Orange G）　0.5 g

蒸馏水　5 mL

用橘黄 G 0.5 g 溶于 5 mL 蒸馏水，再加无水乙醇 95 mL，然后加 0.015 g 磷钨酸，使用前过滤。存储在深棕色瓶中。

（4）0.5% 的淡绿乙醇储备液。

淡绿（light green）　0.5 g

95% 的乙醇　100 mL

（5）0.5% 的伊红 Y 乙醇储备液。

伊红 Y（eosin Y）　0.5 g

95% 的乙醇　100 mL

（6）1% 的伊红 Y 乙醇储备液。

伊红 Y（eosin Y）　1 g

95% 的乙醇　100 mL

（7）0.5% 的俾斯麦棕乙醇储备液。

俾斯麦棕（Bismarck brown）　0.5 g

95% 的乙醇　100 mL

（8）EA36 染液配方。

0.5% 的淡绿乙醇储备液　45 mL

0.5% 的伊红 Y 乙醇储备液　45 mL

0.5% 的俾斯麦棕乙醇储备液　10 mL

磷钨酸（phosphotungstic acid）　0.2 g

（9）EA50 染液配方。

0.5% 的淡绿乙醇储备液　6 mL

1% 的伊红 Y 乙醇储备液　40 mL

纯甲醇　25 mL

冰醋酸　2 mL

95% 的乙醇　21 mL

磷钨酸　2 g

2. 染色操作流程

（1）涂片用 95% 的乙醇，冰醋酸固定液固定 10~15 分钟。

（2）95% 的乙醇、80% 的乙醇、70% 的乙醇、蒸馏水分别浸泡 1 分钟。

（3）改良 Lillie-Mayer 苏木精染液染色 5~10 分钟。

（4）自来水中冲洗多余染液。

（5）1% 的盐酸乙醇液分化约 4 秒。

（6）1% 的碳酸锂水溶液蓝化 1 分钟，自来水洗 5 分钟。

（7）依次置入 70% 的乙醇、80% 的乙醇、95% 的乙醇（Ⅰ）和 95% 的乙醇（Ⅱ）各 1 分钟。

（8）橘黄 G 染液染色 1~2 分钟（此步可省略）。

（9）依次在 95% 的乙醇（Ⅰ）、95% 的乙醇（Ⅱ）漂洗去掉多余橘黄 G 染液。

（10）EA36 染液染色 3~5 分钟。

（11）依次用 95% 的乙醇（Ⅰ）、95% 的乙醇（Ⅱ）、无水乙醇（Ⅰ）和无水乙醇（Ⅱ）脱水各 1 分钟。

（12）二甲苯透明，中性树脂封片。

3. 染色结果

角化细胞胞质呈粉红色，全角化细胞胞质呈橘黄色，角化前细胞胞质呈浅蓝色或浅绿色，细胞核呈蓝紫色，核仁呈橘红色，白细胞核呈蓝色，胞质呈淡蓝淡绿色，红细胞呈橙红色。

（二）苏木精—伊红（HE）染色法

1. 试剂配制

（1）改良 Lillie-Mayer 苏木精染液。

（2）0.5% 的伊红 Y 乙醇液。

2. 染色操作

（1）涂片从 95% 的乙醇—冰醋酸固定液内取出，80% 的乙醇浸泡 1 分钟。

（2）蒸馏水洗 1 分钟。

（3）改良 Lillie-Mayer 苏木精染液染色 5~10 分钟。

（4）自来水冲洗 1 分钟。

（5）0.5% 的盐酸乙醇储备液分化 3~5 秒。

（6）自来水冲洗促蓝 10 分钟，80% 的乙醇浸洗 1 分钟。

（7）0.5% 的伊红 Y 乙醇储备液染色 1 分钟。

（8）80% 的乙醇浸洗 1 分钟。

（9）依次用 95% 的乙醇（Ⅰ）、95% 的乙醇（Ⅱ）、100% 的乙醇（Ⅰ）和 100% 的乙醇（Ⅱ）脱水各 1 分钟。

（10）二甲苯透明，中性树胶封片。

3. 染色结果

胞质呈淡红色，胞核呈紫蓝色，核仁呈红色。

（三）迈格林华—吉姆萨染色法

1. 染液配制

（1）迈格林华染液。

迈格林华（May-Grunwald）原液　1 mL

蒸馏水　9 mL

新鲜配制，不能保存。

（2）吉姆萨染液。

吉姆萨（Giemsa）原液　1 mL

蒸馏水　9 mL

新鲜配制，不能保存。

2. 染色操作

（1）涂片固定后蒸馏水洗 2 mL。

（2）迈格林华染液滴染 15 分钟。

（3）倒弃涂片上的染液，用自来水冲洗干净。

（4）吉姆萨染液滴染 15 分钟。

（5）倒弃涂片上的染液，用自来水冲洗干净。

（6）甩干水分，镜检。必要时干燥后用中性树胶封片。

3. 染色结果

细胞核呈紫红色，细胞质和核仁呈深浅不同的蓝色。

4. 注意事项

（1）适用于淋巴造血系统（血片）或胸腔、腹腔积液等标本。

（2）必要时可干燥染片后用中性树胶封片，不宜用乙醇脱水，否则容易脱色。

五、质量控制

（1）固定好细胞涂片是染色质量的保证。细胞样本涂片完成后应及时固定，但要注意涂片含水太多，立即固定时容易使细胞脱落；太干燥又会使细胞胀大，甚至溶解，导致胞核染色不佳、结构模糊。

（2）常用 EA 染色液有 EA36、EA50 和 EA65 三种。均由淡绿、伊红 Y、俾斯麦棕和磷钨酸组成，各自比例不同，但染色结果相似。EA36 适用于妇科标本染色，而 EA65 比较适合于非妇科标本染色。

（3）橘黄 G 和 EA 类染液通常使用 15 天。时间过久，会使胞质染色的颜色不够鲜艳，应根据染片量定期更换。

（4）配制 EA 染液时，pH 的调节对胞质分色好与差较大影响。如 pH 偏高，则上皮细胞质染色偏红，可加少许磷钨酸降低其 pH；如 pH 偏低，则上皮细胞质染色偏蓝或绿色，可加少许饱和碳酸锂溶液调高其 pH。

（5）细胞核在盐酸分化时要把握好时间和盐酸的浓度。着色过浅或过深对细胞学的诊断都会造成严重的影响。

（6）血液多和蛋白质多的液体标本。容易造成核染色过深或背景复杂，应先用缓冲液或标本清洗液处理后再制作标本涂片。

（7）商品化学色剂。可选用商品化的染色试剂，建立规范的操作流程。

（8）苏木精使用注意事项。使用染色时应控制好苏木精染色时间，掌握盐酸、乙醇的浓度及分化时间以避免核染色过深或过浅。苏木精质量较差或使用过久的苏木精染液，会导致核浅染或核染色质不清，也会出现蓝染的结晶颗粒。

（9）注意脱水。应及时更换脱水透明的 100% 乙醇或在其后增加一道苯酚，二甲苯脱水透明剂（在南方潮湿天气尤其适合选用），避免脱水不彻底引起片子出现雾状，使细胞轮廓模糊不清，不利于镜下观察。如果细胞片封片不及时，吸入空气中的水分，鳞状上皮细胞胞质会出现深褐色斑点。

（10）分开固定。细胞涂片中的细胞较容易脱落，不同病例的细胞片应分开固定，避免样本之间的交叉污染。染片中有皱褶而且重叠的细胞，应考虑到在染色中有可能发生的交叉污染。

（11）涂片量较多时选择分多次染色。应该先染脑脊液和尿液等细胞量较少的标本，其次是宫颈脱落细胞标本，最后染痰液、支气管冲洗、纤支镜毛刷和体液等细胞涂片；并每天过滤染色所用的试剂和染色液。

（华　威）

第五节　细针吸取细胞学技术应用和操作

一、细针吸取细胞学技术的应用范围

（1）体表可触及的肿块，包括皮肤、黏膜及软组织、骨组织等肿块和淋巴结、甲状腺、乳腺、前列腺等器官的肿块。

（2）一些深部器官如肝、肾等的肿块，需要在影像学的协助下行细针吸取细胞。

（3）可疑的转移性病灶，如皮下结节、手术瘢痕结节、颈及腋窝淋巴结、骨质破坏性肿块等。

（4）疑为肿瘤破裂出血、感染、癌瘤播散等不适宜手术切除，或取活检有困难而又必须获取形态学依据诊断的患者。

（5）经皮和借助影像学设备对颅脑、胸腔、腹腔和盆腔内各深部脏器病变的术前或术中快速诊断。

（6）对肿瘤患者放疗、化疗的监测及预后判断。

二、针吸器械的选用

1. 针头

细针吸取细胞学采用的是外径 $0.6 \sim 0.9$ mm 的针头。国产的针头用号数表示，号数与针头外径一致，如 7 号或 8 号针头分别表示 0.7 mm 或 0.8 mm 外径。国际穿刺针头外径以 Gauge（G）表示，如 21 G、22 G 等。G 数越大，针头外径越细。7 号、8 号针头分别对应为 22 G 和 21 G。

7 号、8 号针头通常用于淋巴结、唾液腺、甲状腺等体表可及的肿块。8 号、9 号针头通常用于较硬的肿块，纤维组织多，实质细胞不易被抽吸出来的肿瘤。要根据病变大小、部位、性质、硬度、深度等选择适当外径的针头，才能有效地获得足够的细胞学诊断材料。

2. 注射器

大多数实验室选用 $10 \sim 20$ mL 的一次性无菌塑料注射器（配 7 号针头），可以满足对多数肿块取材的需要。

三、针吸方法的选择

1. 徒手针吸法

操作者一手固定肿块，另一手执行完成穿刺及抽吸过程。也可以在确认刺入肿块后，用左手固定针头与注射器前部，右手完成抽吸操作过程（图 1-1）。

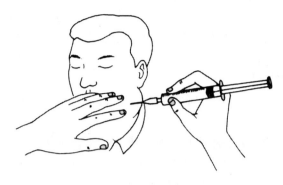

图 1-1　徒手针吸法

2. 无负压针吸法

穿刺过程中不使用负压抽吸，而是借提插穿刺方式，使少量插切下的病变标本进入针芯内。这种方法通常仅限用于血管丰富的组织（如甲状腺等），特点是出血少，细胞学标本量通常不多（图 1-2）。

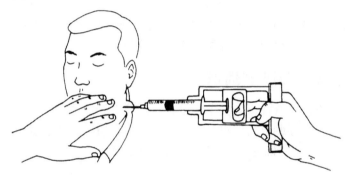

图 1-2　无负压针吸法

四、穿刺点与肿块的固定

（1）通常采取坐位针吸，但甲状腺肿块有时也可采用仰卧位，并抬高头部。

（2）穿刺点尽量避开大血管、神经及要害组织器官。

（3）同时有原发灶与转移灶的病变首选转移灶实施穿刺。

（4）对直径 <2 cm 的肿块通常应刺入其中心部位；而直径 >5 cm 的肿块，应针吸取病变组织靠边缘的部分，以避免其中心部位可能发生的出血与坏死。

（5）对囊性肿块，除尽量吸尽液体外，还应对其边缘部位（或囊壁部分）穿刺取材，以获得有代表性的诊断细胞。

（6）固定肿物，为了防止刺入抽插时滑脱或针头穿过肿块，所采用的固定方法有以下 2 种。

1）捏提法：用左手拇指与其他手指捏起肿物，右手持针刺入肿块。此法适用于活动的小肿块。

2）指压法：单指固定，用拇指或示指压住肿物，使其固定于皮下或被推向一边而不滑动，针头在指尖上方刺入肿块，双指固定。对直径 > 3 cm 的肿块，可用拇指与示指捏压肿块固定，直径小于 1 cm 的小肿物用单指固定法，用示指与中指行加压固定。

五、针吸细胞操作

（1）穿刺前先用 3% ~ 5% 的碘酒对局部皮肤进行常规消毒，口腔黏膜可采用复方红汞液消毒。

（2）固定肿块后，手持预先装好的注射器或针吸器，迅速刺入病灶或肿物内，针筒保持无气状态抽吸 3 ~ 4 次。保持负压，并在不同方向抽吸几次，去负压后用消毒棉球或棉签压迫针吸点，并迅速拔针，继续压迫局部数分钟即可。

（3）从针筒推出吸出物于载玻片上，然后用推片法进行涂片。

六、注意事项

（1）进针要迅速，部分肿物或器官丰富的毛细血管或薄壁血管，针吸时极容易出血，标本常被血液稀释，影响诊断。为了避免上述情况，可选用无负压针吸法，通常提插移动 4 ~ 5 次即可拔针。

（2）获取有效的细胞成分，为确保涂片中有足够于诊断的细胞含量，应尽量在避免出血的基础上，对肿块实质至少向两个方向迅速进退针刺。

七、针吸并发症与肿瘤播散

针吸细胞可能出现的并发症很少，少数患者因血管神经性反应导致头昏、心悸、恶心等虚脱症状；也可能会出现穿刺点局部出血和红肿或感染等情况。如果多加注意，一般不会出现。国内外文献报道，针吸细胞引起肿瘤播散的概率极低。

（寇天雷）

第六节　涂片制作技术

针吸细胞涂片制作技术是指将获得的细胞学样品材料涂抹在载玻璃上，以便染色诊断用。不论是脱落细胞制片，还是针吸细胞制片，除了传统的直接涂片以外，还有新技术的制片方法。包括：针吸取样后针吸现场立即制作的涂片技术，这是最经典、最基本的制片技术；在细胞学实验室用细胞离心涂片机（cytospin）直接在玻片上涂片；在细胞学实验室用液基薄层制片机直接将单层细胞涂抹在玻片上；细胞学和组织学实验室联合制作细胞蜡块，进行组织切片技术。

一、涂片方法

1. 针头直接涂抹法

（1）拔针后卸下针头，回抽注射器，将空针吸入空气，再套上针头，左手稳住针，针孔斜面向下，快速推动注射器活塞，将吸取的组织粒和组织液喷射至载玻片上。

（2）平放针头将细胞标本在载玻片均匀涂抹开，要多次轻盈地来回涂抹，以免细胞变形或破碎。

2. 玻片直接涂抹法

（1）对部分穿刺物细胞量少的标本，可选用推片与载玻片成 45°角顺向将标本匀速推动，使细胞均匀分布。

（2）推片与载玻片的角度小，涂片标本制作薄；推片与载玻片的角度大，涂片标本制作厚。

（3）由于病变细胞一般体积较大，常位于抹片的尾部及末端，因此，推片时切忌将尾部推出玻片外，标本应涂抹于载玻片的一端，一般不超过 2/3，另一端留作贴标签用。

（4）如吸取的标本量满意，应尽量制成两张以上的涂片，以供不同方法染色用。

二、涂片固定

（1）所有的细胞学穿刺涂片制备完成后，应趁标本湿润时，立即置于固定液中 10~30 分钟。

（2）固定后即可实施巴氏或 HE 及其他染色。

（3）在涂片制作过程中，应避免发生标本干燥现象，否则会使涂片细胞肿胀、变形，甚至自溶，导致细胞着色性差、结构模糊，影响对细胞的识别诊断。

（4）反之若涂片标本水分过多，易造成标本在固定液中脱落，或细胞过度收缩和浓染，影响显示细胞结构的清晰度。

三、涂片染色

针吸细胞检查不仅要准确，并且要迅速，特别是在患者针吸尚未结束时，就要明确检材是否足够或符合诊断的要求，或者穿刺样品给医师的印象是阴性还是阳性。此时不论是检材是否足够或即刻印象的诊断问题，都需要立即染色读片来回答。所以，快速染色在针吸穿刺中显得特别有价值。下面分别介绍 4 种快速染色方法供选择：Diff-Quik 染色法；甲苯胺蓝染色法；快速 HE 染色法；快速巴氏染色法。

1. Diff-Quik 染色法

Diff-Quik 染色法常用来染精子，也广泛用于血涂片和针吸细胞涂片，这种染色要求涂片在固定之前，先在空气中干燥，干燥后的涂片细胞可在不染色状态下保存下来。Diff-Quik 染色法的最大优点是步骤简单、迅速，一般在 1~2 分钟内完成，但细胞结构显示粗糙。因此，常用于快速检查采集到的细胞质量，确定是否需要重新采集细胞，而不用于诊断染色。

（1）染液配制。

1）1% 的伊红 Y 水溶液。

2）亚甲蓝乙醇染液。

亚甲蓝　3 g

95% 的乙醇　30 mL

0.01% 的氢氧化钾水溶液　70 mL

（2）染色方法：①涂片用甲醇固定 20 秒；②1% 的伊红 Y 水溶液染色 5 秒；③亚甲蓝乙醇染液染色 5 秒；④水洗后立即趁湿片在显微镜下观察。观察后如认为有价值需要保存，可带回实验室用二甲苯透明、封片。

（3）染色结果：细胞核呈蓝色，细胞质呈深蓝色，淋巴细胞核呈紫蓝色。

2. 甲苯胺蓝染色法

甲苯胺蓝是目前最广泛用于评价针吸穿刺涂片的快速染色法。其固定液仍为95%的乙醇或其他细胞学固定液，染料只有一种，即甲苯胺蓝。

（1）染液配制。

甲苯胺蓝　0.05 g

95%的乙醇　20 mL

蒸馏水　80 mL

充分混合，用前过滤。

（2）染色方法：①涂片制作好后立即放入95%的乙醇液中固定15秒，取出在纸巾上；②加1~2滴甲苯胺蓝染液染色10~15秒，加盖片，让染料渗透到细胞中；③将玻片立起，稍加压力，使多余染料被纸巾吸去；④趁湿即可镜检，判断取样材料是否足够，也能观察细胞类型及是否有恶性肿瘤细胞；⑤乙醇能将甲苯胺蓝从细胞中除去，然后可用巴氏法重新染色。

（3）染色结果：细胞核呈深蓝色，核仁呈紫红色，细胞质呈浅蓝色，红细胞呈淡黄红色，淋巴细胞呈深蓝色，单核细胞呈浅蓝色。

3. 快速 HE 染色法

（1）试剂配制：①改良 Lillie-Mayer 苏木精染液；②0.5%的伊红 Y 乙醇液。

（2）操作步骤：①涂片从95%的乙醇—冰醋酸固定液内取出，80%的乙醇浸泡1分钟；②蒸馏水洗1分钟；③改良 Lillie-Mayer 苏木精染液染色5~10分钟；④自来水冲洗1分钟；⑤0.5%的盐酸乙醇液分化3~5秒；⑥自来水冲洗促蓝10分钟，80%的乙醇浸洗1分钟；⑦0.5%的伊红 Y 乙醇液染色1分钟；⑧80%的乙醇浸洗1分钟；⑨依次用95%的乙醇（Ⅰ）、95%的乙醇（Ⅱ）、100%的乙醇（Ⅰ）和100%的乙醇（Ⅱ）脱水各1分钟；⑩二甲苯透明，中性树胶封片。

（3）染色结果：细胞质呈淡红色，细胞核呈紫蓝色，核仁呈红色。

4. 快速巴氏染色法

（1）染色方法：①干燥的涂片放入生理盐水30秒；②95%的乙醇2秒；③乙醇/乙醚10秒；④水洗5秒；⑤苏木精染液染色5秒；⑥水洗5秒；⑦95%的乙醇5秒；⑧EA36 或 EA50 染色5秒；⑨95%的乙醇，无水乙醇（Ⅰ）和无水乙醇（Ⅱ）各5秒；⑩二甲苯（Ⅰ）和二甲苯（Ⅱ）各5秒（染色约1分半钟完成）。

（2）染色结果：细胞核呈蓝色，细胞质呈绿色或浅红色。

（寇天雷）

第七节　针吸细胞涂片制作质量控制

针吸细胞学的质量保证首先应贯穿于标本的取材、制备、固定和染色技术等过程。应严格把握各类标本制备的相关环节，以排除任何影响标本制作的不良因素。

一、取材涂片

（1）标本取材的满意程度是影响细胞学诊断的最重要因素之一。

（2）涂片内最具有诊断价值的细胞太少或标本被血液严重稀释均可造成假阴性的诊断。

（3）临床上大多数假阴性的细针穿刺诊断结果均因取材或选材不足所致。因此，作为一份合格的标本，应是镜下可见足够数量的细胞成分。

（4）标本要均匀地涂抹于载玻片上，尽量避免来回推拉标本而导致细胞受损伤。

（5）涂片不宜太厚或太薄，太厚会使细胞过多而重叠，以致影响镜下观察；太薄则导致细胞数量太少，影响检出率。

（6）合格的细胞涂片，应在镜下每个视野内可见均匀分布有效的诊断性细胞。

二、固定

（1）标本涂片完成后，如作湿片固定，应立即放入95%的乙醇或其他固定液内固定，使细胞形态能保存完好，应避免长时间在空气中干燥，造成细胞退化而影响诊断。

（2）固定不佳所引起的细胞退化，可能会影响对细胞的正确识别，从而导致假阳性或假阴性诊断。

（3）固定液的浓度一般应以高浓度固定液为佳，以乙醇—乙醚固定液效果最佳，无论是细胞形态的保存，还是细胞在玻片上的固贴都优于其他固定剂。

三、染色

（1）关于细针穿刺的标本染色可以视诊断者工作习惯而定，最好以干、湿片的两种染色方法对照观察为宜。

（2）干片涂片可选择 MGG 法染色，此法可以较清楚地显示细胞的结构，但细胞透明差，而成群或成团分布的细胞则在巴氏染色或 HE 染色下更容易分辨细胞的染色质和细胞膜结构。

（3）巴氏或 HE 染色最重要的是苏木精染液和 EA 类染液的配制，苏木精染液应经常进行过滤，防止苏木精沉渣黏附于涂片而影响镜下观察。

（4）配制 EA36、EA50 等染液关键是 pH 酸碱的平衡。

（5）染液的质量和染色时间应予以保证和规范，否则，细胞核和染色质均会受到影响。

（6）如细胞核染色过深，难以观察其结构或引起误诊，染色过浅又容易导致低估病变。

（7）不能等几张涂片作好后再一起固定。如果喷雾剂固定，也要求涂片一旦制成，立即喷固定剂。

（8）用于细胞离心涂片机，液基薄层制片机制作的玻片如要作巴氏染色也应立即固定。

（周平安）

第二章

快速制片技术

第一节　冷冻切片技术

新鲜组织不经任何固定脱水等处理，直接在低温恒冷切片机冷冻后马上进行切片称为冷冻切片。冷冻切片需要具备低温恒冷切片机等设备。冷冻切片在恒温冷冻切片机内进行，取材后的新鲜标本固定于冷冻头上，在冰冻切片机内完成制片过程，通过染色、封片后镜下观察。制片速度快，从标本接收到发出诊断报告一般在 30 分钟内。冷冻切片制片步骤少、时间短，制片效果不如常规石蜡切片清晰，具有局限性和误诊的可能，术前应征求患者或家属的同意，说明冷冻切片的局限性及风险，由患者或家属签署术中快速病理检查知情同意书后方可施行。

一、冷冻切片的应用范围

（一）适用范围

（1）需要确定病变性质（如肿瘤或非肿瘤、良性肿瘤或恶性肿瘤等），以决定手术方案的标本。

（2）了解恶性肿瘤的扩散情况，包括肿瘤是否浸润相邻组织，有无区域淋巴结转移等。

（3）确定肿瘤部位的手术切缘有无肿瘤组织残留。

（4）确认切除的组织，例如甲状旁腺、输卵管、输精管及异位组织等。

（二）慎用范围

涉及截肢和其他会严重致残的根治性手术切除的标本。需要此类手术治疗的患者，其病变性质宜于手术前通过常规活检确定。

（三）不宜应用范围

（1）疑为恶性淋巴瘤。

（2）过小的标本（检材长径≤0.2 cm 者）。

（3）术前易于进行常规活检者。

（4）脂肪组织、骨组织和钙化组织。

（5）需要依据核分裂象计数判断良、恶性的软组织肿瘤。

（6）主要根据肿瘤生物学行为特征而不能依据组织形态判断良、恶性的肿瘤。

（7）已知具有传染性的标本（例如结核病、病毒性肝炎、艾滋病等）。

二、冷冻切片操作方法

冷冻切片是一种最省时、最快速的制片方法，于15分钟内完成制片，主要用于临床手术中的病理诊断，手术医生根据病理诊断结果决定手术范围，因此做出高质量的冷冻切片至关重要。

（1）设定冷冻切片机的温度，一般冷冻室的温度设定为 -22～20℃。

（2）临床送检新鲜组织标本，切取的组织厚度不超过 3 mm。

（3）在组织样品头加入冷冻包埋剂（如 OCT 等）少许，然后放上组织标本，组织所需切面朝上，再在组织四周和上面加入适量的 OCT。

（4）将组织样品头放在冷冻切片机内的快速冷冻台，按急冻按键，手拿冷冻锤轻轻贴在用 OCT 包埋的组织块上面，约数十秒钟后放开手，让冷冻锤压着组织，组织即可急速冷冻包埋。

（5）完成组织急速冷冻包埋后，取出组织样品头放入冷冻切片机的样品夹头夹紧。

（6）分别按样品快进/缩和慢进/缩按键，使组织切面靠近刀锋，转动切片手轮，同时按慢进键两者配合修切组织，直至切出组织的最大切面。再连续多次转动切片手轮进行切片，使组织面平滑而不会出现切面有筛洞现象，才开始切片。

（7）放下防卷板，开始切片，切出的组织片顺着防卷板和切片刀之间平摊在切片刀面上。切片时转动切片手轮动作要轻，用力要均匀。

（8）掀开防卷板，用载玻片轻轻贴紧组织片。由于载玻片温度较组织片高，组织片即软贴附在载玻片上。

（9）理想的切片应做到切片完整、较薄和均匀，无皱褶、无刀痕，贴片恰当。

（10）组织切片用固定液固定数秒后，即可进行快速 HE 染色或其他染色。

三、冷冻切片操作注意事项

（1）切片机要始终处于运行状态，即使在不做冷冻切片时也要开着制冷，不能时开时关，以免影响机器寿命。

（2）手术取下的新鲜组织不要固定，不要用生理盐水、湿纱布包裹组织。因固定过的组织不利于切片，而且还会影响染色。

（3）用 OCT 做包埋剂，起到支撑的作用。先将 OCT 标在固定头上再将组织放在 OCT 上，OCT 不要太多，以免冷冻时间长，产生冰晶。

（4）外固定头放在冷冻机内的速冷台上，在 -30℃左右冷冻 10 分钟，视组织不同而时间略有差异，组织较大或含脂肪组织多冷冻时间可长一些，一般情况下 10 分钟左右即可。如果冷冻不足，则切片可呈粥糜状或切不下来；如果冷冻过分，则切片呈碎屑状或切片上呈条痕状，都得不到良好的切片。

（5）把冻好的冻头夹到切片机上，用精调修平组织，使其暴露最大切面，将微调刻度调在 5 μm，放下抗卷板开始切片，得到满意切片后，打开抗卷板，将组织贴在载玻片上。载玻片要放平。动作要稳，一次完成，这样才能将切片完整地贴在载玻片上。

（6）切片晾干后用 95% 乙醇或甲醇固定 10 秒，水洗后进行常规染色。

（7）冷冻切片完成后取下冻头组织，固定后做常规切片。将冷冻机内的组织碎屑清扫干净，定期打开紫外线消毒。

四、冷冻切片的准确性和误诊常见原因

（一）冷冻切片的准确性

冷冻切片确诊率一般要求在 95% ~ 97%，误诊率 < 2%，未能确诊率 < 2%，确诊率的高低与医务人员素质、责任心，技术设备等因素有关。其诊断包括完全符合、基本符合与误诊。

1. 完全符合

是指冰冻切片与石蜡切片对照，诊断完全一致。

2. 基本符合

是指病变良恶性肯定，而肿瘤具体分类或分级不尽一致，但不影响治疗。

3. 误诊

是病变诊断错误，特别是肿瘤的良恶性有误，有假阴性（如恶性肿瘤误为良性），或假阳性（良性误为恶性）之分。未能确诊指考虑良性但未能排除恶变，待石蜡切片结果。

（二）冰冻切片误诊常见原因

（1）标本取材不当，如未取到真正病变部位的组织。

（2）制片技术质量差，如切片过厚、破碎，捞片不全，烘片过度，染色不佳等制片技术，直接影响病理诊断的准确性。

（3）病理科医师的业务水平、经验、工作作风、责任心等直接影响冰冻切片诊断的正确性。如术前了解病情，与临床医生联系及观察手术取材部位，与有经验医生共同诊断等，有助于诊断水平的提高。

五、冷冻切片的质量控制

（1）选取厚度为 1 mm 左右、大小为 10 ~ 20 mm 的新鲜组织块，放在冷冻托上，放入冷冻切片机中速冻，以减少冰晶的形成。

（2）冷冻切片通常厚 5 ~ 6 μm，并把切片贴于载玻片上。

（3）切片后需立即将切片放入固定液中，以防止细胞核发生退变现象。

（4）镜下观察切片染色对比清晰，细胞核与细胞质染色分明。

（5）单件冰冻切片制片需在 15 分钟内完成。

（沙日娜）

第二节　快速石蜡制片技术

在日常的病理科检验中，病理报告的要求越来越高，甚至有的病理实验室正在试图把报告的周期缩短，但是受到取材和制片等因素的影响。目前，国内的快速病理学诊断大多采用的是传统的石蜡切片技术，这种方法的制作过程较为复杂，对于取材和制片都有较高的要求，因此快速的石蜡制片技术就更加受到关注，并且这种方法操作简便，易于掌握，且操作

的时间较短，效果良好，因此值得进一步研究和探讨。目前国内应用快速石蜡制片技术的方法较多，如超声波快速处理仪法、微波快速制片法、电炉隔水加热法等。

一、超声波快速处理仪法

（一）超声波工作原理

超声波的高频谐和振动下，每秒 80 万次作缩张运动，在此谐振下，也促进了被超声波所作用的试剂中分子的运动，由于分子运动加快，加速了组织与各种试剂的反应，使整个操作在短时间内完成。

（二）超声波快速石蜡制片法

1. 操作程序

（1）将超声波快速处理仪开机预热至 70℃ 。

（2）将薄的小组织（10 mm × 10 mm × 2 mm）放入盛有 40% 甲醛液的小烧杯中超声处理 4 分钟。

（3）用手术刀将组织修成 1 mm 左右厚的薄片，再放回固定液内 2 分钟。

（4）取出组织，水洗 10 分钟，放在滤纸上吸干。

（5）将组织放入纯丙酮中超声处理 2 ~ 3 分钟，取出后放在滤纸上吸干；再放入纯丙酮中 4 ~ 6 分钟，直至组织上浮。

（6）放入二甲苯中超声处理 3 分钟。

（7）放入熔融的石蜡中（70℃）超声处理 5 分钟，可用镊子轻压组织，直至无气泡产生。

（8）用加热的电烙铁或镊子将组织嵌入事先准备好的空蜡块中，用载玻片压平，放在冰上冷却。

（9）常规石蜡切片，轻轻地将蜡块修至组织面完全暴露后切片，厚度约 3 μm。

（10）将切片捞于载玻片上后加热烤片 10 ~ 15 秒，烤片时温度不宜超过 80℃，更不能将组织烤焦，可边烤边用湿布摩擦载玻片反面（降温）。

（11）快速将切片放入二甲苯脱蜡（二缸），梯度乙醇洗入水。

（12）将苏木精滴加在载玻片上，加热 1 ~ 2 分钟（60℃ 左右）。

（13）水洗。

（14）1% 盐酸乙醇分化数秒（视核的染色深浅而定）。

（15）水洗，温水返蓝。

（16）伊红处理 1 ~ 5 秒。

（17）梯度乙醇快速脱水，二甲苯透明，中性树胶封固。

2. 注意事项

（1）所用脱水剂为丙酮，它比乙醇具有更强的脱水作用，对组织收缩作用更强。

（2）为了减少组织的收缩，脱水剂第一缸可用乙醇代替，但时间要求相对延长。

（3）丙酮的沸点较低，70℃ 就会沸腾，如此挥发较快，因此在组织脱水时注入丙酮量多些，否则很容易使其干涸。

（4）操作时要仔细观察，组织如果没有到编程的时间，就已浮于脱水剂的上面，说明组织已彻底脱水，可提前进入下一步。

（5）切片后的染色可用超声波来染色。

3. 制片结果

从取材到封片时间不到 1 小时，制片质量与常规石蜡切片类似。

二、微波快速制片法

（一）微波的作用原理

微波是一种波长短、频率高的电磁波，波长为 1 mm ~ 1 m，频率为 300 ~ 300 000 MHz（兆赫）。微波能使处在微波电磁场中的极性分子以每秒 25.4 亿次的频率做往返 180° 的振动，分子碰撞机会增加，产生瞬间热，可加速化学反应，还可降解固定液中存在的不易透入组织的多聚体，增加其渗透力，使液体的相互交换增速，细胞的渗透性增加及溶剂分子的穿透力增强，从而可大大缩短病理制片过程中固定、脱水、染色的时间。微波产生的质子能可影响疏水键的结构及细胞膜的立体构象，使被封闭的抗原决定簇得以暴露，有利于抗原的修复；并可打开蛋白质间交联键，使标记敏感性提高，还可保护组织结构和细胞形态。

（二）设备制片方法

（1）进口原装日本乐声牌 NN-52528 型或国产格兰仕（GALANZ）WP700P20 型微波炉一台，输出功率为 700 ~ 750 W，温度控制在 50 ~ 68℃。

（2）快速制片方法。将组织块切成 1 cm×1 cm×0.2 cm 大小置入微波炉中。操作步骤：用自配的快速固定液固定 2 分钟→无水乙醇脱水 2 分钟→丙酮 2 分钟→TO 透明剂浸泡 3 分钟→浸蜡 5 分钟→在炉外迅速冷冻，切片，贴片，烘干，熔蜡后速入 TO 透明剂脱蜡 2 分钟→速经各级乙醇至水 1 分钟→入炉用苏木素染色 2 分钟→0.1% 盐酸分色数秒→流水冲洗→入50℃温水返蓝→酸化伊红 0.5 分钟→乙醇脱水→TO 透明→香胶封片，镜检，全过程可在半小时内完成。

（三）微波快速制片中的注意事项

微波制片除须重视微波炉型号的选择（调节档应较多），作用功率（700 ~ 750 W），温度调节（50 ~ 68℃），介质的选用及作用时间等要点外，还应注意下列各点。

（1）只能用瓷玻璃或耐热的塑料容器，禁用任何金属容器置入微波炉内加热，因会爆炸，很危险。

（2）固定液、脱水剂、透明剂等均以充分浸染组织为宜（最好是 80 ~ 100 mL）。

（3）组织块的体积要控制在 1 cm×1 cm×0.2 cm 左右，不能过大、过厚。

（4）内镜活检，诊刮，鼻咽，眼，口腔活检等碎小组织，可染上伊红作指示剂，再用双层滤纸或小块纱布包好，固定后进行微波操作，作用时间和温度可相应调短、调低。

（5）将装有 50 mL 以上水的小烧杯置于微波炉腔内的四角，可获得均匀的热效应。

（6）用 TO 透明剂取代二甲苯，是取其组织收缩小、软硬度适中，又无毒性等优点。

（7）选择适当的快速固定液，其配方是：在 100 mL 固定液内，含 95% 乙醇 35 mL，丙酮 35 mL，10% 福尔马林 20 mL，冰醋酸 10 mL，苦味酸 0.28 g。其中乙醇可使组织收缩变硬，冰醋酸、苦味酸则使组织膨胀、变软，相互制约以保持组织结构及细胞形态的稳定不变形。

（8）作用的时间可因温度的高低，组织块的大小、性质不同而作适当的调整，如神经、肌肉、胶原纤维等应酌情延长；内镜及穿刺活检组织则可缩短，但温度均不可超过70℃，温度过高可导致组织溶解，着色不佳，抗原锐减。

（四）微波快速石蜡切片的优点

（1）切片质量高，染色效果好，安全，省时，操作简便，容易掌握，成本又低，制片质量优于冷冻切片，尤其适合在基层医院推广应用。

（2）微波快速制片比水浴加温法安全省时，操作简便，很适合在没有低温恒冷切片机的基层医院推广应用。

（3）其他方面染色的应用：应用微波技术处理的组织做阿利新蓝染色（AB）、糖原染色（PAS）、网状纤维及Mason三色染色、抗酸杆菌染色、六胺银染色、硝酸银染色等，应用微波技术在病理免疫组织化学制片的组织固定、脱水、透明、染色等全过程，经甲醛固定的石蜡切片某些不能标记的抗体在微波处理后可标记成功。开辟了免疫组织化学的新途径。应用微波技术做ABPAP免疫组织化学染色及DAB染色都提高了免疫组织化学的染色质量。

三、电炉隔水加热法

用加热、强脱水剂等物理方法，促进组织与脱水液的分子运动，快速置换出组织内的水分，在最短时间内切出石蜡切片的过程称为快速石蜡切片，在过去常用于快速病理诊断。但用酒精灯、电炉等方式进行组织处理操作，严重影响制片质量，同时还存在极大的安全隐患。由于工作中使用的液体如丙酮或乙醇等均属于易燃易爆化学物品，如遇明火，极易起火燃烧，毁坏标本，甚至危及操作人员的安全，目前均不采用。

四、其他快速石蜡制片法

国内有的采用快速石蜡处理仪及具有超强脱水能力的脱水试剂，使组织处理液在高频震荡下缩张运动致组织处理更充分、更彻底，切片质量不亚于传统的石蜡切片（参照有关厂商说明书操作）。

（沙日娜）

第三章

免疫组织化学技术

免疫组织化学技术是在常规 HE 染色和组织化学染色的基础上，根据抗原、抗体反应原理而发展起来的染色技术，广泛应用于病理学研究和临床病理诊断，是临床病理诊断中重要的辅助技术之一，对于判断肿瘤的来源、分类、预后和鉴别诊断以及指导和评估临床治疗起着重要作用。许多运用常规 HE 染色和组织化学染色难以诊断的疾病，通过应用免疫组织化学技术大部分可得到确诊。故免疫组织化学技术的应用，有助于提高临床病理诊断水平。

第一节　免疫组织化学技术概论

免疫组织化学技术又称免疫细胞化学技术，简称免疫组织化学，是把组织学、细胞学、生物化学和免疫学结合起来的一门技术，利用免疫学反应和化学反应在组织切片或细胞涂片上原位显示组织细胞中的抗原以及抗原的分布和含量，以了解相关抗原在组织和细胞中的变化及其意义，即将形态和功能结合起来研究组织细胞的生理和病理改变及其机制。

一、抗原与抗原决定簇

1. 抗原（Ag）

抗原是指一种引起免疫反应的物质，即能刺激人或动物机体产生特异性抗体或致敏淋巴细胞（具有抗原性），并且能够与由它刺激所产生的这些产物在体内或体外发生特异性反应的物质（具有反应原性）。完全抗原的基本性质是具有免疫原性和反应原性；只具有反应原性而没有免疫原性的物质，称为半抗原。

正常和病变的组织细胞中存在各种不同的抗原，在临床病理诊断中用特异性的抗体通过免疫组织化学技术检测这些相应的抗原是否表达，通过观察检测结果和分析比较来进行辅助病理诊断。

2. 抗原决定簇

抗原决定簇是抗原表面特有的具有活性的分子结构，与相应抗体结合引起免疫反应，是抗原、抗体特异性结合的基础。一种抗原可以有多个抗原决定簇，抗原决定簇多少，决定与抗体结合的多少。充分暴露组织细胞的抗原决定簇是提高抗原、抗体结合敏感性的重要手段之一。

二、抗体及抗体检测

1. 抗体（Ab）

抗体是指人或动物机体在抗原物质诱导下产生的，并能够与相应抗原特异性结合发生免疫反应的免疫球蛋白。所有抗体都是免疫球蛋白，但并非所有的免疫球蛋白都是抗体。每种抗体仅识别特定的目标抗原。

2. 抗体的种类

在临床病理诊断中，免疫组织化学技术主要是用特异性抗体在组织切片或细胞涂片中检测组织细胞内相应的抗原，这些特异性抗体直接与组织细胞中的抗原结合，称为第一抗体，都是人工制备和商品化的抗体。虽然很多抗体都能自己制备和标记，但其特异性和敏感性常引起怀疑而很少应用在病理诊断中，通常采用的是商品化抗体。

克隆（clone）是指由一个细胞分裂增殖形成具有相同遗传特征的细胞群。常用的商品化抗体主要是单克隆抗体和多克隆抗体。

（1）单克隆抗体（monoclonal antibody，MAb）：是来源于一个B淋巴细胞克隆的抗体，是应用细胞融合杂交瘤技术，用抗原免疫动物（小鼠）通过体外培养制备出来的。单克隆抗体仅与抗原的其中一个决定簇结合，因此，其免疫反应更具特异性。过去单克隆抗体是由免疫小鼠制备的，所以几乎所有的单克隆抗体是小鼠单克隆抗体。每一种单克隆抗体都有克隆号，如抗体GFAP的克隆号是6F2，抗体CD57的克隆号是NK-1；同一种抗体也分不同的克隆号，所标记的细胞也有所不同，如克隆号为UCHL1的CD45RO抗体标记绝大多数胸腺细胞静止期及成熟活动期T细胞、成熟的单核细胞等，而克隆号是OPD4的CD45-RO抗体与UCHL1相似，但不标记单核细胞。

（2）多克隆抗体（polyclonal antibody，PAb）：是用抗原直接免疫动物产生抗血清而成，是由多个B淋巴细胞克隆产生的抗体（多种单克隆抗体的混合）。多克隆抗体可与抗原中的多个不同决定簇结合，因此，其免疫反应比单克隆抗体更具敏感性而特异性差。过去多克隆抗体是通过免疫兔制备的，所以绝大多数的多克隆抗体是兔多克隆抗体。多克隆抗体则没有克隆号。

近年来已经成功地通过在转基因兔中获得骨髓瘤样肿瘤并建立稳定的兔杂交瘤融合细胞系，生产出兔单克隆抗体。由于兔产生的抗体能识别更多的抗原决定簇，因此，兔单克隆抗体和小鼠单克隆抗体相比具有更高的敏感性。此外，兔产生的抗体比小鼠等其他动物产生的抗体具有更高的亲和力。研究发现，兔的免疫系统能够对小鼠不能识别的小的抗原决定簇产生亲和力。因此，兔单克隆抗体和兔多克隆抗体相比具有更高的特异性。可以说兔单克隆抗体集中鼠单克隆抗体（特异性高）和兔多克隆抗体（敏感性高）的优点，应用更加广泛。

3. 免疫组织化学检测系统

为了提高检测抗原的敏感性，在特异性抗体与组织细胞中的抗原结合后，往往再加入另外一种抗体称为第二抗体（第二抗体），与抗原—抗体结合物中的第一抗体结合。接着也可以继续加入第三种抗体（第三抗体）与第二抗体结合，以进一步放大抗体与抗原结合物，达到提高检测抗原敏感性的目的。免疫组织化学检测系统（试剂盒）就是配有这些第二抗体、第三抗体试剂和其他一些辅助试剂的试剂组合。

三、免疫组织化学技术的基本概念

免疫组织化学技术是利用免疫学抗原、抗体反应的原理，用标记的特异性抗体（或抗原）对组织细胞内相应的抗原（或抗体）进行检测的一种技术，借助光学显微镜（免疫酶组织化学技术）、荧光显微镜（免疫荧光组织化学技术）和电子显微镜（免疫电镜技术）可观察组织细胞内标记物显示出的特异性的抗原—抗体结合物即阳性反应。在临床病理诊断中应用的免疫组织化学技术主要是免疫酶组织化学技术和免疫荧光组织化学技术。

四、免疫组织化学技术的特点

1. 特异性强

免疫组织化学技术具有较高的特异性，因为抗原、抗体反应是特异性最强的反应之一，商品化的单克隆和多克隆抗体特异性较强，具有较高识别抗原的能力。

2. 敏感性高

免疫组织化学技术具有较高的敏感性。不同的免疫组织化学技术可以不同程度地把抗原—抗体结合物特异性地放大；或者采用各种增加敏感性的方法，可以检测出组织细胞中极少量的抗原。此外，不断研发出的检测试剂盒使得免疫组织化学技术更具敏感性。

3. 定性、定位、定量准确

免疫组织化学技术可以将组织细胞中相应的抗原进行定性、定位和定量。通过观察染色结果阳性或阴性来定性抗原，通过观察染色结果呈色的强弱来定量抗原，通过观察阳性结果呈色的位置来确认抗原的定位是在细胞膜、细胞质、细胞核还是在基质。应用细胞光度计和荧光显微光度计（含荧光染料的染色）可以准确地测定抗原的含量，应用组织细胞图像分析仪更可以对组织细胞中的目的抗原进行阳性细胞数量、分布、含量等多项指标的统计分析。

4. 方法相同

免疫组织化学技术中，检测组织细胞中各种不同的抗原，均可采用同一种检测方法和操作步骤。

5. 应用范围广

应用免疫组织化学技术，可以检测组织石蜡切片、组织冷冻切片、细胞涂片、细胞印片和培养细胞中的相应抗原。

五、免疫组织化学技术的局限性

作为临床病理诊断的辅助技术，免疫组织化学技术有利也有弊，高质量的免疫组织化学染色结果能辅助病理科医生更准确地进行病理诊断，提过病理诊断水平；非特异性的免疫组织化学染色结果可能会引起漏诊和误诊甚至造成错误的病理诊断。因此，正确掌握免疫组织化学技术，严格按照规程操作，重视染色质控，使做出的每一张免疫组织化学染色片都符合诊断要求尤为重要。

虽然随着免疫组织化学技术的发展和应用，逐步代替了许多特殊染色和组织化学技术方法，但无法完全取代。在临床病理诊断中，在诊断神经纤维的脱髓鞘、淀粉样变等病变，糖原的积聚以及卵巢的卵泡膜细胞瘤和纤维瘤的鉴别诊断需要脂肪染色等方面，都难以用免疫组织化学技术来解决。

病理诊断主要是依据常规 HE 染色切片，免疫组织化学技术只是一种辅助手段。是否需要加做免疫组织化学染色、选择哪一种抗体和选择哪一个组织蜡块切片染色，由病理科医师根据需要来决定。许多免疫组织化学染色结果有助于病理诊断，有些结果对临床治疗或预后有重要的指导意义。

目前还没有一种抗体能作为某一种肿瘤或某种疾病的特异性标记，也就是说抗体不具备绝对的特异性。随着免疫技术的不断发展，基因工程抗体将是解决抗体特异性不高的一种有效途径。

六、常用的免疫组织化学技术及其机制

在临床病理诊断中应用的免疫组织化学技术主要有以下两种。

1. 免疫酶组织化学技术

通过酶标记抗体或酶与抗体结合→与相应组织抗原结合→通过酶组化反应来显色定位→显微镜观察。

2. 免疫荧光技术

将抗体标记上荧光素→抗体与相应组织抗原结合→形成有荧光素的抗原—抗体结合物→激发光（荧光）照射荧光素发出可见荧光→荧光显微镜观察。

（刘雪涛）

第二节　免疫酶组织化学技术

在临床病理诊断中应用的免疫组织化学技术主要是免疫酶组织化学技术，首先用酶或荧光素标记特异性第一抗体（第一抗体）或连接抗体（第二抗体或第三抗体），然后使这些抗体与组织细胞中相应的抗原或抗原—抗体结合物结合，再通过酶参与显色剂的化学反应或激发荧光素而使抗原—抗体结合物呈色，在显微镜下可观察到这些呈色，从而能在组织切片或细胞涂片中检测组织细胞内相应的抗原。

一、抗体标记酶及其性质

免疫酶组织化学技术中酶标抗体就是将特定的酶与抗体稳定地结合。酶标记的抗体有特异性第一抗体，更多的是标记第二抗体或第三抗体。理论上选择标记抗体的酶时应考虑组织细胞中最好不存在相同或同类型的内源性酶，但实际中并非如此，这需要在免疫组织化学染色中采取一些措施避免这些内源性酶的干扰。用于标记抗体的酶有很多，一般要符合以下要求。

（1）分子量不大，容易获得，是商品化的试剂。

（2）能够与抗体牢固结合，结合后不容易解离，而且与抗体结合后不会抑制抗体的活性。

（3）催化的底物是容易获得和保存的试剂。

（4）催化底物发生反应所形成的反应物必须具有一定的颜色，该颜色越鲜艳、越深越好，容易被观察到。反应物要稳定，不容易退色或被染色所显示出来的物质要具有稳定性，

尽可能不被制片过程中所用的化学试剂和封片剂等溶解，不会在反应部位向周围扩散。

二、常用的抗体标记酶

1. 辣根过氧化物酶（horseradish peroxidase，HRP）

属于过氧化物酶类的酶，来源于深根性植物辣根。由于辣根过氧化物酶存在于植物，具有活性高、分子量小、稳定和容易制备出高纯度酶的特点，所以在免疫组织化学技术中最常用于标记抗体。但是辣根过氧化物酶和存在于人体和动物的其他过氧化物酶一样具有相同催化某些化学反应的性质，而且这些过氧化物酶能耐受甲醛固定、乙醇和二甲苯以及石蜡的浸泡，在石蜡切片中酶的活性依然很高。因此，辣根过氧化物酶的催化反应会受到人体或动物中存在的内源性过氧化物酶的干扰。内源性过氧化物酶主要存在于血细胞、甲状腺、乳腺和唾液腺等。氰化物可抑制过氧化物酶的活性。利用过氧化物酶能催化氧化氢（H_2O_2）把联苯胺氧化成蓝色或棕褐色产物。

2. 碱性磷酸酶（alkaline phosphatase，AKP，ALP，AP）

属于水解酶类的酶，容易分离纯化稳定，在免疫组织化学技术中常用于标记抗体。广泛存在于人体和动物的组织中，常见于具有活跃运转功能的细胞中，如毛细血管内皮、肝、骨骼、肾皮质和肾上腺等。因此，碱性磷酸酶的催化反应会受到人体或动物中存在的内源性碱性磷酸酶的干扰。在石蜡切片制片过程中，受各种因素影响，酶将部分或全部失去活性。氰化物、砷酸盐、左旋咪唑等可作为碱性磷酸酶抑制剂。

（刘雪涛）

第三节　免疫酶组织化学技术染色操作准备

免疫酶组织化学技术染色操作与常规的制片技术有许多相同之处，但在操作上也有其特殊性。免疫组织化学染色操作包括组织切片制备的各个环节都会成为影响免疫组织化学染色结果的因素。这些环节不管哪一个出现失误都会影响染色结果的准确性，从而可能影响病理诊断的准确性。因此，在免疫组织化学技术中做好前期准备工作，并进行规范操作和质量控制极其重要。

一、检测标本选择

免疫组织化学技术适用于检测组织细胞的冷冻切片和石蜡切片以及细胞涂片；部分抗体只能用于冷冻切片和细胞涂片，大部分抗体可用于石蜡切片；而适用于石蜡切片的抗体也适用于冷冻切片和细胞涂片。冷冻切片能很好地保存组织抗原，抗原丢失少，但形态结构差，定位不很清晰；石蜡切片组织形态结构好，定位清晰，但在组织的固定、脱水、包埋等过程中容易破坏组织抗原，使抗原的免疫活性有所降低。因此，在检测石蜡切片组织抗原时，尽可能保存组织抗原的免疫活性十分重要。

二、组织固定

1. 组织取材

无论用于冷冻切片还是石蜡切片的组织，取材越新鲜越好。组织离体以后应及时取材并立即进行冷冻切片，切片可于 -20℃或 -80℃保存，如行石蜡切片应立即进行固定，尽可能保存组织细胞内的抗原成分和原有的形态结构，防止组织抗原弥散。肿瘤组织取材应避开坏死灶。

2. 组织细胞固定

最常用的固定方法是用固定液浸泡组织。固定液有多种，不同的固定液具有不同的作用，至今还没有一种固定液能用于所有染色的组织固定。常用的固定液为甲醛液，最常用、用途最广，又称福尔马林（formalin）液。它是甲醛气溶于水的饱和液，最大饱和度为36% ~ 40%，但配制一定浓度的甲醛液时，以100%浓度计算，按甲醛和蒸馏水 1 : 9 的比例配成浓度为10%的甲醛固定液。甲醛液对组织的固定作用是它与蛋白质分子进行交联而成。甲醛作用于蛋白质，使蛋白质变性，破坏了蛋白质的立体结构，改变蛋白质的生物活性，从而达到固定的目的。因甲醛易氧化成甲酸，因此多会偏酸性，所以最好是配成中性甲醛液，这可用中性磷酸盐缓冲液代替蒸馏水来配制，也可在10%的甲醛液内加入碳酸钙至饱和。目前公认最适合用于免疫组织化学染色的组织固定液为10%的中性缓冲甲醛液（pH 7.2 ~ 7.4），固定时间为 4 ~ 6 小时，一般不超过 24 小时。固定时间不足，组织结构不佳，组织抗原弥散；固定时间过长，可封闭或破坏组织抗原。甲醛液适合于制作石蜡切片的固定。冷冻切片和细胞涂片常用的固定液为冷无水丙酮（4℃）、95%的乙醇和纯甲醇，固定时间为10 ~ 20 分钟。

10%的中性甲醛液配制如下。

（1）10%的中性缓冲甲醛液。

浓甲醛　100 mL

0.01 mol/L PBS 缓冲液（pH 7.2）　900 mL

（2）10%的中性甲醛液。

浓甲醛　100 mL

蒸馏水　900 mL

碳酸钙　加至饱和

三、组织石蜡切片制备

在临床病理诊断中，是否需要进行免疫组织化学染色，根据组织细胞的 HE 染色片的观察结果而定。如果需要，则将制作 HE 片的蜡块重新切片来进行免疫组织化学染色，也就是说，免疫组织化学染色组织石蜡切片的制备就是常规 HE 组织石蜡切片的制备，但是组织固定是否采用10%的中性缓冲甲醛液、组织浸蜡温度是否过高等都会影响免疫组织化学染色结果。石蜡切片厚度为3 ~ 4 μm。

四、载玻片处理

组织切片贴在载玻片上进行免疫组织化学染色，由于染色过程操作步骤及洗片次数较多，容易出现脱片现象，因此将载玻片硅化或涂胶是必要的。较常用、效果较好、操作简便的是进行玻片硅化。

（一）硅化玻片的制备

1. 材料准备

需要的材料包括载玻片、玻片架（染色抽）、试剂缸、氨丙基三乙氧基硅烷（3-aminopropyl triethoxy-silane，APES，SIGMA 产品）、无水乙醇和蒸馏水。

2. 操作步骤

（1）载玻片经酸洗，冲洗干净后烤干，插在玻片架上。

（2）将载玻片浸泡在2%的 APES 无水乙醇溶液1~2分钟。

（3）分别在无水乙醇（Ⅰ）和（Ⅱ）浸洗1~2分钟，洗去未结合的 APES。

（4）烤干备用。

配好后的 APES 液最好一次用完，如有沉淀则不能再用。一般要浸泡而不能涂抹玻片。制备好的硅化玻片应看不到 APES 的痕迹，因此，可在玻片侧面用铅笔画线做记号，与普通载玻片区别。传统的硅化玻片制备方法是用丙酮配制 APES 液，第3步浸洗玻片也是用丙酮。用无水乙醇代替丙酮，硅化玻片的效果一样，可避免丙酮气味大和挥发性强的缺点。

（二）多聚赖氨酸玻片的制备

1. 材料准备

需要的材料包括载玻片、玻片架（染色抽）、试剂缸、多聚赖氨酸（poly-L-lysine，SIGMA 产品）和蒸馏水。

2. 操作步骤

（1）载玻片经酸洗，冲洗干净后烤干，插在玻片架上。

（2）将载玻片浸泡在0.01%的多聚赖氨酸水溶液中30秒。

（3）取出烤干或室温晾干备用。

商品化的多聚赖氨酸有粉剂和水溶液两种，大多是购买0.1%的水溶液，临用前按1：9稀释成0.01%的水溶液使用，配好后最好一次使用完，如有沉淀则不能再用。多聚赖氨酸可以浸泡玻片，也可以涂抹玻片，但涂抹容易引起不均匀。制备好的多聚赖氨酸玻片应看不到多聚赖氨酸的痕迹，因此，可在玻片侧面用铅笔画线做记号，与普通载玻片区别。

五、组织切片

免疫组织化学染色组织切片要求薄切，一般为3~4 μm，如淋巴结等细胞密集的组织，要切3 μm 厚。一个组织蜡块要做多种抗体染色，则应做连续切片，使每张切片的组织细胞成分尽可能相同，利于观察相同组织细胞结构的不同抗原表达。切片贴在防脱片的硅化载玻片上，62~65℃烤片60~120分钟。

六、缓冲液的应用

在免疫组织化学染色过程中，用缓冲液浸洗切片是不可少的操作步骤，充分浸洗切片是增强特异性染色和减少非特异性染色的重要手段之一。

（一）缓冲液的作用

1. 使抗原、抗体反应在合适的 pH 环境中进行

抗体的酶标记，抗体的稀释和抗原、抗体的结合反应等过程都在一定的 pH 环境中进

行，因此，在加入抗体前用合适 pH 的缓冲液浸洗组织切片，有助于组织细胞中抗原、抗体或抗体之间牢固结合，从而提高抗原检测的敏感性。

2. 除去组织细胞中抗原、抗体或抗体之间的非特异性结合

在免疫组织化学染色时，组织细胞中所含的蛋白质容易与抗体进行蛋白质相互间的连接。此外，抗体和组织中存在的电荷也容易引起相互间的吸附，这些都是非特异性的结合，是造成非特异性背景染色的原因之一，但这些非特异性结合并不牢固。在切片中加入抗体反应后通过用缓冲液反复多次浸洗切片，可以洗去这些非特异性结合，减少非特异性染色。过度浸洗切片或缓冲液使用不当也会引起抗原、抗体之间或抗体之间的非特异性结合或造成抗体标记酶的解离。

（二）常用缓冲液的配制

在免疫组织化学染色中，最常用、配制简单的首选缓冲液是磷酸盐生理盐水缓冲液 PBS（phosphate buffer saline），用于稀释抗体和浸洗切片，配制如下。

0.01 mol/L PBS（pH 7.2 ~ 7.4）

$Na_2HPO_4 \cdot 12H_2O$　4.6 g

$NaH_2PO_4 \cdot 2H_2O$　0.26 g

NaCl　8.5 g

蒸馏水　加至 1 000 mL。

配制时要注意磷酸盐试剂所含的结晶水，结晶水含量不同，所需重量就不同。各种试剂称量准确，充分溶解，必要时，可用 1 mol/L NaOH 水溶液或 1 mol/L HCl 水溶液调整 pH。

吐温 20 具有扩散和抗静电的作用，也是一种非离子表面活性剂。用含 0.05% 吐温 20 的 PBS 浸洗组织切片后再滴加抗体，有助于加入的抗体在切片的组织面上均匀扩散分布，避免由于静电和张力的作用，使抗体在组织面中隆起，引起组织边缘非特异性染色的现象。

七、抗原修复

经甲醛液固定、石蜡包埋的组织在固定过程中，组织中的抗原蛋白与甲醛产生交联，组织蛋白和抗原蛋白也会产生蛋白之间的相互连接，使组织中抗原的决定簇被封闭，抗体难以和抗原充分结合。因此，要进行组织切片前处理即抗原修复（antigen retrieval，AR），目的是打开组织抗原蛋白与甲醛的交联和蛋白之间的相互连接，充分暴露出组织抗原，以提高组织抗原的检出率。但是否会引起假阳性，主要是依据阳性的准确定位、内外对照的结果、组织细胞形态学的观察和具有丰富经验的判断。是否需要进行抗原修复，首先要参照第一抗体说明书的要求进行新抗体或新批次抗体的预试验对照，更重要的是在预试验和平时操作的基础上建立实验室的操作标准，严格执行。抗原修复通常可以提高免疫组织化学染色的阳性率，但并非所有的抗体染色前都需要进行。不当的抗原修复会引起假阳性或假阴性的结果。

常用的抗原修复方法主要有以下 2 种。

（一）蛋白酶消化

用于蛋白酶消化的蛋白酶有多种，包括胰蛋白酶、胃蛋白酶、链霉蛋白酶和蛋白酶 K。抗原修复的效果与所用的蛋白酶、酶的浓度、消化的时间和温度密切相关。过度的消化会破坏组织结构，使阳性定位不明确，也达不到抗原修复的目的。应用蛋白酶消化的抗原种类较

少，其抗原修复作用可以被热修复代替而较少应用。常用的是胰蛋白酶消化。

1. 0.1% 胰蛋白酶消化液（pH 7.8）的配制

胰蛋白酶（trypsin）　0.1 g

0.1% 的氯化钙水溶液（pH 7.8）　100 mL

必要时可用 0.1 mol/L NaOH 水溶液调 pH 至 7.8。

2. 胰蛋白酶消化操作

将切片置入预热 37℃ 的胰蛋白酶消化液，消化 30 分钟。胰蛋白酶消化液新鲜配制，当天可重复使用。

（二）热处理

用于抗原修复的热处理方法很多，包括一般（电炉、电磁炉）加热、微波加热和高压加热。用于热处理的液体有多种，包括蒸馏水、柠檬酸缓冲液、EDTA 液等。抗原修复的效果与所用的加热方式、缓冲液的种类、修复的时间和温度密切相关。

1. 常用的抗原修复液

（1）0.01 mol/L 柠檬酸缓冲液（pH 6.0）。

柠檬酸（$C_6H_8O_7 \cdot H_2O$）　0.38 g

柠檬酸钠（$Na_3C_6H_5O_7 \cdot 2H_2O$）　2.41 mL

蒸馏水　加至 1 000 mL

必要时可用 0.01 mol/L 柠檬酸水溶液或 0.01 mol/L 柠檬酸钠水溶液调 pH 至 6.0。

（2）Tris-EDTA 液（pH 8.0）。

1）1 mol/L Tris-HCl 缓冲液（pH 8.0）。

Tris　121.14 g

蒸馏水　990 mL

用约 4.2 mL 浓盐酸调 pH 至 8.0，最后用蒸馏水补足 1 000 mL。

2）0.5 mol/L EDTA（pH 8.0）。

EDTA　18.61 g

蒸馏水　90 mL

用 1 mol/L NaOH 调 pH 至 8.0，最后用蒸馏水补足 100 mL。

3）EDTA 储备液。

1 mol/L Tris-HCl 缓冲液（pH 8.0）　100 mL

0.5 mol/L EDTA（pH 8.0）　20 mL

蒸馏水　880 mL

4）Tris-EDTA 液（pH 8.0）。

EDTA 储备液　1 份

蒸馏水　9 份

2. 常用的抗原修复法

（1）微波加热法：将切片浸泡在抗原修复液如 0.01 mol/L pH 6.0 的柠檬酸缓冲液内，用微波炉最大功率（850 ~ 1 000 W）加热 10 分钟，停止加热后自然冷却。

（2）高压加热法：用高压锅加热抗原修复液如 0.01 mol/L pH 6.0 的柠檬酸缓冲液至沸腾，放入切片，切片完全浸泡在修复液内，盖紧高压锅盖，继续加热至减压阀喷气，开始计时 90 ~ 120 秒，停止加热后自然冷却。

八、内源性酶消除

在免疫组织化学技术中，选择标记抗体的酶时，很难找到一些完全符合要求的酶。辣根过氧化物酶和碱性磷酸酶最常用于标记抗体，这些酶容易标记抗体，与抗体结合牢固，一直广泛应用于免疫组织化学技术中，唯一的缺点是会受组织细胞中内源性过氧化物酶和碱性磷酸酶的干扰，但可以采取一些简单措施加以排除，保证免疫组织化学染色结果的可靠性。

（一）消除内源性过氧化物酶

组织中的粒细胞、单核细胞及红细胞等存在内源性过氧化物酶，这些酶和辣根过氧化物酶一样，可与显色剂 DAB、AEC 起反应而造成假阳性，因此，在显色前需除去这些内源性过氧化物酶。

消除内源性过氧化物酶的方法是用 3% 的过氧化氢水溶液作用 15 分钟或用 0.3% 的过氧化氢水溶液作用 30 分钟，也可用过氧化氢甲醇液来处理，但甲醇有一定的毒性，也容易挥发，因此，采用过氧化氢水溶液即可。消除内源性过氧化物酶的操作可以在加第一抗体之前，也可以在加第一抗体之后进行。

（二）消除内源性碱性磷酸酶

碱性磷酸酶广泛存在于人体和动物的组织中，这些酶也容易和显色剂固红、固蓝和NBT/BCIP 起反应而造成非特异性染色。因此，用于标记抗体的碱性磷酸酶其催化反应会受到人体或动物中存在的内源性碱性磷酸酶的干扰。但在石蜡切片制片过程中，受甲醛固定和浸蜡等各种因素影响，尤其是经过加热抗原修复处理后，碱性磷酸酶部分或全部失去活性。

一般不需要特别消除内源性碱性磷酸酶，常在显色剂中加入左旋咪唑来抑制内源性碱性磷酸酶。在商品化的固红、固蓝和 NBT/BCIP 显色剂中一般会含有碱性磷酸酶的抑制剂左旋咪唑。

九、内源性生物素消除

人体组织细胞中存在内源性生物素，在肝肾等组织中含量丰富。免疫组织化学技术常用的一些检查系统如 ABC 和 LSAB 含有卵白素和生物素。在应用这些免疫组织化学检测系统检测组织细胞中的抗原时，内源性生物素容易与其中的卵白素和链霉菌抗生物素蛋白结合，引起假阳性，这些假阳性在细胞质内定位清晰，一般没有背景染色，因此，更容易造成错误的判断。组织经甲醛液固定后其内源性生物素一般都会被封闭，但组织石蜡切片经热修复以后，不仅被封闭的抗原而且内源性生物素也被重新暴露出来，因此，未经固定的冷冻切片和进行抗原修复后的石蜡切片在使用含卵白素和生物素的免疫组织化学检测试剂盒进行免疫组织化学染色时，都容易因内源性生物素的干扰而引起非特异性染色。因此，在加第一抗体之前或在加第一抗体之后需要消除内源性生物素。方法是用 15% 的鸡蛋清 - PBS（鸡蛋清 15mL 加 PBS 至 100 mL）或 0.05% 的卵白素处理切片 15 ~ 30 分钟。最好的方法还是采用目前常用的不含卵白素或生物素的酶标聚合物（labelled dextran polymer，LDP）免疫组织化学检测试剂盒，如 EnVision 等。这样既不需要另外进行封闭内源性生物素的操作，又可以避免内源性生物素的干扰。

十、内源性色素消除

组织中经常会出现一些色素，有机体自身产生的内源性色素如黑色素、含铁血黄素、脂褐素和胆色素等，有来自体外的外源性色素如肺的炭尘等，也有人为的色素如甲醛色素等。这些色素在组织细胞内或细胞间往往呈黄棕色、棕褐色或棕黑色，容易与 DAB 显色结果相混淆，需要进行鉴别。一些色素难以去除如含铁血黄素、脂褐素、胆色素和炭尘等，需要借助特殊染色或根据其形态鉴别，常见的黑色素和甲醛色素可以在免疫组织化学染色前除去。

（一）甲醛色素的消除

（1）切片常规脱蜡至水。

（2）浸泡在苦味酸饱和于 95% 的乙醇液处理 10～30 分钟，镜下观察甲醛色素消失为止。

（3）流水冲洗 10 分钟，除去切片上苦味酸的黄色。

（二）黑色素的消除

（1）切片常规脱蜡至水。

（2）0.25% 的酸化高锰酸钾水溶液（0.5% 的高锰酸钾水溶液和 0.5% 的硫酸以 1 : 1 混合）处理 1～4 小时。水洗去高锰酸钾液。

（3）2% 的草酸水溶液漂白 1～2 分钟，除去高锰酸钾的颜色，水洗后镜下观察色素是否除去，如还没有完全除去，重复第 2 步和第 3 步。

也可以用 10% 的过氧化氢水溶液去除黑色素，同时也可以消除内源性过氧化物酶，但去除黑色素效果没有用酸化高锰酸钾好。

十一、实验对照设立

免疫组织化学染色结果受多种因素的影响，因此，在染色过程中，设立对照非常必要，以确保染色结果的可靠性。加入对照片染色是免疫组织化学实验室质量控制的重要手段。对照主要有阳性对照和阴性对照。

1. 阳性对照

阳性对照的意义主要是证实第一抗体和检测试剂盒效价是否可靠，染色操作是否正确，抗体敏感性的高低，以避免试剂失效或操作失当而出现假阴性和假阳性，确保染色结果的可靠。可选用已知染色中度阳性以上的组织切片染色，阳性切片应呈阳性。每一种抗体染色都要用一张阳性片作为对照，最好是选择含多种肿瘤组织的组织芯片作为阳性对照，可观察到不同肿瘤组织的阳性表达，这样比每一种抗体用一种相应的阳性组织效果更好。同时组织中的内对照也是很好的阳性对照，可作为阳性对照的依据。

2. 阴性对照

阴性对照的意义主要是确保没有非特异性染色的假阳性结果。可选用已知染色阴性的组织切片染色或采用空白对照实验即用 PBS 代替第一抗体，其结果应为阴性。一般来说，阴性对照和阳性对照应同时进行，其中阳性对照呈阳性时，阴性染色结果才有意义。在用同一种条件如同一种抗原修复方法、同一种检测试剂盒染色时，即使对不同的组织进行不同的抗原检测，一般都只需要用一张阴性片，而不需要对每种抗体配多张相应的阴性片。

十二、血清封闭

在免疫组织化学染色时，加入的第一抗体（蛋白质）容易被带电荷的结缔组织所吸附，造成非特异性背景染色。避免这种现象的办法是在加第一抗体前，用正常的非免疫动物血清封闭组织中能和抗体吸附结合的位点，阻止组织对抗体的非特异性吸附，减少非特异性背景染色。使用的正常血清与所用的第二抗体密切相关，如果使用的第二抗体是羊抗兔的 IgG，则需要用正常羊血清；如果使用的第二抗体是兔抗鼠的 IgG，则需要用正常兔血清，一般试剂盒都会提供合适的配套血清。常用的第二抗体主要有羊抗兔和羊抗鼠 IgG，所以，正常的羊血清可以满足鼠抗人和兔抗人的单克隆抗体和多克隆抗体。实际上，目前所用的商品化第一抗体尤其是单克隆抗体特异性和纯度较高，不会与组织细胞中非抗原决定簇结合，因此，一般不需要进行血清封闭处理，但为了避免抗体不纯或自行配制第一抗体稀释液等因素，尤其是多克隆抗体染色，往往会用血清封闭步骤。许多检测试剂盒如 EnVision 等没有配备正常血清，因此，在加第一抗体前也就不需要加正常血清封闭。

要注意的是在滴加血清封闭后，甩去组织片的血清即可，不用 PBS 洗，直接滴加第一抗体孵育切片。因封闭血清和组织的结合不牢固，所以滴加血清孵育切片后，用 PBS 洗去血清，再加第一抗体，则血清与组织的结合会因 PBS 洗涤而解离，失去血清封闭的作用。

十三、抗体使用

（一）第一抗体与检测试剂盒的配套

临床病理诊断中常用的第一抗体主要是鼠和兔的单克隆抗体及兔的多克隆抗体，一般试剂瓶标签上都有标示，如 monoclonal mouse anti-human（鼠抗人单克隆抗体）、monoclonal rabbit anti-human（兔抗人单克隆抗体）和 polyclonal rabbit anti-human（兔抗人多克隆抗体）。单克隆抗体还有相应的克隆号，如 Clone：UCHL1（克隆号：UCHL1）。不同动物种属来源的抗体，要与相应动物种族的第二抗体相匹配，如鼠单克隆抗体就要选择抗鼠免疫球蛋白第二抗体的试剂盒相配套，如 EnVision K4001 HRP/Mouse 试剂盒；兔单克隆抗体和兔多克隆抗体就要选择抗兔免疫球蛋白第二抗体的试剂盒相配套，如 EnVision K4002 HRP/Rabbit 试剂盒。目前大多数的检测试剂盒其第二抗体既有抗鼠免疫球蛋白也有抗兔免疫球蛋白，如 EnVision K5007 HRP/Rabbit/Mouse 试剂盒，这样不管是鼠抗还是兔抗的第一抗体，都可以使用同一个试剂盒，操作十分方便。

（二）抗体染色前抗原修复的条件

商品化的第一抗体说明书上都有介绍该抗体染色前是否需要进行抗原修复，如果需要，一般也只说明是热修复还是酶消化，没有进一步详细说明抗原修复的条件。因此，实验室使用新品牌或新批号的抗体前，应参考说明书要求进行预试验，确定抗原修复的条件，如用热修复还是酶消化，加热条件是微波炉还是高压锅，使用哪一种抗原修复缓冲液，缓冲液的 pH 是多少等。

（三）抗体的稀释

不同的第一抗体都有不同的最佳工作浓度，因此，使用新品牌或新批号的浓缩抗体前，应根据说明书要求的稀释度或自行用连续的组织阳性片或组织芯片，不同梯度稀释度的抗体进行染色，通过观察比较不同稀释度抗体的染色结果的特异性和敏感性，选择出最佳第一抗体稀释度，然后对抗体进行稀释。梯度稀释度的设计一般参照抗体说明书，如说明书建议稀释度为 1 ：100，则抗体稀释度的梯度为 1 ：50、1 ：100、1 ：200、1 ：400 和 1 ：800。一般来说，抗体的实际最佳稀释度要比说明书要求的高。使用新品牌或新批号的即用型抗体前同样需要用连续的组织阳性片或组织芯片进行染色，通过观察染色结果的特异性和敏感性来判断其效价是否最佳。浓缩型抗体保存的时间较长，反之稀释后的抗体保存的期限较短，即用型抗体效价不如浓缩型抗体稳定，即用型抗体经过一定时间后应注意其效价是否有所降低，以避免抗体的敏感性降低而出现假阴性染色结果。最好使用浓缩型抗体，如日常工作量不多时，可将抗体按 1 ：（5~20）稀释保存，染色前再稀释成工作液。抗体稀释液可用商品化的抗体稀释液，也可以用 0.01 mol/L PBS（pH 7.4），在 PBS 中加入 1% 的 BSA 和 10% 的正常血清后稀释抗体，对减轻非特异性背景染色有所帮助。最好使用商品化的抗体稀释液，使用和第一抗体同一公司生产的抗体稀释液。

（四）抗体的保存

抗体应于低温保存，第一抗体体可分成小包装于 -20℃ 保存，使用时存放在 4℃，不宜反复存放于 4℃ 和 -20℃。检测试剂盒一般存放于 4℃，不宜于 -20℃ 保存，如长时间不用可存放于 -20℃，解冻使用后则不要再存放于 0℃ 以下，因为反复冻融会使与抗体结合的抗体标记酶容易离解，导致检测的敏感度降低。应每天对存放抗体冰箱的温度进行检查，避免因停电或冰箱故障造成抗体失效。

十四、显色与显色剂

（一）显色

免疫组织化学染色在抗原、抗体结合后，抗原—抗体结合物是无色的，无法在显微镜下看到抗原—抗体结合物，需要利用抗体中标记的酶催化显色剂的化学反应（氧化还原反应），使显色剂被氧化或还原成有颜色的难溶性沉淀，即显色反应。由于抗原—抗体结合物中的抗体连接有标记酶，显色的氧化还原反应是在抗体标记酶的部位发生形成有色的沉淀物，即在抗原—抗体结合物中形成有色的沉淀物，沉淀物的部位就是抗原、抗体结合的部位，从而可以确定抗原存在的位置。

（二）显色剂

一般来说，凡能直接或间接被抗体标记酶催化形成有颜色的不溶性沉淀的物质（底物）都可以做显色剂。在免疫组织化学染色中，用于显色的显色剂有多种，常用的显色剂有 3,3′-二氨基联苯胺四盐酸盐（DAB）、3-氨基-9-乙基咔唑（AEC）、固红（fast red TR salt）、固蓝（fast blue BB salt）、新复红（new fuchsin）和 5-溴-4-氯-3-吲哚基磷酸酯二钠盐（BCIP）/硝基四氮唑蓝（nitroblue tetrazolium, NBT）即 BCIP/NBT 等。这些显色剂可以自行配制，也可以选用商品化的显色剂，商品化的显色剂包括有底物和底物缓冲液，不同的显色剂所用的底物缓冲液有所不同。如 DAB 显色剂包含有液体的 DAB 和含过氧化氢的底物缓冲液，使用前只需要按一定的比例和实际用量将两者混合即可，使用方便，也不会造成浪费。

在临床病理诊断免疫组织化学染色中，常用 DAB 做显色剂，在多重染色中，增加选用 AEC（红色）和固蓝（蓝色）已足够。

常用显色剂的配制如下。

1. DAB 显色液

(1) 试剂准备：DAB，过氧化氢，0.05 mol/L Tris-HCl 缓冲液 (pH 7.6)。

(2) 配制方法。

DAB　2 mg

0.05 mol/L Tris-HCl 缓冲液 (pH 7.6)　10 mL

30% 的 H_2O_2 水溶液　10 μL

先用 0.05 mol/L Tris-HCl 缓冲液 (pH 7.6) 溶解 DAB，再加入 H_2O_2 水溶液。固体 DAB 试剂为灰白色粉剂，容易被空气氧化成棕色颗粒，因此，DAB 宜密封于 4℃ 的冰箱保存。配好的 DAB 显色剂应是无色澄清液体，如果带有棕色或浑浊，应用滤纸过滤后使用。DAB 显色液需要新鲜配制，用后不能再保存。一般显色 3～10 分钟，在镜下控制，阳性结果呈深浅不一的棕色。如果免疫染色定位在细胞核，用苏木精复染时要浅染，避免盖住阳性细胞核 DAB 的颜色。DAB 显色后，组织片可经二甲苯透明，用中性树胶封片，可长期保存。DAB 是最常用的显色剂，但其可能会致癌，故要避免接触皮肤和污染环境。用剩的 DAB 显色液应集中回收处理，不能直接排到生活污水中。

2. AEC 显色液

(1) 试剂准备：AEC，二甲基甲酰胺 (N, N-dimethylformamide)，过氧化氢，0.02 mol/L 醋酸盐缓冲液 (pH 7.4)。

(2) 配制方法。

AEC　2 mg

0.02 mol/L 醋酸盐缓冲液 (pH 7.4)　10 mL

30% 的 H_2O_2　10 μL

AEC 不容易溶解，可先用二甲基甲酰胺溶解 AEC，再加入醋酸盐缓冲液和 H_2O_2。AEC 显色液需要新鲜配制，用后不能再保存，一般显色 3～10 分钟，在镜下控制，阳性结果呈深浅不一的红色。用苏木精复染要浅染，避免盖住 AEC 的颜色。AEC 显色后，组织片不能经二甲苯透明，因此，只能用水溶性胶封片。

在 1 滴 DAB 或 AEC 显色液中加入 1 μL 第二抗体，如果混合液呈棕色 (DAB) 或红色 (AEC)，则显色液正常；如果混合液仍然澄清，则显色液不能用。最大的原因可能是显色液中没有加 H_2O_2，也有可能第二抗体的标记酶不是 HRP。

(三) 显色机制

1. 辣根过氧化物酶

是一种过氧化物酶，能催化多种物质被过氧化氢 (H_2O_2) 氧化。DAB 的显色反应是在 HRP 的催化下，H_2O_2 将 DAB 氧化成还原型的 DAB，还原型的 DAB 呈棕色的不溶性沉淀 (图 3-1)。

$$\overset{\text{HRP}}{\underset{\downarrow}{DAB + H_2O_2 \rightarrow DAB (还原型) \downarrow + H_2O}}$$

图 3-1　DAB 的显色反应

2. 碱性磷酸酶

是一种水解酶，可催化水解萘酚磷酸酯释放出萘酚和重氮盐偶联而显色。固蓝/固红的显色反应是在 AP 的催化下，萘酚 AS-MX 磷酸酯被水解为萘酚，萘酚和固蓝/固红起偶联反应，在 AP 的活性部位形成蓝色/红色的不溶性沉淀（图 3-2）。

$$
\overset{AP}{\underset{\downarrow}{}}
$$

萘酚 AS-MX 磷酸酯→萘酚 + 固蓝/固红→蓝色/红色↓

图 3-2　固蓝/固红的显色反应

选用不同的显色剂需要配套使用不同的酶标抗体检测试剂盒，不同的显色剂可呈不同的颜色（表 3-1）。免疫组织化学检测试剂盒标识是 LSAB/HRP/Rabbit，表示 LSAB 法，抗体标记酶是辣根过氧化物酶，第二抗体为兔免疫球蛋白，用于检测兔单抗或兔多抗的第一抗体体；EnVision/AP/Mouse 则表示 EnVision 法，抗体标记酶是碱性磷酸酶，第二抗体为鼠免疫球蛋白，用于检测鼠单抗的第一抗体体。

表 3-1　不同显色剂免疫组织化学检测结果的颜色

显色剂	所用检测系统中抗体的标记酶	阳性结果颜色
DAB	HRP	棕色
AEC	HRP	红色
固蓝	AP	蓝
固红	AP	红色
新复红	AP	红色
BCIP/NBT	AP	紫蓝色

合理选用酶标抗体检测系统和显色剂，可进行多重免疫组织化学染色，在同一切片上清晰地显示组织细胞中多种抗原呈多种不同颜色的表达。

十五、背景复染与复染试剂

（一）背景复染

免疫组织化学染色显色后，阳性结果定位在相应的组织细胞中，这时需要将阳性结果周围的组织细胞进行染色，将组织细胞结构显示出来，以便观察阳性结果与周围的组织细胞成分的关系，使免疫组织化学染色结果定位更为清晰。

（二）复染试剂

免疫组织化学染色结果根据显色剂的不同而呈不同颜色，有棕色、蓝色和红色。因此，复染细胞核的颜色也需要根据免疫组织化学染色结果不同而选择不同的细胞核复染剂。常用的细胞核复染试剂有苏木精、甲基绿和核固红 3 种，不同的复染试剂染色结果中颜色不同，其中苏木精呈蓝色，甲基绿呈绿色，核固红呈红色。应根据颜色对比清晰的原则进行搭配，常用的是 DAB 显色呈棕色，Mayer 苏木精复染细胞核呈蓝色（表 3-2）。

表3-2 显色剂与复染剂的正确配套使用

显色剂与染色结果颜色	复染剂与细胞核颜色
DAB—棕色	苏木精—蓝色，甲基绿—绿色
AEC—红色	苏木精—蓝色
固蓝—蓝色	核固红—红色
固红—红色	苏木精—蓝色

复染试剂的配制如下。

1. Mayer苏木精染色液

苏木精　0.1 g

蒸馏水　100 mL

碘酸钠　20 mg

硫酸铝铵　5 g

柠檬酸　0.1 g

水合氯醛　5 g

取一个洁净三角烧瓶，内盛蒸馏水100 mL，稍加热至50℃，加入苏木精0.1 g，轻轻摇动使完全溶解，再加入碘酸钠20 mg和硫酸铝铵5 g，用玻璃棒轻轻搅动使硫酸铝铵彻底溶解。最后加入柠檬酸0.1 g和水合氯醛5 g，此时染液呈淡紫红色，过滤于小口砂塞瓶内，放置于4℃的冰箱中可保存1~2年。此染液无氧化膜形成，对细胞核染色很清晰，不着染胞质和纤维成分，故染色后不需盐酸乙醇分化，染色时间3~8分钟。

2. 核固红染色液

核固红　0.1 g

硫酸铝　5 g

蒸馏水　100 mL

麝香草酚　50 mg

取洁净三角烧瓶两只，一只盛蒸馏水30 mL，稍加热至约50℃，加入核固红，用玻璃棒轻轻搅动使其溶解。另一只盛蒸馏水70 mL，加入硫酸铝，待完全溶解后与核固红液混合，待恢复至室温后过滤，再加入麝香草酚。室温保存，如存放太久出现沉淀，可过滤后使用。

3. 甲基绿染色液

甲基绿　1 g

蒸馏水　100 mL

甲基绿为绿色粉末，在商品的甲基绿中，常有少量的甲紫或结晶紫成分。但是，也有人认为甲紫是甲基绿的衰败产物，甲基绿在储存过程中，会不断产生甲紫。因此，在配制试剂时，必须先将甲基绿所含的甲紫或结晶紫抽提出来，才能使细胞核染成绿色，否则细胞核也呈蓝色。

抽提方法是将甲基绿溶于蒸馏水，倾入分液漏斗，加入与甲基绿水溶液体积相当的三氯甲烷（也可相应多些）充分摇荡混合。甲紫和结晶紫溶于三氯甲烷中而呈紫蓝紫红色，甲基绿不溶于三氯甲烷。因三氯甲烷的比重大，连带溶解其中的甲紫和结晶紫下沉于分液漏斗底部。旋动分液漏斗下部的砂塞，慢慢把下沉带紫红色的三氯甲烷移去，再加入新的三氯甲烷，如此反复更换三氯甲烷，直到三氯甲烷无紫红色为止，再次移去三氯甲烷即可得到提纯的甲基绿液，于4℃的冰箱保存。

甲基绿复染细胞核，颜色鲜艳，特别适用于显微照相，但容易退色。

十六、封片与封片剂

免疫组织化学染色后需要进行封片，才能在镜下观察。免疫组织化学染色中，DAB 显色形成的沉淀物较稳定和不易退色，染色后切片可按常规脱水透明，中性树胶封片。AEC、固蓝、固红和 BCIP/NBT 等显色所形成的反应物容易退色，因此，一般显色后不能用乙醇脱水、二甲苯透明、中性树胶封片，而是直接用水溶性胶封片，染色结果可以保存数天或数周。水溶性胶可自行配制如甘油明胶等，效果最好的是用商品化的水溶性胶。与中性树胶封片相比，水溶性胶封片的缺点是透光率低，切片保存时间短。

甘油明胶配制方法如下。

明胶　　10 g

苯酚　　0.5 mL

蒸馏水　50 mL

甘油　　50 mL

先将明胶加入蒸馏水中，于37℃的温箱或水浴箱加热使明胶完全溶解，加入甘油，最后加入经加热溶解为液体的苯酚，充分混合后4℃保存，用前加热溶解后使用。

十七、染色结果的观察

（一）对照片结果的观察

观察染色结果时，首先要观察阳性对照片和被检测组织内对照的结果是否有相应抗原的正常表达，阴性对照或被检测组织内纤维结缔组织是否没有显色反应，如果是，则表示染色结果可靠；否则，要考虑染色结果不可靠，有假阴性和假阳性的可能。一般来说，阴性对照和阳性对照同时进行或其中有阳性染色结果时才有意义。要特别注意的是染色结果呈阴性并非都是抗原不表达，要考虑是否与组织中的抗原受到破坏有关。

（二）阳性结果定位的观察

免疫组织化学染色阳性结果应定位在细胞中相应的部位，如在细胞膜表达的抗原阳性结果应定位在细胞膜上，在其他部位的阳性反应均为非特异性染色。阳性结果可定位于细胞膜、细胞质、细胞核或基质中，也有同时定位在两个部位如细胞膜和细胞质。不同的抗原在组织细胞中的定位有所不同，如 LCA 和 UCHL1 等定位在细胞膜，Keratin 和 Lysozyme 等定位在细胞质等，PCNA 和 ER、PR 等定位在细胞核，C-erbB-2 定位在细胞膜和细胞质。

（三）非特异性结果的观察

组织的周边、刀痕、皱褶等部位往往呈阳性反应，但绝大多数都是非特异性染色，组织内纤维结缔组织也往往呈成片的非特异性染色。血管内的红细胞如果呈 DAB 反应，则染色受内源性过氧化物酶的影响。过度的抗原修复会导致抗原在组织细胞中定位发生改变，常表现为细胞核的非特异性着色。

（周慧如）

第四节　常用的免疫组织化学染色方法

免疫组织化学染色方法有多种，临床病理诊断要求使用敏感性高和特异性强的免疫组织化学技术方法。近年来，由于抗体制备技术不断地改进和提高，不同公司生产的检测试剂盒在特异性和敏感性方面各有特点，各实验室可以根据自己的实际情况，合理选用。

一、免疫组织化学染色方法的分类

免疫组织化学染色根据所加抗体的次数分为一步法、二步法和三步法。一步法属于直接法，而二步法和三步法为间接法。一般来说，抗体与抗体的连接步骤少，干扰染色结果的因素少，染色特异性高，但由于没有将抗原—抗体结合物放大，所以染色敏感性低；二步法和三步法，连接抗体步骤多，能把抗原—抗体结合物进行特异性放大，因此敏感性高，但由于在放大抗原—抗体结合物过程中，影响染色结果的因素增多，因此，染色特异性相对低。

1. 一步法

抗体标记酶直接标记在第一抗体上，染色时，滴加第一抗体与组织细胞抗原结合，形成抗原—抗体结合物，然后加入显色剂显色。常用的一步法为 EPOS 一步法（图 3-3）。

2. 二步法

抗体标记酶标记在第二抗体上，染色时，滴加第一抗体与组织细胞抗原结合，形成抗原—抗体结合物，然后加入第二抗体与第一抗体结合，把抗原—抗体结合物放大，最后加入显色剂显色。第二抗体上的标记酶与显色剂起反应，形成有色沉淀定位在组织细胞中。常用的二步法有 LDP 法（图 3-4）。

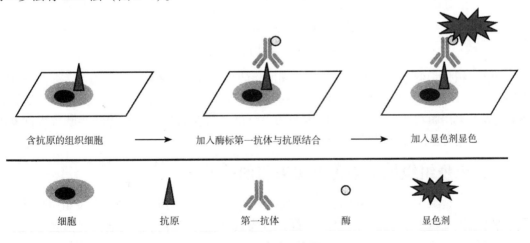

含抗原的组织细胞　　　→　　　加入酶标第一抗体与抗原结合　　　→　　　加入显色剂显色

细胞　　　　　抗原　　　　　第一抗体　　　　　酶　　　　　显色剂

图 3-3　一步法示意图

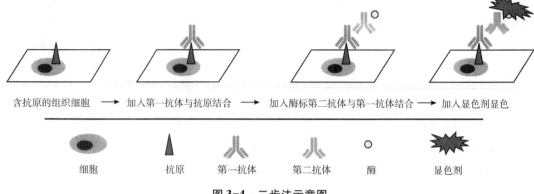

含抗原的组织细胞 → 加入第一抗体与抗原结合 → 加入酶标第二抗体与第一抗体结合 → 加入显色剂显色

| 细胞 | 抗原 | 第一抗体 | 第二抗体 | 酶 | 显色剂 |

图 3-4　二步法示意图

3. 三步法

第二抗体标记有生物素，第三抗体为链菌素，抗体标记酶标记在第三抗体上。染色时，滴加第一抗体与组织细胞抗原结合，形成抗原—抗体结合物；然后加入第二抗体与第一抗体结合，把抗原—抗体结合物放大；再加入第三抗体，第三抗体链菌素通过生物素与第二抗体连接，把第一抗体和第二抗体结合物放大，最后加入显色剂显色。第三抗体上的标记酶与显色剂起反应，形成有色沉淀定位在组织细胞中。常用的三步法有 LSAB 法等（图 3-5）。

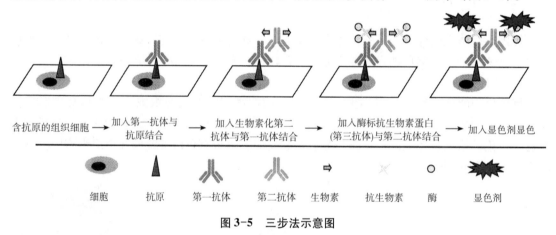

含抗原的组织细胞 → 加入第一抗体与抗原结合 → 加入生物素化第二抗体与第一抗体结合 → 加入酶标抗生物素蛋白(第三抗体)与第二抗体结合 → 加入显色剂显色

| 细胞 | 抗原 | 第一抗体 | 第二抗体 | 生物素 | 抗生物素 | 酶 | 显色剂 |

图 3-5　三步法示意图

免疫组织化学染色方法还根据使用不同的检测系统命名有多种不同的方法，早期使用的是 PAP 法、APAAP 法和 ABC 法。目前常用的有 EPOS 法、LDP 法、LSAB 法（S-P 法）和 CSA 法等。采用同类技术，不同厂商生产的检测试剂盒在染色机制和操作步骤等方面基本类似，可根据自己的实际情况，合理选用。

二、免疫组织化学染色方法采用的技术

随着免疫组织化学技术不断的发展，新技术日益被广泛应用。在众多免疫组织化学技术中，要在组织细胞中检测某一种抗原，都是首先选择目的抗体与组织细胞中相应的抗原结合，在直接法中抗体与抗原结合后就可以显色观察。为了增加检测抗原的敏感性，使组织细胞中含量较低的抗原也能被检测出来，需要用放大技术（间接法）将抗原、抗体结合物进一步放大。该放大技术就是抗原、抗体结合后不直接加显色剂显色，而是利用一种或多种抗

体和复合物（泛指第二抗体和第三抗体）与抗原、抗体结合物连接，形成抗原—第一抗体—第二抗体—第三抗体结合物再进行显色。在临床病理诊断中所用的免疫组织化学染色方法多采用以下技术。

（一）直接法

免疫组织化学直接法较为简单，用抗体标记酶标记在特异性第一抗体上，不需要检测试剂盒。染色时用酶标第一抗体直接与抗原特异性结合，然后就可以加显色剂显色。常用的是使用 EPOS 一步法的第一抗体如 monoclonal mouse anti-human actin、EPOS、HRP 以及一些荧光第一抗体。由于 EPOS 一步法中抗体与抗原结合后，根据第一抗体所用的标记酶选择相对应的显色剂进行显色，没有再加入其他抗体连接，连接的抗体和操作步骤少，因此，比间接法具有更高的特异性。EPOS 一步法虽然是一步法，没有将抗原—抗体结合物进一步放大，但是由于采用了先进的聚合物技术，增加其敏感性。但生产这类酶标第一抗体的厂商不多，抗体种类较少，抗体标记酶也主要是 HRP，所以很少使用。

（二）间接法

1. PAP/APAAP 复合物技术

PAP（过氧化物酶抗过氧化物酶，peroxidase anti-peroxidase）复合物技术是在抗酶抗体中加入过量的辣根过氧化物酶（HRP），使 HRP 充分结合在抗酶抗体上形成可溶性的 PAP 复合物，HRP 不是通过标记抗体的方法标记在抗体上，因此，PAP 法为非标记抗体法。用于制备 PAP 复合物的免疫动物主要是鼠和兔，所以制备出的 PAP 复合物分别为鼠 PAP 复合物和兔 PAP 复合物。因此，PAP 法检测试剂盒主要有两种，分别与鼠的第一抗体和兔的第一抗体配套使用，试剂盒含有正常马血清或羊血清，抗鼠 IgG 或抗兔 IgG 的第二抗体体和鼠或兔的 PAP 复合物。第二抗体体中的 IgG 有两个 Fab 片段，一个首先与特异性第一抗体结合形成特异性的抗原—抗体结合物，另外一个与后加入的 PAP 复合物结合，PAP 复合物结合的 HRP 催化最后加入的 DAB 或 AEC 显色剂的显色反应。要注意的是第一抗体和试剂盒的正确配套使用，按马血清—鼠第一抗体—马抗鼠第二抗体—鼠 PAP 或羊血清—兔第一抗体—羊抗兔第二抗体—兔 PAP 配套使用。否则，抗原、抗体连接不上，而使染色失败。

APAAP（碱性磷酸酶—抗碱性磷酸酶，alkaline phosphatase anti-alkaline phosphatase）复合物技术与 PAP 的机制和操作步骤基本相同，所不同的是 APAAP 法是用碱性磷酸酶代替 PIAP 法的辣根过氧化物酶，在染色前无需用 H_2O_2 处理组织切片消除内源性过氧化物酶，另外需要选用固蓝、固红和 BCIP/NBT 等作为显色剂。

2. 抗生物素蛋白—生物素技术

（1）抗生物素蛋白—生物素（avidin-biotin）技术：抗生物素蛋白和生物素具有很强的亲和力，结合速度快，相互结合牢固而不容易解离，其生物活性也不会受到影响。抗生物素蛋白除了能和生物素结合外，还能与抗体标记酶和荧光素等结合。利用抗生物素蛋白和生物素这些特点，发展了抗生物素蛋白—生物素技术，具有代表性的是 ABC 法（avidin-biotin complex，ABC），ABC 法比 PAP 法更加敏感，因此，取代 PAP 法一直被广泛应用。ABC 法属于三步法，检测试剂盒主要包含正常血清及第二抗体、抗生物素蛋白（试剂 A）和生物素化酶（试剂 B），使用前将试剂 A 和试剂 B 等量混合配制成 AB 复合物。第二抗体为生物素化的抗鼠或抗兔 IgG，能分别和鼠或兔第一抗体特异性结合，AB 复合物是用生物素与酶

（辣根过氧化物酶或碱性磷酸酶）结合获得的生物素化酶，生物素化酶再和抗生物素蛋白形成抗生物素蛋白—生物素—酶复合物。染色时第二抗体中的 Fab 片段和第一抗体结合，生物素和 AB 复合物中的抗生物素蛋白结合，最后通过 ABC 复合物上的酶参与显色反应而形成有色的不溶性沉淀物。根据结合在 AB 复合物上的酶选用合适的显色剂。

（2）链菌抗生物素蛋白—生物素（streptavidin - biotin）技术：链菌抗生物素蛋白（streptavidin，SA）是从链霉菌属蛋白分离出来的一种蛋白质，性质与抗生物素蛋白类似，与生物素具有很强的亲和力，除了能和生物素结合外，还能与抗体标记酶和荧光素等结合。SA 比 AB 复合物有更多的结合点，它仅标记过氧化物酶或碱性磷酸酶而本身没有与生物素结合。SA 分子相互间并不连接，因而分子量较少；AB 复合物分子之间会互相连接，形成一种具有三维结构类似晶体的大分子量复合物。由于 SA 分子量较小，穿透组织的能力比 AB 复合物大，反应速度快。AB 复合物中抗生物素蛋白有 4 个和生物素亲和力极高的结合点，其中一部分与生物素酶结合物的生物素连接，只留下一部分结合点与第二抗体上的生物素连接。SA 也有 4 个和生物素亲和力极高的结合点，其本身没有连接生物素，4 个结合点都可以与第二抗体上的生物素连接，这样 SA 比 AB 复合物更容易和更多与第二抗体上的生物素结合，因而 SA 的敏感性比 AB 高，反应所需的时间比 AB 短。用链菌抗生物素蛋白代替抗生物素蛋白建立了链菌抗生物素蛋白—生物素技术，具有代表性的是 LSAB 法，LSAB 法比 ABC 法更加敏感，因此，近年来 LSAB 法取代 ABC 法被广泛应用。LSAB 法属于三步法，检测试剂盒主要包含正常血清、生物素化第二抗体、链菌抗生物素蛋白（第三抗体）。第二抗体为生物素化的抗鼠或抗兔或抗羊 IgG，能分别和鼠或兔或羊第一抗体特异性结合，SA 标记的酶有辣根过氧化物酶，也有碱性磷酸酶。染色时第二抗体和第一抗体结合，SA 与第二抗体的生物素结合，使抗原—第一抗体—第二抗体—第三抗体形成一个标记有 HRP 或 AP 的复合物，最后通过 SA 上的酶参与显色反应而形成有色的不溶性沉淀物。根据结合在 SA 上的标记酶选用合适的显色剂。LSAB 不像 ABC 法那样临用前配制 AB 复合物，操作更简便。不同厂商都有生产基于链菌抗生物素蛋白—生物素技术的检测试剂盒，但名称有所不同，如 LSAB 试剂盒、SP 试剂盒。

3. CSA 技术

采用链菌抗生物素蛋白—生物素技术，应用生物素化酪胺作为放大试剂来放大检测信号。第二代的 CSA Ⅱ为非生物素系统，用荧光素化酪胺代替生物素化酪胺作为放大试剂，不受内源性生物素干扰，操作步骤更少，所以目前多采用第二代的 CSA Ⅱ检测系统。第二抗体与抗原—抗体结合物连接后，加入荧光素化酪胺，在标记 HRP 抗鼠/抗兔第二抗体附近，由过氧化物酶作用下形成大量的荧光素沉积物，这些沉积物与再加入的抗荧光素 -HRP 抗体结合形成更大的复合物，最后 HRP 参与 DAB 显色反应而显色。由于 CSA 法加入了催化信号放大试剂，使信号不断放大，因此敏感性特别高。

4. 聚合物技术

聚合物技术是新发展的一种免疫组织化学技术，利用一种名为多聚葡萄糖聚合物的独特结构，将辣根过氧化物酶或碱性磷酸酶和鼠/兔的免疫球蛋白一起结合在葡聚糖骨架上，形成酶标—第二抗体复合物，称为酶标聚合物技术（LDP）。由于葡聚糖骨架可以连接多个第二抗体，使每个聚合物有超过 20 个位点与第一抗体结合，每个聚合物上也能标记多达 100 个分子的酶，使第二抗体可充分和第一抗体特异结合，形成较大分子的抗原—第一抗体—第二抗体结合物，在显色时也有充足的酶参与显色反应，如 EnVision 试剂盒。因此，LDP 技术的染色法是二步法，但敏感性高于 ABC、LSAB 等三步法。如 EnVision 试剂盒，其中只有一瓶第二抗体，染色时不需要用正常血清封闭，第二抗体只需孵育切片 10～30 分钟，比 ABC、LSAB 等方法第二抗体和第三抗体各孵育 30 分钟节省时间，染色步骤少，操作简便。此外，LDP 技术中的第二抗体不存在生物素，克服抗生物素蛋白—生物素技术中检测系统内含有的生物素与组织细胞中内源性生物素起交叉反应的现象，非特异性背景染色极低。应用聚合物技术的二步法还有 EnVision 和 PowerVision 等检测试剂盒。由于 LDP 技术具有操作步骤少、染色时间短和不含生物素等优点，已经成为临床病理诊断免疫组织化学染色的主流技术，被广泛应用。

EPOS 一步法（增强聚合物一步法）也是利用聚合物技术，将辣根过氧化物酶标记在葡聚糖聚合物上，然后再与第一抗体连接而形成 EPOS 第一抗体。染色时，直接用 EPOS 第一抗体特异性和组织细胞抗原结合后，连接在第一抗体上的辣根过氧化物酶参与 DAB 的显色反应。由于聚合物葡聚糖的骨架上能连接多个分子第一抗体，标记上的酶数量也较多。因此，EPOS 第一抗体能充分和组织细胞中相应的抗原结合，在显色时有充足数量的酶与显色剂起反应；并且 EPOS 一步法克服了直接法不敏感的缺点，具有较高敏感性，也有直接法高特异性的特点。此外，EPOS 第一抗体没有生物素的存在，不存在与组织中内源性生物素起交叉反应的现象，染色背景清晰。

三、常用免疫组织化学染色方法操作

用于临床病理诊断的免疫组织化学染色方法很多，但考虑到方法的特异性和敏感性、操作简单方便和价格等因素，多采用 LSAB（S-P）法和 EnVision（EnVision/PowerVision）法。而 EPOS 一步法染色步骤少，操作更简单；CSA 法最为敏感，适合检测抗原含量低的组织标本。

（一）EnVision 法

1. 特点

EnVision 法为采用聚合物技术的二步法，是非生物素检测系统，可避免内源性生物素干扰，不需要进行封闭内源性生物素操作，加第一抗体前也不需用正常血清封闭，具有敏感性高、操作简便和非特异性染色少的优点，已成为最常用的方法之一（图 3-6）。

2. 试剂盒

只有 EnVision/HRP/抗鼠/抗兔第二抗体工作液。不同编号的试剂盒有所不同，有的还配有过氧化物酶阻断剂和显色剂。也可选择 EnVision/AP/抗鼠/抗兔第二抗体。

3. 染色步骤

（1）石蜡切片脱蜡至水，冷冻切片和细胞涂片固定后蒸馏水洗。

（2）必要时进行抗原修复，修复后蒸馏水洗。

（3）3% 的 H_2O_2 水溶液处理 10 分钟，蒸馏水洗，PBS 洗 5 分钟。

（4）滴加第一抗体工作，孵育 30～60 分钟，37℃；或孵育过夜（约 16 小时），4℃。

（5）PBS 洗 5 分钟，3 次。

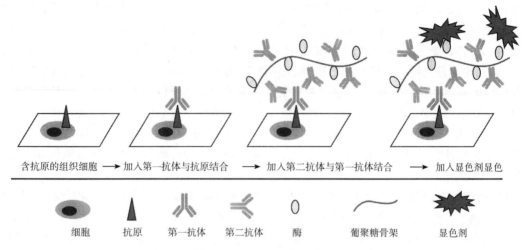

含抗原的组织细胞 → 加入第一抗体与抗原结合 → 加入第二抗体与第一抗体结合 → 加入显色剂显色

细胞　　抗原　　第一抗体　　第二抗体　　酶　　　　葡聚糖骨架　　显色剂

图 3-6　EnVision 法示意图

（6）滴加 EnVision/HRP/鼠/兔第二抗体，孵育 10～30 分钟，37℃。

（7）PBS 洗 5 分钟，3 次。

（8）DAB-H_2O_2 显色 1～5 分钟，蒸馏水洗终止显色。

（9）Mayer 苏木精染色液复染细胞核 3～5 分钟，蒸馏水洗 5～10 分钟。

（10）常规脱水透明，中性树胶封片。

4. 染色结果

阳性结果呈深浅不一的棕色，细胞核呈蓝色。

（二）LSAB（S-P）法

1. 特点

LSAB 法采用链菌抗生物素蛋白—生物素技术，其中链菌抗生物素蛋白与生物素具有很强的亲和力。三步法染色，加入的第二抗体和第三抗体可将抗原—抗体结合物不断放大，敏感性较高。高纯化的抗体技术，使背景更加清晰。为含生物素检测系统，需注意封闭内源性生物素。第二抗体含有抗鼠、抗兔和抗羊免疫球蛋白，适用于与鼠抗、兔抗和羊抗等第一抗体配套使用。价格较便宜（图 3-7）。

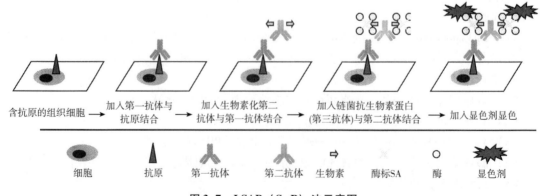

含抗原的组织细胞 → 加入第一抗体与抗原结合 → 加入生物素化第二抗体与第一抗体结合 → 加入链菌抗生物素蛋白（第三抗体）与第二抗体结合 → 加入显色剂显色

细胞　　抗原　　第一抗体　　第二抗体　　生物素　　酶标SA　　酶　　显色剂

图 3-7　LSAB（S-P）法示意图

2. 试剂盒

包含生物素标记的抗鼠/抗兔/抗羊免疫球蛋白（biotin-mouse/rabbit/goat IgG）工作液，标记 HRP 的链菌抗生物素蛋白（streptavidin/HRP）工作液。不同编号的试剂盒有所不同，有的还配有过氧化物酶阻断剂和显色剂。也可选择标记 AP 的链菌抗生物素蛋白（streptavidin/AP）。

3. 染色步骤

（1）石蜡切片脱蜡至水，冷冻切片和细胞涂片固定后蒸馏水洗。

（2）必要时进行抗原修复，修复后蒸馏水洗。

（3）3% 的 H_2O_2 水溶液处理 10 分钟，蒸馏水洗，PBS 洗 5 分钟。

（4）正常血清封闭后直接滴加第一抗体工作液，孵育 30～60 分钟；或孵育过夜（约 16 小时），4℃。

（5）PBS 洗 5 分钟，3 次。

（6）滴加鼠/兔/羊第二抗体，孵育 20～30 分钟，37℃。

（7）PBS 洗 5 分钟，3 次。

（8）滴加链菌抗生物素蛋白/HRP（第三抗体），孵育 20～30 分钟，37℃。

（9）PBS 洗 5 分钟，3 次。

（10）DAB-H_2O_2 显色 1～5 分钟，蒸馏水洗终止显色。

（11）Mayer 苏木精染色液复染细胞核 3～5 分钟，蒸馏水洗 5～10 分钟。

（12）常规脱水透明，中性树胶封片。

4. 染色结果

阳性结果呈深浅不一的棕色，细胞核呈蓝色。

（三）EPOS 法

1. 特点

EPOS 法采用聚合物技术的一步法，敏感性高。第一抗体不含生物素，可避免内源性生物素干扰，不需要进行封闭内源性生物素操作，加第一抗体前也不需要用正常血清封闭。最大的优点是操作步骤少，染色快速，几乎没有非特异性背景染色。缺点是抗体种类不多，第一抗体只有标记 HRP（图 3-8）。

2. 试剂盒

不用检测试剂盒，只需要选用 EPOS 第一抗体即可。

3. 染色步骤

（1）石蜡切片脱蜡至水，冷冻切片和细胞涂片固定后蒸馏水洗。

（2）必要时进行抗原修复，修复后蒸馏水洗。

（3）3% 的 H_2O_2 水溶液处理 10 分钟，蒸馏水洗，PBS 洗 5 分钟。

（4）滴加第一抗体工作液，孵育 45 分钟，37℃。

（5）PBS 洗 5 分钟，3 次。

（6）DAB-H_2O_2 显色 1～5 分钟，蒸馏水洗终止显色。

（7）Mayer 苏木精染色液复染细胞核 3～5 分钟，蒸馏水洗 5～10 分钟。

（8）常规脱水透明，中性树胶封片。

4. 染色结果

阳性结果呈深浅不一的棕色，细胞核呈蓝色。

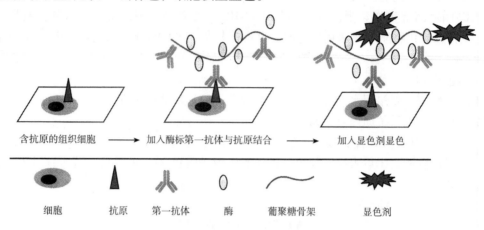

图 3-8 EPOS 法示意图

（四）CSA Ⅱ法

1. 特点

CSA Ⅱ法应用荧光素化酪胺作为放大试剂，使抗原—抗体结合物信号不断放大，因此，有极高的敏感性，比 EPOS 一步法、Envision 二步法和 LSAB（S-P）法都高。特别适用于检测较弱的组织抗原，但操作步骤较多。

2. 试剂盒

过氧化物酶阻断剂 3% 的 H_2O_2，无血清蛋白阻断剂，抗鼠 Ig/HRP（第二抗体），荧光素化酪胺（放大试剂），抗荧光素/HRP 抗体（第三抗体），DAB 原液和 DAB 稀释液。

3. 染色步骤

（1）石蜡切片脱蜡至水，冷冻切片和细胞涂片固定后蒸馏水洗。

（2）必要时进行抗原修复，修复后蒸馏水洗。

（3）3% 的 H_2O_2 水溶液处理 5 分钟，蒸馏水洗，PBS 洗 5 分钟。

（4）滴加无血清蛋白阻断剂孵育 5 分钟，甩去阻断剂，不洗切片。

（5）滴加第一抗体工作液孵育 5 分钟，PBS 洗 5 分钟，3 次。

（6）滴加抗鼠 Ig/HRP 第二抗体孵育 15 分钟，PBS 洗 5 分钟，3 次。

（7）滴加荧光素化酪胺孵育 15 分钟，PBS 洗 5 分钟，3 次。

（8）滴加抗荧光素/HRP 抗体孵育 15 分钟，PBS 洗 5 分钟，3 次。

（9）DAB-H_2O_2 显色 1~5 分钟，蒸馏水洗终止显色。

（10）Mayer 苏木精染色液复染细胞核 3~5 分钟，蒸馏水洗 5~10 分钟。

（11）常规脱水透明，中性树胶封片。

4. 染色结果

阳性结果呈深浅不一的棕色，细胞核呈蓝色。

四、自动免疫组织化学染色机的应用

免疫组织化学染色手工操作存在着一定的局限性，从第一张片开始滴加试剂到最后一张，很难保证每张片子的时间一样，特别是染片量大的时候。而且免疫组织化学染色过程步骤繁多，一旦误加试剂，就导致染色结果的错误，甚至由于假阴性的结果，造成诊断医师的错误判读，影响病理诊断的准确性。

免疫组织化学染色机的发展经历由半自动到全自动的过程。半自动免疫组织化学机一般是从滴加抗体孵育开始到最后显色复染，都在机器上完成，而烤片、脱蜡及抗原修复等操作仍然需要人工或由其他机器完成。全自动染色机可以独立加热模块，能够完成从烤片开始到苏木精复染的免疫组织化学染色全过程，自动化程度高，操作人性化。

自动免疫组织化学机的加液方式主要有以下3种。

1. 开放式加液

液体直接滴加在组织表面，较容易干片或染色不均匀。

2. 油膜覆盖

油膜浮在试剂表面，防止液体挥发，但清洗油膜时需要较多液体。

3. 高分子盖片

如 Bond 免疫染色机上使用 Covertile 覆盖在组织上，通过真空吸引，轻柔加液，抗体覆盖组织均匀，不容易产生气泡，而且对组织保护效果较好。

有些自动免疫组织化学机对抗体的使用有一定的限制，主要有以下两种方式。

1. 开放式

第一抗体和第二抗体检测系统及其他机载试剂全部开放，试剂选择自由度高，但是染色过程中影响因素较多，需要做好染色预试验，选择合适的第一抗体与检测系统组合以及合适的抗体孵育时间等。

2. 半封闭式

第一抗体和部分相关试剂开放，可以自由选择相应第一抗体，但检测系统和部分相关试剂只能由厂商配套提供，较适合于染色机的配套程序，可以更好地保证染色机操作的染色质量以及染色结果的稳定性和重复性。

全自动免疫组织化学机染色操作过程中人为因素更少、操作简便、染色程序编辑灵活，实现对每张玻片能够个性化染色，满足科室对免疫组织化学个性化染色的要求，染色质量稳定可靠，试剂使用与消耗能够实时追踪管理。功能上可以随着用户染色要求实现功能的扩展，如进行免疫组织化学双重染色和多重染色以及原位杂交检测等。

自动免疫组织化学染色机的应用有利于规范化和标准化操作和染色质量控制，保证染色结果的准确性，也减轻技术人员的工作负担。染色机通过连接实验室信息化管理系统可以实现科室与医院临床科室间的信息共享，这也是未来病理科室发展趋势之一。

五、免疫组织化学染色质量控制

免疫组织化学染色从组织取材固定到染色后封片，经过多个步骤的操作，每一个步骤操作不当都会影响染色结果，进而影响病理诊断的准确性。因此，有必要对染色进行质量控制，确保有高质量的染色结果。

（1）组织离体后应及时固定，最理想的固定液为10%的中性缓冲甲醛液（pH 7.2 ~ 7.4），固定时间为4~6小时，不超过24小时。固定不足或过度固定都不利于免疫组织化学染色。

（2）石蜡切片脱蜡要彻底，脱蜡不干净会造成局灶性阳性等染色不均匀的现象，甚至染色失败。

（3）是否进行抗原修复，可参考第一抗体说明书或实验室预试验结果来定。许多抗原检测进行抗原修复时，可以用热处理方法替代蛋白酶消化方法。不当的抗原修复会导致抗原定位发生改变，即应该细胞质阳性的则出现细胞核阳性等；也会引起假阳性或假阴性的结果。

（4）使用的第二抗体为 HRP／鼠／兔，不需要考虑所用的第一抗体是鼠抗还是兔抗。

（5）在临床病理学诊断时，是否需要行免疫组织化学染色作为辅助诊断，如需要，选用多少种抗体、用哪一种抗体和哪一种克隆的抗体由诊断医师来决定。但技术员应了解和记录同一种抗体中染色效果最好的厂牌和批号，每次使用新批次的抗体，都应该先做预试验来检测抗体的效价。如果更换不同类型的检测试剂盒，因敏感性不同，第一抗体的稀释度或第一抗体的孵育时间有可能不同，即使是即用型第一抗体都有可能需要稀释。第一抗体稀释度越大，背景染色越少，所以应选用较敏感的检测试剂盒，以提高第一抗体的稀释度。

（6）不同试剂盒标记的酶可能不同，应合理选用，与第一抗体和显色剂的配套使用。在 HRP 系统，可用 AEC 代替 DAB 显色，阳性结果呈深浅不一的红色。在 AP 系统可选用固蓝或固红显色剂，阳性结果呈深浅不一的蓝色或红色。除 DAB 显色外，用其他显色剂显色后，都不能用乙醇脱水、二甲苯透明和中性树胶封片，只能用水溶性胶封片，而且不能长时间保存切片。除非行双重染色，一般应首选 DAB 为显色剂（表3-3）。

表3-3   不同试剂盒与第一抗体和显色剂的配套使用

试剂盒	配套使用的第一抗体	所用显色剂
HRP／鼠	鼠源单克隆抗体	DAB、AEC
AP／鼠		固蓝、固红、BCIP/NBT
HRP／兔	兔源单克隆抗体和兔源多克隆抗体	DAB、AEC
AP／兔		固蓝、固红、BCIP/NBT
HRP／鼠／兔	鼠源单克隆抗体、兔源单克隆抗体和兔源多	DAB、AEC
AP／鼠／兔	克隆抗体	固蓝、固红、BCIP/NBT

（7）手工染色时，抗体孵育切片应在37℃进行，使每次染色抗体孵育都能在恒定的温度下进行，不受室温的影响。在低温如4℃进行第一抗体孵育切片，时间可以延长至16～24小时，通常是过夜，更有利于与抗原、抗体充分结合。

（8）滴加抗体要完全覆盖组织。在加抗体前含 0.05% 吐温的 PBS 浸洗切片，可有效避免由于抗体表面张力的作用，在组织表面隆起而引起组织边缘出现假阳性现象。

（9）加抗体前后均应用 PBS 充分浸洗切片，不必担心过多浸洗使抗原—抗体结合物解离。一般用 3 缸 PBS，并保证第 3 缸 PBS 是新的，有利于减少非特异性染色。

（10）加抗体前要尽可能甩干切片上的 PBS，残留的 PBS 对加入的抗体稀释度是很高的，会直接影响染色结果。

（11）在整个染色操作过程中，应避免切片完全干燥，否则会增加背景色和导致染色失败。

（12）染色过程中设立阳性和阴性对照非常重要，以验证抗体和检测试剂系统效价是否稳定、实验操作是否正确，从而确保染色结果的可靠性。用于阳性对照的组织蜡块和组织切片要注意经常更新，组织蜡块和组织切片保存一段时间后，有可能出现组织抗原的丢失现象。

（13）Mayer苏木精染色液仅着染细胞核，所以不用酸分化。如果阳性定位在细胞核，复染要稍浅。如果用甲基绿复染，细胞核呈绿色。滴加甲基绿前要将切片上的水分甩干，有利于细胞着染。

（14）组织切片背景深与下列因素有关，应注意避免。

1）第一抗体浓度太高。

2）抗体孵育时间过长。

3）抗体孵育温度过高。

4）DAB显色剂中DAB浓度过高或H_2O_2太多。

5）正常血清封闭之后、滴加第一抗体之前用了PBS洗切片。

6）抗体纯度不高。

7）抗体孵育切片后洗不干净。

8）内源性过氧化物酶的干扰。

9）内源性生物素的干扰。

10）在染色过程中发生干片现象。

（15）使用自动免疫组织化学染色机，可使染色操作自动化和标准化，但要注意对机器的维护和保养，使机器保持在正常的状态下工作。

（周慧如）

第四章

神经系统疾病

第一节 中枢神经系统肿瘤和瘤样病变

一、神经上皮组织肿瘤

（一）星形细胞肿瘤

1. 弥漫性星形细胞瘤

（1）定义和临床特点：是星形细胞来源的、分化比较成熟的肿瘤，呈弥漫浸润性生长，属于 WHO Ⅱ 级。星形细胞瘤的发病率有 2 个高峰，小脑星形细胞瘤发病高峰期在 8～18 岁，大脑星形细胞瘤发病高峰期在 35～45 岁。儿童的星形细胞瘤多见于小脑、脑干、背侧丘脑和视神经；成年人的星形细胞瘤多见于大脑半球，多侵犯额叶、颞叶、顶叶，枕叶较少受累。

在磁共振成像（MRI）上，表现为界限不清的病变。丘脑的星形细胞瘤可以是双侧的。不规则的强化则提示向间变型星形细胞瘤或胶质母细胞瘤进展。

（2）病理改变：瘤体比较大，邻近的结构如脑室受压变形并且移位，灰白质交界变得模糊不清。分化较好的星形细胞瘤呈灰红色，多发囊性变。有时可见灶状钙化。

镜下肿瘤细胞广泛侵及白质和皮质，并与原有结构如神经元、少突胶质细胞及星形胶质细胞等混杂在一起。肿瘤与周围组织界限不清。瘤细胞核分布不均，轻度核异型，无核分裂。血管增生不明显，瘤组织内可伴有囊状变性。另外，肿瘤细胞沿着脑表面、血管周围、神经元周围及室管膜下带增生，构成所谓的"继发结构"。

组织学上有以下 3 种亚型。

1）纤维型星形细胞瘤：瘤组织内有多量纤细的胶质纤维，交织成网。

2）原浆型星形细胞瘤：多数瘤细胞核周见有红染胞质。

3）肥大细胞型星形细胞瘤：瘤组织由肥大的、胞质丰富的星形细胞组成，细胞核具有明显的异型性，位于细胞的一侧。瘤细胞围绕小血管壁排列，血管增多，伴有内皮细胞增生。多数病例生长活跃，恶变成小细胞型胶质母细胞瘤。

（3）免疫组织化学：肿瘤细胞的胞质经常呈 GFAP 阳性表达，尤其是中等细胞密度区域，而在具有"裸核"细胞的低细胞密度区域则是阴性表达。波形蛋白和广谱角蛋白也经常呈阳性。大约 1/3 的病例细胞核呈 p53 弥漫表达，尤其是肥大细胞型星形细胞瘤的区域。

约 70% 的星形细胞瘤表达异柠檬酸盐脱氢酶 1 基因（IDH1）突变产物 IDH1R132H，可以作为鉴别低级别胶质瘤和胶质增生性病变的一个有力的分子标志物。

（4）预后：弥漫浸润的星形细胞瘤患者的存活情况除了肿瘤本身的病理分级以外，还取决于患者年龄，肿瘤部位以及治疗情况。平均生存年限在 5 年以上。

2. 间变型星形细胞瘤

（1）定义和临床特点：介于弥漫性星形细胞瘤和胶质母细胞瘤之间，属于 WHO Ⅲ 级。发生于大脑半球的病例多见于 40~50 岁，但也可发生于儿童。

（2）病理特点：大体表现为脑内大块肿瘤浸润，边界不清，瘤周脑组织水肿比较明显，有时见有小灶状出血，囊性变不多见。组织学上表现为瘤细胞密度增加，弥漫或灶状分布，细胞核明显异型性，核深染，有时见有核内包涵体或多核细胞，核分裂象不多，有时见有肿瘤性血管增殖，通常见不到坏死。如果肿瘤血管明显增多，血管内皮细胞增殖，往往提示已有胶质母细胞瘤变。

（3）免疫组织化学：肿瘤细胞表达 GFAP 和 S-100。Ki-67 的增殖指数范围很广，与弥漫性星形细胞瘤和胶质母细胞瘤都有重叠。

3. 胶质母细胞瘤

（1）定义和临床特点：是恶性度极高的星形细胞胶质瘤，可以是原发的，也可以是由弥漫性星形细胞瘤或间变型星形细胞瘤恶变而来（继发性胶质母细胞瘤）。原发性胶质母细胞瘤多长于成年人的大脑半球及儿童的背侧丘脑和脑干。多数为单发，偶有多中心胶质母细胞瘤。MRI 上，胶质母细胞瘤几乎都有围绕中心坏死的环状强化以及大片的水肿。

（2）病理特点：大体表现为肿瘤在大脑半球呈浸润性生长，边界不清，部分瘤周脑组织水肿、坏死，可以出现所谓的假性分界。瘤内多种色彩，即瘤组织灰红色，出血呈黯红色，坏死呈灰黄色。

胶质母细胞瘤细胞密集生长，为核深染的小型瘤细胞，可见多形性单核和多核瘤巨细胞，核分裂象多见，可见核内包涵体，瘤组织周边可见各种各样的继发结构。胶质母细胞瘤的组织学表现要重视血管间质的反应，比较明显的血管增生，血管壁坏死，血管腔内血栓形成，血管内皮细胞和外膜细胞增生。瘤组织内有坏死，坏死灶周围瘤细胞呈栅栏状排列。

胶质母细胞瘤有多个组织学亚型，如小细胞型胶质母细胞瘤、巨细胞型胶质母细胞瘤、血管瘤型胶质母细胞瘤、富于脂质的胶质母细胞瘤、出现腺上皮或鳞状上皮分化特点的胶质母细胞瘤、软骨和骨化生的胶质母细胞瘤以及胶质肉瘤，部分病例瘤组织内血管周围淋巴细胞浸润，以及瘤周脑组织内继发性脱髓鞘改变，此时要特别注意和肿块型脱髓鞘病相鉴别。

（3）免疫组织化学：胶质母细胞瘤胶质纤维酸性蛋白（GFAP）的免疫表达强度和分布非常多样化。一般来说，星形细胞样的细胞强阳性表达，未分化的小细胞和巨细胞则为阴性或弱阳性表达。p53 在巨细胞型胶质母细胞瘤阳性率高。

4. 大脑胶质瘤病

（1）定义和临床特点：是指大脑组织内广泛的、弥漫浸润生长的胶质细胞瘤，瘤细胞往往是星形细胞，少数为少突胶质细胞。多数是 WHO Ⅲ 级，但也有的病例在组织学和生物学上属于 Ⅱ 级。

多累及大脑半球 3 个以上脑叶。可以发生在幕上、后颅窝或脊髓，基底节和背侧丘脑是常被累及的部位，而原有解剖结构保持相对完整为其特征。在磁共振的 T_2 加权像和 FLAIR

像上表现为广泛的高信号，但是占位效应很轻微。

（2）病理特点：细胞密度在病例间差异很大，有的病例细胞密度仅轻微增高，以至于难以断定为肿瘤。常见肿瘤细胞沿血管、神经元周围及软膜下浸润性生长形成的继发结构（图4-1）。与一般的高密度恶性胶质瘤不同，胶质瘤病的固有结构很少被破坏。细胞具有不同程度的异型性，核的形态也有很大差距，从圆形、椭圆形到杆状，而后者被认为是特征性的表现。常规染色细胞质多无法辨认。

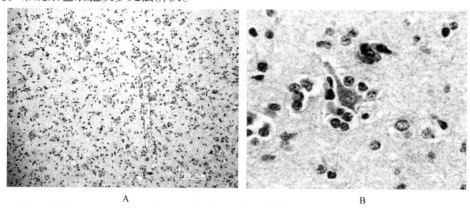

A   B

图4-1　大脑胶质瘤病

肿瘤细胞在皮质弥漫浸润（A）及围绕神经元周围生长（B）

（3）免疫组织化学：杆状核的细胞突起有时会表达 GFAP，在继发结构区域的肿瘤细胞的胞质和突起，呈现明显的 GFAP 阳性表达。

（4）预后：由于肿瘤范围广泛，边界不清，手术难以全切，手术活检仅作为诊断的一种手段。目前放疗是国内外治疗大脑胶质瘤病的主要方法。

5. 毛细胞型星形细胞瘤

（1）定义和临床特点：多见于儿童和青年人的颅内相对局限的星形细胞瘤，肿瘤分布在视神经、视交叉、背侧丘脑下部、小脑和脑干等部位。通常情况下，肿瘤生长缓慢，临床病程较长。近1/3的视神经毛细胞型星形细胞瘤病例伴有神经纤维瘤。

（2）病理特点：大多数毛细胞型星形细胞瘤是一个相对局限的肿块，质软，灰红色，常有囊肿形成。组织学上相当于 WHO 分级 I 级，星形细胞分化好，有毛发状突起，构成纤维网的背景，而且常可见 Rosenthal 纤维或嗜酸性颗粒小体，GFAP 免疫组织化学标记阳性。瘤组织内散在原浆型星形细胞和少突胶质细胞样细胞，另有些瘤组织内细胞核深染和多形性，而且可见有微血管增殖，甚至有肾小球样结构，但并不作为恶性指征。值得注意的是有些毛细胞型星形细胞瘤可以在蛛网膜下隙内种植，在小脑内弥漫浸润生长。更有一些毛细胞型星形细胞瘤可以恶性变成为分化不良的星形细胞瘤或胶质母细胞瘤。

毛黏液型星形细胞瘤：典型病例发生于婴幼儿，也可见于大一些的儿童。最常见的部位是视丘下部和视交叉。组织学与毛细胞型星形细胞瘤非常相近，但是以显著的黏液为背景，瘤细胞呈均一的双极，并围绕血管排列，但是没有 Rosenthal 纤维和嗜酸性颗粒小球。可见核分裂象，相当于 WHO II 级。免疫组织化学染色呈 GFAP、S-100 和波形蛋白弥漫强阳性。

6. 多形性黄色瘤型星形细胞瘤

多见于儿童和青年人的预后比较好的星形细胞瘤，肿瘤位于大脑半球的表浅部位。临床症状以癫痫为主。多形性黄色瘤型星形细胞瘤多位于大脑特别是颞叶表浅处，紧邻脑膜，有一个大囊及囊内附壁瘤结节。

（1）病理特点：组织学上显示瘤细胞多形性，梭形细胞间有单核或多核瘤巨细胞。另有泡沫状细胞，肿瘤细胞内积聚类脂，GFAP 免疫组织化学显示它们是星形瘤细胞。多形性黄色瘤型星形细胞瘤常出现促纤维增生现象，有大量网状纤维，通常见不到核分裂和坏死，WHO 分级为 Ⅱ 级，不过有一部分多形性黄色瘤型星形细胞瘤可以变成分化不良的星形细胞瘤或胶质母细胞瘤。主要的鉴别点是肿瘤内出现核分裂象增多和肿瘤性坏死。

（2）免疫组织化学：肿瘤细胞表达胶质细胞的标志物 GFAP 和 S-100，黄瘤样细胞表达 CD68。本肿瘤同时也倾向于表达神经元分化的抗原，如突触素、神经丝蛋白等。另外，也经常表达 CD34。

7. 室管膜下巨细胞型星形细胞瘤

是特殊类型的星形细胞瘤，多见于 20 岁以前的年轻人，常伴有常染色体显性遗传的结节性硬化，临床上常出现癫痫发作和颅内压增高的症状。

（1）病理特点：肿瘤位于侧脑室壁，比较局限，边界清楚，颜色灰红，很少有坏死。瘤组织内丰富胞浆的多角形细胞似神经节细胞，有纤维基质，不少病例瘤细胞核呈多型性，出现多核细胞，通常见不到病理性核分裂象，血管反应轻，没有坏死，可见钙化灶，WHO 分级相当于 Ⅰ 级，临床上呈现良性生物学行为。

（2）免疫组织化学：肿瘤细胞程度不一的 GFAP 阳性，S-100 蛋白强阳性。一些瘤细胞免疫组织化学染色既表达胶质细胞的特征，又表达神经元相关蛋白，如 NF 等。

（二）少突胶质细胞肿瘤

1. 少突胶质细胞瘤和少突星形细胞瘤

（1）临床特点：各个年龄段都可以发生少突胶质细胞瘤，多数在 30~50 岁，男性多于女性。少突胶质细胞瘤大多发生在大脑半球的深部，尤多见于额叶、顶叶、颞叶和胼胝体，而脑干、小脑、脊髓内的少突胶质细胞瘤少见。在磁共振影像上，皮质内的巨大肿物强烈提示少突胶质细胞瘤。

（2）病理特点：肿瘤在脑实质内浸润生长，灰红色，可见有出血和囊性变。不少病例有钙化，切标本时有砂粒感。镜下瘤组织呈蜂窝状结构，细胞核均匀一致，多呈圆形，核周胞质透明，整个细胞呈鱼眼样。瘤组织内血管呈丛状结构，多数血管呈枝芽状穿插在瘤细胞群之间，部分病例可有黏液变性，常见有钙化。部分少突胶质细胞瘤的瘤组织内混杂星形细胞瘤成分，可称为少突—星形细胞瘤或称为混合性少突星形细胞胶质瘤。瘤组织侵入皮质，可见神经元周围卫星状增生，或是沿软膜下及围绕血管增生。在极少的病例可以见到肿瘤细胞呈栅栏状的高密度聚集排列，这往往是间变的一部分。另外，可以含有多少不等的具有明确粉染胞浆类似星形细胞的成分，被称作小肥胖型细胞或胶质纤维性少突胶质细胞。这些细胞多见于 Ⅲ 级的少突胶质细胞瘤，因此具有这些细胞的肿瘤总体上预后不好。

（3）免疫组织化学：Olig-2 可以标记少突胶质细胞瘤的核，但是星形细胞瘤的细胞核也呈阳性表达，因此没有鉴别诊断意义。小肥胖型细胞 GFAP 强阳性表达。在某些病例可以出现神经元标志物的阳性表达。经典的 Ⅱ 级的少突胶质细胞瘤多数表达 IDH1R132H，而很少表达 p53，尤其是伴有 1p/19q 杂合性缺失的病例。

2. 间变型少突胶质细胞瘤和间变型少突星形细胞瘤

间变型少突胶质细胞瘤可以是原发也可以由少突胶质细胞瘤恶变而来。细胞密集，核具有多形性，见有核分裂象和小血管增生，少数病例的瘤组织内还可见到坏死，但是缺乏周围肿瘤细胞的栅栏状排列。

有关恶性少突胶质细胞瘤和胶质母细胞瘤的区分还有待探讨，而一部分伴有坏死的恶性混合性胶质瘤，被认为是有别于胶质母细胞瘤的一个疾病单元，2007 年版的 WHO 神经肿瘤分类将其划定为"伴有少突胶质细胞瘤特征的胶质母细胞瘤"。

（三）室管膜肿瘤

1. 室管膜瘤

（1）临床特点：具有室管膜分化的胶质细胞肿瘤，常形成血管周围假菊形团，和罕见的真菊形团。各年龄段都可发生室管膜瘤，大多是在儿童和青年人。颅内室管膜瘤按其发生率依次为第四脑室、侧脑室、第三脑室和中脑水管。第四脑室典型的室管膜瘤见于儿童，而幕上的室管膜瘤往往见于成年人。脊髓的室管膜瘤多见于成年人，既可以发生在脊髓本身也可以发生于终丝，而后者多为儿童。

影像学上，典型的后颅窝室管膜瘤表现为强化的肿物，起源于第四脑室底，并有宽的基底。幕上的室管膜瘤经常伴有囊的形成，而且多数在脑室外，甚至有的病例接近脑表面。脊髓内的室管膜瘤呈腊肠状、不规则强化的肿块，可见囊在瘤内，更为常见的是相邻脊髓内的空洞形成。

（2）病理特点：肿瘤大多附在脑室壁上，突入脑室腔内或埋在脑室旁脑组织内生长。瘤体大小不一，结节状或分叶状，灰红色，与周围脑组织间界限比较清楚，也有的是浸润性生长。瘤内可见囊性变或出血和坏死。

镜下肿瘤组织与脑实质界限是比较清楚的，脊髓的室管膜瘤有时因为与周围实质交错混合而致界限不清，组织学上多为细胞型或伸长细胞型。瘤细胞比较一致，特征性的组织学表现为血管周围假菊形团和室管膜菊形团。具体亚型如下。

1）经典的细胞型室管膜瘤：细胞密度差异极大，从细胞稀疏到细胞密集形成一个谱系，也有时在同一病变内存在 2 种极端的细胞密度的情况。肿瘤细胞围绕在血管周围，细胞核远离血管周边区域而大量的细胞突起伸向血管壁，形成无核区，几乎见于所有的细胞型室管膜瘤。值得注意的是，发生在颅内特别是幕下的细胞型室管膜瘤会出现单个或多个界限清楚的结节，结节内无论是细胞密度、细胞异型或是核分裂象均高于周边肿瘤，甚至会出现肾小球样的血管增生。

脊髓的室管膜瘤假菊形团可以缺如，有时出现富于胶原的结节。髓内的病变经常产生致密的毛样胶质增生，很少发生间变。经常见含铁血黄素沉积。

2）乳头状室管膜瘤：瘤组织内出现乳头状结构，指状突起被覆单层或多层立方状肿瘤细胞，表面光滑。

3）透明细胞型室管膜瘤：好发于年轻人的幕上。细胞均匀一致，可见核周空晕，需与少突胶质细胞瘤、中枢神经细胞瘤和透明细胞癌鉴别。此型室管膜瘤因核分裂活跃及小血管增生，多被判定为Ⅲ级。

4）伸展细胞型室管膜瘤：好发于脊髓。表现为伸长的特化的室管膜细胞，呈长梭形、双极，束状排列，类似于毛细胞型星形细胞瘤和神经鞘瘤。组织内室管膜菊形团罕见，假菊形团也不多见。肿瘤细胞分化好，核分裂象罕见。

其他罕见类型有室管膜瘤伴脂肪瘤分化、室管膜瘤伴瘤细胞广泛空泡化、黑色素型室管膜瘤等。

（3）免疫组织化学：大部分室管膜瘤 GFAP 和 S-100 蛋白阳性，GFAP 在纤维性区域尤其是假菊形团周围呈显著阳性，而真菊形团绝大多数为阴性。EMA 于室管膜菊形团腔面、室管膜上皮样结构强阳性表达。除此以外，细胞内微腔结构的表面会呈点灶状阳性，非常有助于室管膜瘤的诊断。

（4）预后：WHO 分类中将分化好的室管膜瘤列为Ⅱ级。而细胞的异型性和坏死并不能作为组织学恶性的证据。

2. 间变型室管膜瘤

（1）临床特点：具有室管膜分化的恶性胶质瘤，尤其在儿童患者生长速度快，预后很差，组织学相当于 WHO 分级为Ⅲ级。发生于儿童颅内尤其是颅后窝的间变型室管膜瘤远多于脊髓。

（2）病理特点：镜下见肿瘤细胞密度增高、核分裂象活跃，常伴有小血管增生和假栅栏状坏死。血管周围假菊形团可见，偶尔呈侵袭性生长。

3. 黏液乳头型室管膜瘤

多见于年轻人的圆锥、马尾及终丝部位，相当于 WHO 分级为Ⅰ级。

（1）病理特点：镜下特点为肿瘤细胞围绕血管间质轴心呈假乳头状排列，围绕血管、细胞间及微囊内的黏液聚积，后者呈阿尔辛兰和 PAS 阳性。一般肿瘤细胞呈柱状或长梭形，仅显示轻微的异型性。作为黏液乳头型室管膜瘤的另一特点，部分病变为实性而非乳头状，并出现嗜伊红的、略呈纤丝状的圆形结构，被称作"气球"，网织纤维染色呈阳性。

（2）免疫组织化学染色：显示 GFAP 和 S-100 蛋白阳性，部分病例表达 EMA，但是角蛋白为阴性。

4. 室管膜下瘤

（1）临床特点：又称室管膜下星形细胞瘤，相当于 WHO 分级为Ⅰ级。是由室管膜下板层内成簇的胶质细胞发生，多见于儿童和青年人。第四脑室内多见，其次为侧脑室，在脊髓好发于颈段和颈—胸段。神经影像学上肿瘤边界清，一般无增强，可见钙化和出血。髓内室管膜下瘤呈典型的偏心性，可与室管膜瘤的中心性生长相鉴别。

（2）病理特点：大体检查，瘤块与脑室壁相连，与周围脑组织分界比较清楚，质稍硬，有时是尸检时偶然被发现。镜下瘤组织内胶质纤维丰富，其间是形态一致的簇状分布的分化比较好的星形细胞，常伴有微囊变，尤其是位于侧脑室室间孔的室管膜下瘤。间质中小血管扩张和钙化灶。有的病例瘤组织内见有典型的室管膜瘤结构，可以诊断为混合性室管膜瘤/室管膜下瘤。免疫组织化学标记 S-100 和 GFAP 会呈强阳性。MIB-1 标记指数很低。

（四）脉络丛肿瘤

1. 脉络丛乳头状瘤

起源于脉络丛上皮细胞的良性肿瘤，属于 WHO 分级Ⅰ级。较多见于儿童。好发部位是侧脑室和第四脑室，前者较多见于儿童，后者较多见于成年人。

病理特点：肿瘤大小不一，瘤体表面呈分叶状或细颗粒绒毛状，灰红色，界限比较清楚，在脑室腔内扩张性生长。显微镜下瘤组织和正常的脉络丛组织相似，乳头结构被覆单层立方细胞或复层柱状细胞，中轴是疏松的结缔组织和丰富的小血管，还可见砂粒小体。经常可以见到正常脉络丛和肿瘤的移行。其他所见包括色素沉着、钙化甚至骨化、黄瘤样变等。免疫组织化学染色显示上皮和神经上皮的双向表达，如角蛋白、GFAP、S-100 蛋白、EMA 和转甲状腺素蛋白标记是阳性。脉络丛乳头状瘤预后较好。

2. 不典型脉络丛乳头状瘤

被定义为脉络丛乳头状瘤伴有活跃的核分裂象，相当于 WHO 分级为Ⅱ级。这是一组介于分化好的乳头状瘤和明显的癌之间的病例，它们具有明显的细胞异型性、胞核/胞质比增大及不同数量的核分裂象。有研究指出随机的每十个高倍视野中两个或以上的核分裂象即可诊断为不典型的脉络丛乳头状瘤。

3. 脉络丛癌

又称分化不良（间变型）脉络丛乳头状瘤，WHO 分级为Ⅲ级，比较少见。

镜下所见的特点是乳头被覆的上皮细胞增生活跃，有核异型性，核分裂象多见（每高倍视野 >5 个）。乳头结构不规则，甚至消失。瘤组织内有出血和坏死，邻近脑组织内肿瘤细胞浸润。脉络丛癌可经脑脊液播散。免疫组织化学染色表达角蛋白，而 S-100 蛋白和转甲状腺素蛋白标记阳性率低于脉络丛乳头状瘤。

（五）其他神经上皮肿瘤

1. 星形母细胞瘤

（1）起源：比较罕见的胶质瘤，由于该肿瘤同时具有星形细胞瘤和室管膜瘤的特征，在起源方面一直存在争议。

（2）病理特点：瘤组织内细胞丰富，核明显异型，有核分裂，瘤细胞围绕血管排列呈假菊形团结构。PTAH 染色片上清晰可见上述结构，有诊断价值。GFAP 免疫组织化学阳性。电镜观察在胞质内和胞突内见有胶质原纤维。瘤组织内常可见出血和小灶状坏死。

2. 第三脑室脊索样胶质瘤

（1）定义和临床特点：一种界限清楚的第三脑室胶质瘤，组织学表现类似于脊索瘤和脊索样脑膜瘤，属于 WHO 分级Ⅱ级。女性患者更为常见。临床上出现头痛、精神异常以及下丘脑受压和功能障碍所致的内分泌异常。影像学上表现为位于鞍上和第三脑室的孤发的、均质强化的卵圆形肿块。

（2）病理特点：在嗜碱性的黏多糖背景中，上皮样的肿瘤细胞排列成短柱状或条索状。肿瘤细胞核圆形，较温和，胞质丰富，无核分裂象。可见淋巴细胞浸润，经常伴有 Russell 小体的出现。有时出现分叶状而非条索状的排列区域。周边脑组织呈毛样的星形胶质增生。

（3）免疫组织化学：上皮样的肿瘤细胞往往是 GFAP 和 Vimentin 强阳性，大部分肿瘤细胞的膜呈 CD34 强阳性。部分病例呈局灶性的 EIA 和细胞角蛋白。增殖指数很低，小于 1%。

（4）预后：这种肿瘤生长极为缓慢，由于其生长部位及与第三脑室壁粘连而导致切除比较困难。

3. 血管中心性胶质瘤

（1）定义和临床特点：是一种浸润性的胶质瘤，以血管为中心生长，细胞具有显著的一致性。属于 WHO 分级Ⅰ级。患者多为儿童，偶尔是青年人。临床表现为癫痫，部分患者甚至有数年的病史。影像学多呈位于皮质的 T_2 加权像明亮的病变。

（2）病理特点：肿瘤细胞在病变组织内弥漫性生长，聚集在血管周围类似于室管膜瘤和星形母细胞瘤的假菊形团。沿着脑浅表放射状排列的肿瘤细胞呈显著的"栅栏"样。肿瘤细胞小而温和，常为双极，大小和形态均高度一致。有时局部可见细长的肿瘤细胞密集生长，类似于神经鞘瘤。囊样和黏多糖样的背景也不少见。核分裂象罕见。

（3）免疫组织化学：肿瘤呈 GFAP 弱阳性表达。部分病例肿瘤细胞膜呈片段性 EIA 阳性，或是类似于室管膜瘤的点状 EMA 阳性。MIB-1 增殖指数一般低于 1%。

（六）神经元和混合性神经元—胶质肿瘤

1. 小脑发育不良的神经节细胞瘤

（1）临床特点：是一类特殊的小脑神经节细胞瘤，具有错构性的特征，又称 Lhermitte-Duclos disease，相当于 WHO 分级 I 级。本病为一种常染色体显性遗传的多发性错构瘤 Cowden disease 的特征性神经系统表现。好发于青年人，临床主要表现为共济失调和颅内压增高。MRI 能够很敏感地显示受累小脑半球增大的叶片。

（2）病理特点：多为一侧小脑半球叶片的局限性肥大，偶尔也可呈多灶性。镜下见肥大的小脑分子层和内颗粒层，其间散在许多大小不一的节样细胞，并夹杂有数量不等、核深染的小型异常神经元。最重要的诊断依据是小脑的结构保存。小脑叶片的表面经常可见与皮质走行平行的异常有髓轴索束。蒲肯野细胞则减少或消失。病灶内常见钙化和扩张的血管。发育不良的神经元表达突触素，但仅有极少部分表达 Leu-4 等蒲肯野细胞的标志物。

2. 婴儿促纤维增生型星形细胞瘤和神经节细胞胶质瘤

（1）临床特点：是发生于婴儿大脑半球表面的巨大的囊性肿瘤，经常与硬脑膜相连，手术切除预后比较好，属于 WHO 分级 I 级。两者的区别在于组织学上前者没有神经元成分。绝大部分患者都在 1 岁以内。病变发生在幕上，多侵犯整个脑叶，以额叶、顶叶和颞叶常见。MRI 显示占据整个脑叶的单房或多房性囊性病变，靠近皮质和脑膜局部可见增强的实性病灶。

（2）病理特点：镜下最具特征的是显著的胶原基质，与胶质神经元组织逐渐过渡。瘤细胞间有丰富的网状纤维分布，呈现明显的促纤维生成。部分区域细胞密度高，无特殊排列或呈旋涡状排列，而经常被误诊为级别高的肿瘤。神经元的体积较小，散在分布时难以辨认，需要免疫组织化学来证实。胶质细胞成分则表现出多样性，于促纤维增生的区域呈梭形的 GFAP 阳性的胶质细胞，而在硬化程度相对轻的区域呈原浆型星形细胞。另外在细胞密度高的区域表现出小细胞型胶质母细胞瘤样的细胞。有些病例会出现核分裂象、坏死及血管内皮增生。神经节细胞免疫组织化学 NeuN、突触素标记阳性。

3. 胚胎发育不良性神经上皮肿瘤（DNT）

（1）临床特点：是介于发育不良和肿瘤之间的错构瘤样病变，与难治性癫痫密切相关。最常见的发生部位是颞叶，尤其是颞叶内侧。神经影像学显示病灶常位于皮质、皮质下，呈单一或多囊样改变。

（2）病理特点：肉眼观察常表现为皮质增厚，皮质内或皮质下可见多发的胶冻样或黏液样的小结节病灶。组织学表型可分为简单型和复杂型，其共同的组织学特征是出现"特殊的胶质神经元成分"，这种结构是由少突胶质样细胞（OLC）沿着束状的神经轴索及小血管排列成柱状（纵切面）和管样（横切面）结构，中间为黏液样的基质，其间可见成熟的神经元如"浮蛙"漂浮于黏液样基质中。另外，病灶周边常伴有皮质结构不良。

（3）免疫组织化学：OLC 通常为 Olig-2 和 S-100 阳性，也可有其他的抗体表达但不恒定，如 GFAP、NeuN 及突触素等。增殖指数（MIB-1）通常低于 1%。

4. 神经节细胞胶质瘤和神经节细胞瘤

（1）临床和分级：约占儿童脑肿瘤的 5%、成年人脑肿瘤的 1%，但在伴有长期癫痫病史患者的肿瘤中占近 50%。绝大多数肿瘤位于颞叶，影像学常表现为囊状病灶，多累及皮质。神经节细胞瘤和大部分神经节细胞胶质瘤相当于 WHO 分级 I 级，当神经节细胞胶质瘤中的胶质成分发生间变时称间变性神经节细胞胶质瘤，WHO 分级为 III 级。

（2）病理特点：肉眼观察瘤体较小，界限较清，灰黄色，常呈囊状改变。神经节细胞瘤主要由成簇分布、体积大的多极神经元组成，这些神经元多有发育不良的特点。肿瘤的基质是非肿瘤性的胶质成分，网状纤维可将肿瘤细胞分割呈巢状分布。神经节细胞胶质瘤由肿瘤性的神经元和胶质成分组成，其中的神经元成分通常为分化成熟的神经节细胞，它们不规则地散布于胶质细胞中，胞质内有丰富的 Nissl 物质，伴有泡状核和明显的核仁，此外也可有双核或多核的神经节细胞出现。肿瘤中的胶质成分通常为星形胶质细胞，也可见少突胶质细胞或 Rosenthal 纤维，瘤体中可有明显的淋巴细胞浸润、促纤维生成和钙化。

（3）免疫组织化学：神经元成分可表达神经丝蛋白（NF）、突触素、NeuN 和微管相关蛋白-2（IAP-2）；胶质成分表达 GFAP、波形蛋白，如为少突胶质细胞瘤可表达 Olig2 蛋白。此外神经节细胞胶质瘤的显著特点是 CD34 表达阳性，而胚胎发育不良性神经上皮肿瘤很少表达。

5. 乳头状胶质神经元肿瘤

（1）临床特点：是中枢神经系统肿瘤中的一种罕见类型，相当于 WHO I 级。临床表现为发作性头痛或慢性难治性癫痫。MRI 检查见颞叶脑实质内有边缘清晰的囊性病灶，囊壁内附有实性结节。

（2）病理特点：镜下肿瘤呈特征性的乳头结构，乳头中心为玻璃样变的血管，表面为单层 GFAP 阳性的胶质细胞。另外见乳头之间成片排列的小圆形 Syn 阳性的神经元分化的细胞，散在有神经节样细胞和（或）神经节细胞，可伴有黏液变性。此外肿瘤中可出现胶质瘤样改变，呈毛细胞型星形细胞瘤样或少突胶质细胞瘤样表现。其他形态学改变还包括出现 Rosenthal 纤维，间质含铁血黄素沉积，泡沫细胞聚集，钙化及淋巴细胞浸润等。但没有坏死及细胞的异型性，核分裂象少见，MIB-1 标记指数低，提示该肿瘤预后良好。

6. 第四脑室形成菊形团的胶质神经元肿瘤（RGNT）

（1）临床特点：为发生于第四脑室的罕见肿瘤，多发生于年轻人和儿童，作为一种新的胶质神经元混合性肿瘤被提出，相当于 WHO 分级为 I 级。临床表现为继发于梗阻性脑积水的头痛和共济失调。影像学上显示多位于第四脑室，病灶实质性或多囊性，可有局灶性结节状增强。

（2）病理特点：组织学上具有特征性的双相结构，包含神经细胞成分和胶质细胞成分。前者由一致的小圆形细胞排列成 Homer-Wright 菊形团或围绕血管的假菊形团结构。菊形团多是单层细胞围绕形成，中央为均质红染的无结构物，免疫组织化学染色突触素阳性；或形成微囊状结构，内容为淡粉红色物，囊内未见明显细胞成分。胶质成分经常表现为典型的毛细胞型星形细胞瘤，免疫组织化学染色胶质纤维酸性蛋白呈阳性。无核分裂象，MIB-1 标记指数很低。

7. 中枢神经细胞瘤和脑室外神经细胞瘤

（1）起源和临床：中枢神经细胞瘤是一类发生在侧脑室内或侧脑室旁的肿瘤，多见于青年人。组织发生来源于侧脑室壁的室管膜下生殖基质。临床病程一般是良性，也有恶性的病例报道。组织学相当于WHO分级为Ⅱ级。

（2）病理特点：肿瘤组织由成片的小圆形、胞质透明的细胞组成，瘤细胞群之间是神经毡样的基质和毛细血管，可见灶状钙化。其组织象与少突胶质细胞瘤类似。瘤组织内可见Homer-Wright假菊形团，瘤细胞有神经元分化的特点。

（3）免疫组织化学：NF、NSE、Leu-7和突触素标记均为阳性。可以出现GFAP阳性的胶质细胞。少数病例的瘤组织内有间变，见有核分裂象、坏死灶和血管内皮细胞增生。

脑室外神经细胞瘤：在WHO 2007神经系统肿瘤分类标准中作为一种新的肿瘤类型被单独列出，可出现在中枢神经系统的任何部位。与中枢神经细胞瘤相比，具有更宽的组织学谱系，瘤细胞可排列成片、成簇、条索状或菊形团样。瘤细胞之间常可见到神经毡样结构。常出现灶性或成片或更小的神经节样细胞。钙化和血管壁的透明样变性较常见。

8. 小脑脂肪神经细胞瘤

（1）临床特点：多发生于成年人小脑内的肿瘤，临床预后好，但容易复发，WHO分级为Ⅱ级。

（2）病理特点：由较一致的小圆形细胞组成，常有与少突胶质细胞相似的透明胞质，组织形态类似神经细胞瘤。瘤组织内可见灶状分布的脂肪样细胞和多样性的星形细胞成分。

（3）免疫组织化学：肿瘤细胞表达NSE、突触素、MAP2等神经元的标志物。部分脂肪样细胞可表达神经元标志物和GFAP。瘤内核分裂象少见，MIB-1标记指数通常<6%。

9. 脊髓副神经节瘤

（1）临床特点：是一类罕见的神经内分泌肿瘤，中枢神经系统的副神经节瘤几乎均发生在脊髓的马尾终丝部位。相当于WHO分级为Ⅰ级。神经影像学上表现为界限清楚、强化的肿块。

（2）病理特点：大体检查可见肿物被覆菲薄的包膜，质软，血供丰富。组织学上肿瘤细胞大小一致，排列成分叶状或巢状，小叶周围绕以纤细的毛细血管网和支持细胞，网格纤维染色可证实小叶的清晰轮廓。肿瘤细胞即主细胞核圆形，异型性不明显，胞质嗜酸、微细颗粒状，有时呈透明状。近半数病例于结缔组织背景中可见成堆的节细胞，并与主细胞之间呈过渡性表现。主细胞表达突触素、嗜铬粒蛋白A及神经丝蛋白。支持细胞包绕小叶，常规染色不易观察，S-100蛋白免疫组织化学染色可以清晰显示。

（七）松果体细胞肿瘤

1. 松果体细胞瘤

（1）临床特点：好发于成年人，为生长缓慢的松果体主质细胞肿瘤，相当于WHO分级为Ⅰ级。

（2）病理特点：肿瘤可突入第三脑室内生长。瘤组织灰红色，细颗粒状，可见出血和囊性变。镜下瘤组织由间质和小血管分隔成小叶，细胞密度中等，具有多个松果体细胞瘤菊形团，即纤细的突起构成的毡网样结构，周边由肿瘤细胞的核围绕。瘤细胞大小一致，核圆形，深染，不见核仁，胞质浅染。部分病例的瘤组织内见有神经元或星形细胞分化。免疫组织化学标记胞质、突起及菊形团结构呈突触素、嗜铬粒蛋白甚至部分病例神经丝蛋白阳性表达。

2. 中间分化型松果体实质细胞肿瘤（PPTID）

可发生在任何年龄，中度恶性，相当于 WHO 分级为 Ⅱ 级或 Ⅲ 级，但分级标准并未明确。WHO 的定义为，瘤细胞弥漫性或分叶状分布，细胞密度中等，轻度至中度的核异型，低到中度的核分裂活性。从松果体细胞瘤到松果体母细胞瘤的疾病谱系中，有些病例显示细胞密度增高、细胞异型明显以及核分裂象增多，而核变小、胞质稀少、神经丝蛋白的表达程度下降等中分化的表现。有些病例表现出介于松果体细胞瘤和中间分化型松果体实质细胞肿瘤的过渡，或是中间分化型松果体实质细胞肿瘤和松果体母细胞瘤的过渡。由于核分裂指数的变异比较大，因此小块组织活检诊断会有困难。

3. 松果体母细胞瘤

（1）定义和临床特点：为发生于原始胚胎性松果体主质细胞的小细胞恶性肿瘤，好发于儿童。属于 WHO Ⅳ 级。

（2）病理特点：组织学上很像髓母细胞瘤。瘤细胞密集，胞体小，核深染，核分裂象多见，坏死常见。无松果体细胞瘤菊形团，而有不典型的 Homer-Wright 菊形团结构。一些病例中见有神经元分化。

（3）免疫组织化学：多数病例程度不一地表达突触素，而嗜铬粒蛋白和神经丝蛋白阳性表达程度则低于突触素。部分病例表达视网膜 S-抗原。

（八）胚胎性肿瘤

1. 髓母细胞瘤

（1）临床特点：为发生于小脑的恶性浸润性生长的胚胎性肿瘤，好发于儿童。多具有神经元方向的分化，并经常随脑脊液播散。相当于 WHO Ⅳ 级。髓母细胞瘤的发病高峰年龄在 7~12 岁，成年人的发病高峰在 20~40 岁。男性稍多于女性。

儿童髓母细胞瘤的 75% 是在小脑蚓部。年龄较大的患者髓母细胞瘤大多是在外侧的小脑半球内，组织学上多为促纤维增生/结节型髓母细胞瘤。

（2）病理特点：小脑蚓部的髓母细胞瘤突入第四脑室内，质软，灰红色，有时如黏胨状，术中易被吸引器吸走。小脑半球的髓母细胞瘤界限较清楚，质稍硬，常浸润及软脑膜。显微镜下瘤组织内细胞密集，小细胞，胞质少，核深染，核分裂象多见。约 50% 病例的瘤组织内见有 Homer-Wright 菊形团结构。部分瘤细胞向神经元或胶质细胞分化，血管和间质成分比较少。可见以下 4 种亚型和 2 种分化。

1）促纤维增生/结节型髓母细胞瘤：肿瘤多位于小脑半球内，紧邻的软脑膜纤维结缔组织增生，银染显示多量网状纤维，瘤细胞小，串列于纤维束间，有一部分病例的瘤组织内出现滤泡样或旋涡状结构。

2）髓母细胞瘤伴广泛结节形成：以前被称作小脑神经母细胞瘤，发生于婴儿。无网织纤维的区域显著增大并充满了神经毡样组织，因此具有增大的结节结构。

3）间变型髓母细胞瘤：此亚型的特点为显著的核异型，细胞之间的重叠及高频率的核分裂象。上述表现显著并且广泛出现，而仅有灶状出现的病例并不能作本型的诊断。

4）大细胞型髓母细胞瘤：此型由均一、一致的大圆形核细胞构成，核呈网状，核仁明显。经常与间变型髓母细胞瘤发生重叠。

5）肌源性分化：罕见，等同于髓肌母细胞瘤，或称具有骨骼肌的髓母细胞瘤。在髓母细胞瘤组织内出现胞体较大、嗜酸性胞质、梭形或带状的肌母细胞。Desmin 和 Myoglobin 免疫组织化学标记阳性。

6）黑色素性髓母细胞瘤：罕见，含未分化的小细胞型髓母细胞瘤结构和胞体较大的黑色素细胞，后者呈规则或不规则的腺泡状，黑色素的多少在肿瘤的不同区域有明显的差别。

（3）免疫组织化学：没有特异的免疫组织化学标志物，少数肿瘤细胞 Vimentin 或 Nestin 表达阳性。如有胶质细胞分化，GFAP 表达阳性；有神经元分化，NF、NSE 和 Synaptophysin 表达阳性。

2. 中枢神经系统原始神经外胚叶肿瘤（PNETs）

（1）定义和临床特点：这类肿瘤是由未分化的神经外胚叶细胞组成，具有异质性，能向神经元、胶质细胞和室管膜细胞分化。主要见于儿童和一些年轻人，是一组高度恶性的肿瘤，相当于 WHO 分级为Ⅳ级。中枢神经系统或幕上 PNET 是指由未分化或分化很差的神经上皮细胞构成的胚胎性肿瘤。仅有神经元方向的分化时，则被称作大脑神经母细胞瘤，若同时出现了节细胞，则称作节细胞神经母细胞瘤；具有神经管样结构形成的则定义为髓上皮瘤；具有室管膜菊形团则为室管膜母细胞瘤。

（2）病理特点：最常见于大脑半球，也可见于脊髓和鞍上区域。瘤组织灰红色，可见有出血或囊性变。镜下和小脑髓母细胞瘤相似，具有神经元和胶质细胞分化的特点，经常可以见到 Hormer-Wright 菊形团，但是频率不一，可以有出血和坏死灶。约 1/3 的病例出现脑脊髓播散。

（3）免疫组织化学：可以采用 GFAP、NF、突触素、Nestin 和 S-100 抗原标记。Ki-67 标记指数高。

3. 颅内神经母细胞瘤和神经节细胞性神经母细胞瘤

（1）临床特点：颅内的神经母细胞瘤并不多见，多见于 5 岁以前的儿童。大脑的神经母细胞瘤好发于大脑的额叶、颞叶、顶叶和枕叶的深处。

（2）病理特点：一般瘤体较大，界限清楚，可有囊状变性、坏死及钙化。显微镜下是小细胞型肿瘤，瘤细胞核深染，胞质少，核分裂象多见，似髓母细胞瘤。组织学表现差异较大，可以从无明显的排列到菊形团结构、束状排列等。在许多病例可见纤细的细丝混杂于致密的肿瘤细胞中，也可以见到 Homer-Wright 菊形团，并出现分化成熟的神经节细胞。根据瘤组织内结缔组织数量的多少，分为经典型、过渡型和促纤维增生型。

（3）免疫组织化学：显示突触素、Nestin 和 NF 表达阳性。部分成熟的节细胞表达 NeuN，几乎所有病例可见散在的 GFAP 阳性的反应性星形胶质细胞。

（4）预后：患者的预后不好，肿瘤可经脑脊液播散或出现颅外转移。

4. 髓上皮瘤

（1）临床特点：多见于幼儿的罕见肿瘤。肿瘤多位于大脑半球内，尤其是脑室旁，或出现在鞍区和马尾部。

（2）病理特点：髓上皮瘤比较局限，灰红色，浸润性生长，有出血和坏死。镜下瘤组织内是立方或柱状细胞构成的管状和乳头结构，很像原始的神经管。上皮的外表面具有 PAS 阴性和Ⅳ型胶原蛋白免疫组织化学阳性的界膜。核分裂象多见。瘤细胞可向神经元、星形胶质细胞、室管膜母细胞或少突胶质细胞分化。

（3）预后：髓上皮瘤是恶性肿瘤，容易出现蛛网膜下隙播散和颅外转移。

5. 室管膜母细胞瘤

（1）临床特点：以多层菊形团为特点的罕见胚胎性肿瘤，好发于幼儿和新生儿。

（2）病理特点：多发生于幕上，与脑室相关。与周围脑组织界限较清楚，常发生软脑膜侵犯和播散。镜下特点为在 PNET 的组织学背景中出现复层细胞围绕小腔形成的"室管膜母细胞瘤"菊形团，核分裂象易见。肿瘤细胞表达 S‑100 蛋白、波形蛋白、角蛋白及 GFAP。

6. 非典型畸胎样/横纹肌样瘤（AT/RT）

（1）临床特点：为罕见的高度恶性肿瘤，好发于婴幼儿，偶见于成年人，呈异源性组织学和免疫组织化学表型。具有特征性的骨骼肌样细胞，伴有不同程度的原始神经外胚叶、上皮和间质分化的特点。与肾骨骼肌样瘤在组织学和分子学上有关联。INI‑1（hSNF5）基因的胚系突变发生于部分原发性肾脏或中枢神经系统肿瘤。几乎所有的患者年龄在 2 岁以内，并且经常是 1 岁以下，男童多于女童。AT/RT 作为迅速增大的巨大肿物可以发生于整个中枢神经系统，但更常发生于颅后窝。该肿瘤倾向发生在桥小脑角等非中线部位。

（2）病理特点：镜下可见肿瘤细胞由宽而水肿的纤维血管间隔分割，常见坏死和钙化。这种肿瘤并不由单一或多数的横纹肌样细胞构成，而是由中型到大型细胞混杂形成中等密度，肿瘤细胞具有核仁和清晰可见的细胞质。有些病例含有骨骼肌样细胞，具有大的细胞核，显著的核仁及包涵体样的细丝团块。有些 AT/RT 主要表现为小细胞，以至于和髓母细胞瘤难以区分，但更具有多形性和混杂的特征，经常出现梭形的肉瘤样区域。也经常见空泡状细胞成片状或单个出现。

（3）免疫组织化学：免疫组织化学表型较复杂，如表达 GFAP、EMA、CK、SIA 及 Vimentin。对 AT/RT 的鉴别诊断具有重要意义的是，在 INI‑1 的免疫组织化学染色中肿瘤细胞核的阴性表达。MIB‑1 增殖指数很高。

二、脑膜肿瘤

（一）脑膜瘤

1. 定义和临床特点

是由脑膜内皮细胞（蛛网膜细胞）构成的肿瘤，发生于硬脑膜内表面。

脑膜瘤发生于中年以上的患者，高峰期在 60～70 岁，女性发病率明显偏高。儿童和老年患者也可发病，儿童脑膜瘤进展较快。

大部分脑膜瘤发生于颅内、眶内和椎管内。颅内脑膜瘤大部分发生在大脑凸面，常与大脑镰及静脉窦相关。其他好发部位包括嗅沟、蝶骨嵴、鞍上及鞍旁、视神经、岩骨嵴、小脑幕和后颅窝。脊髓脑膜瘤好发于胸段。头痛和癫痫是脑膜瘤的最初表现。在 MRI 中，脑膜瘤表现为等密度、可强化的硬脑膜肿块。在 CT 上易看到钙化。肿瘤旁可见"硬脑膜尾"是其特征表现，部分病例瘤周水肿明显。脑膜瘤内部或外部均可发生囊肿。

2. 大体检查

大部分肿瘤质硬，边界清，有时呈分叶状，与硬脑膜广泛附着。常侵及硬脑膜及硬脑膜窦，偶尔也可侵犯颅骨，造成典型的骨质增生。脑膜瘤经常压迫脑组织，但很少侵及脑组织。有些脑膜瘤切面有含砂感。非典型和间变型脑膜瘤比良性脑膜瘤更大，而且有坏死。

3. 组织学改变

脑膜瘤的组织学表现多种多样。在 WHO 分类的 15 种亚型中，内皮细胞型脑膜瘤、纤维型脑膜瘤及过渡型脑膜瘤最为常见。后 6 种组织学类型因其具有易复发、高侵袭性及易转移的特点被列为 WHO 分级 Ⅱ 级和 Ⅲ 级。多型核及核分裂象可以在任何亚型内见到，这并不预示着更具侵袭性。

（1）内皮细胞型脑膜瘤：常见的经典类型，瘤细胞呈分叶状排列，间隔少许胶原纤维。瘤细胞大小一致，核卵圆形，染色质细。有的核中心透明，有时形成核内包涵体。在小叶内，瘤细胞合体状，细胞之间的界限不清。漩涡结构和砂粒体少见。

（2）纤维型（纤维母细胞型）脑膜瘤：肿瘤由梭形细胞平行、席纹状或束状交叉排列在富于胶原纤维的基质内，漩涡状结构和砂粒体结构不常见。有些肿瘤中胶原的量可以非常多。

（3）过渡型（混合型）脑膜瘤：具有内皮细胞型和纤维型脑膜瘤的过渡特点。瘤细胞排列成分叶状和束状结构，在其旁边经常存在紧密排列的漩涡状或砂粒体结构。

（4）砂粒体型脑膜瘤：砂粒体多融合形成不规则钙化，少数情况下形成骨化小体。组织学表现为过渡型脑膜瘤漩涡状结构特点，有些肿瘤全部为砂粒体结构，仔细检查才能找到脑膜内皮细胞的特点。该肿瘤好发于胸段脊髓，尤其是中年妇女。

（5）血管瘤型脑膜瘤：该型脑膜瘤的特征是大量血管分布于肿瘤细胞之间。血管腔小至中等，管壁薄，或因透明变性而增厚。肿瘤细胞具有中等大小、显著不典型的核，但大部分肿瘤的组织学及临床过程为良性。鉴别诊断包括血管畸形和血管母细胞瘤。

（6）微囊型脑膜瘤：该肿瘤以胞突细长，背景疏松，黏液状，似有许多小囊为特点，多形细胞多见。此型与血管瘤型脑膜瘤相同，可伴有周围脑组织的水肿。

（7）分泌型脑膜瘤：特点是灶性上皮细胞分化，上皮内微腺腔内含 PAS 染色阳性，嗜伊红物质。免疫组织化学标记表达 CEA 和一组上皮和分泌性标志物。

（8）富于淋巴浆细胞型脑膜瘤：为罕见的亚型，特点为丰富的慢性炎细胞浸润，经常覆盖于内皮细胞之上。文献报道部分病例可出现血液系统的异常，如高球蛋白血症、顽固的缺铁性贫血。

（9）化生型脑膜瘤：有间叶组织局灶或广泛分布的脑膜瘤。表现为脑膜内皮细胞型、纤维型和过渡型，脑膜瘤内可见间叶成分，如骨、软骨、脂肪、黏液或黄色瘤细胞。骨化的脑膜瘤需要与存在骨侵犯的脑膜瘤相鉴别。

（10）脊索瘤样脑膜瘤：组织学类似脊索瘤的脑膜瘤，黏液背景，瘤细胞嗜伊红，空泡状，排列成束状或小梁状。典型的脑膜瘤区域与脊索样区相混，单纯表现为脊索瘤样结构的病例罕见。慢性炎细胞的浸润常呈斑片状。小脑幕上的肿瘤在次全切除术后的复发率高，相当于 WHO 分级 Ⅱ 级。

（11）透明细胞型脑膜瘤：该亚型少见，含有多角形细胞，瘤细胞胞质透明，富含糖原，在血管周围及间质中有浓淡不均的胶原蛋白，PAS 染色呈强阳性。典型的脑膜瘤特点不明显，模糊的漩涡状结构最多见，没有砂粒体结构。肿瘤好发于儿童和青年人的小脑桥脑角和马尾。临床生物学行为较具侵袭性，易复发，可见脑脊液播散，相当于 WHO 分级 Ⅱ 级。

（12）非典型脑膜瘤：该亚型肿瘤核分裂活性增高或伴有 3 个或更多的如下特点，细胞密度高，小细胞大核；胞核/胞质比例增高，核仁明显；无定型或片状生长方式和局部"海绵状"或"地图样坏死"。核分裂活性增高的定义为：核分裂象增多到≥4个/10HPF（0.16 mm²）。相当于组织学标准WHO分级Ⅱ级。

（13）乳头型脑肿瘤：罕见，肿瘤主要由血管周围假菊形团结构构成。假菊形团结构的出现通常在一定程度上增加肿瘤的复发概率。该肿瘤好发于年轻人，包括儿童。由于肿瘤的侵袭性生物学行为，被定为WHO分级Ⅲ级。

（14）横纹肌样脑膜瘤：该肿瘤少见，主要由片状横纹肌样细胞构成，细胞圆形，核偏位，核仁明显，多量包涵体样嗜伊红的细胞质既可以是漩涡状的，也可以是紧密的、光滑的。大部分肿瘤具有高度增生活性和其他恶性特征，有些甚至在横纹肌细胞的基础上出现乳头状结构。相当于WHO分级Ⅲ级。

（15）间变型（恶性）脑膜瘤：结构与非典型脑膜瘤相同，同时出现大片坏死，多数病理性核分裂象（每10个高倍视野20个以上的核分裂），和（或）有周围脑组织的浸润，WHO分级Ⅲ级。经常是致死性的，存活均数<2年。

4. 免疫组织化学

大部分脑膜瘤表达上皮膜抗原（EMA），但在非典型和间变型脑膜瘤阳性少见，所有脑膜瘤Vimentin均阳性。分泌型脑膜瘤假砂粒体CEA强阳性，假砂粒体周围细胞角蛋白阳性。其他有用的标志物还包括Ki-67和孕激素受体。

5. 预后及影响因素

大部分脑膜瘤可以通过手术完全切除，或经神经放射学治疗而预后良好。影响复发的主要临床因素是手术切除的范围，这主要取决于肿瘤的部位，侵袭的范围，颅内的邻近结构及神经外科医生的技术和经验。患者年龄、性别等因素影响较小。

（二）颅内非脑膜来源的间叶性肿瘤

在新的WHO的颅内肿瘤分类中将这一范畴的肿瘤分为良性和恶性两组，良性肿瘤包括骨和软骨来源的肿瘤，如骨瘤、软骨瘤、骨软骨瘤等；还包括脂肪瘤和纤维组织细胞来源的良性肿瘤如孤立性纤维性肿瘤、脑膜血管瘤病等。恶性肿瘤主要指的是颅内的肉瘤，在组织发生上往往与3层脑膜有关，肉瘤在大体上，常附着在脑膜上。脑膜肉瘤多发生在颅内而很少发生在椎管内，小脑的软脑膜是脑膜肉瘤的好发部位。脑膜肉瘤常为巨大的结节状肿物，肿瘤与周围的脑组织界限清楚，但包膜往往不完整，仔细检查可发现局部脑组织内有肿瘤浸润。

（三）血管外周细胞瘤

1. 临床特点

最常发生在40~60岁的成年人。男女发病无差异。在中枢神经系统这一肿瘤与脑膜有关，以至于过去将它诊断为血管外周细胞瘤型脑膜瘤。发生在颅内的肿瘤主要在小脑幕上，常侵犯小脑幕，或在幕上、幕下呈哑铃状生长。也可以发生在椎管内。

2. 病理特点

肿瘤大体上为实性，分叶状或结节状，常附着在硬脑膜上。体积较大，切面灰红色，富含血管。肿瘤没有完整的包膜，可以有侵犯脑组织的迹象。

镜下是富含细胞的肿瘤。瘤细胞呈短梭形和多角形，核染色质深染，可见核分裂象。肿瘤细胞片状分布，瘤组织内含有多量薄壁血管，常呈鹿角状，肿瘤细胞常围绕薄壁血管排列。肿瘤组织富于网状纤维，瘤细胞表达 Vimentin 和 CD34，但不如孤立性纤维性肿瘤表达强。

3. 预后

血管外周细胞瘤是恶性肿瘤，有很高的复发率和侵犯脑组织的能力。其中发生在小脑幕和颅后窝的病例预后最差。

（四）原发性黑色素细胞病变

1. 原发性脑膜黑色素瘤病

（1）定义和临床特点：是一种神经系统少见病变。肿瘤肉眼表现为脑膜表面有弥漫性的黑色素细胞增生，脑膜因此而呈黑色，尤以脑底部和外侧裂部为显著。有的病例可在蛛网膜下隙形成肿瘤结节，压迫并浸润周围脑组织。

（2）病理特点：显微镜下可见黑色素瘤细胞在脑膜及脑膜血管周围弥漫性生长，并沿血管进入脑组织内浸润。值得指出的是原发性脑膜黑色素瘤病往往伴有皮肤的巨大黑色素痣，构成所谓"神经—皮肤黑变病"。

（3）鉴别诊断：与以增殖为主的慢性脑膜炎有着相似的临床表现，因此，患者生前往往容易误诊。反复脑脊液找瘤细胞和脑膜活检有利于正确诊断。

2. 黑色素细胞瘤

这是一种由单一的黑色素细胞构成的结节，通常生长在脑膜上。肿瘤多发生在颅内的脑膜上，仅有个别病例发生在脊膜。

肿瘤细胞有圆形泡状核，胞质内含有大量的黑色素，见不到核分裂象和坏死，肿瘤往往是良性经过。单一类型的肿瘤细胞可表现为梭形、纺锤状，也可表现出上皮样的细胞特点。细胞可聚集成漩涡状、片状、束状和岛状分布。电镜下可见黑色素小体和前黑色素小体。

3. 恶性黑色素瘤

恶性黑色素瘤的病理特点为具有体积大的、多角形、梭形或上皮样的细胞形态，并可见单核和（或）多核瘤巨细胞，肿瘤细胞胞浆内可见多少不一的黑色素，可见多数病理性核分裂象和广泛的脑组织浸润。当肿瘤细胞中含有黑色素时病理诊断较容易，但有的肿瘤组织在常规染色中未显示有黑色素的存在，只有通过特殊染色才能显示黑色素的存在，这种肿瘤又称为无色素的黑色素瘤。肿瘤细胞表达 HMB45 和 S-100 蛋白是确定诊断的依据。值得指出的是当诊断颅内原发性黑色素瘤时，一定要除外全身其他部位发生的黑色素瘤出现的颅内转移。

（五）血管母细胞瘤

1. 定义和临床特点

血管母细胞瘤是一种生长缓慢、富于血管的肿瘤，可散发也可与 Von Hipple-Lindau（VHL）综合征相关。血管母细胞瘤组织学相当于 WHO 分级 I 级。通常发生于成年人，与散发性相比，伴有 VHL 病的血管母细胞瘤更多见于年轻患者。血管母细胞瘤可发生在神经系统的任何部位。散发肿瘤主要发生在小脑，尤其是小脑半球。而 VHL 综合征相关者为多发，还可以累及脑干、脊髓和神经根，发生在幕上和周围神经的病变少见。这类肿瘤可以产生红细胞生成素，造成患者血红蛋白含量增高和红细胞增多症。

影像学上大部分病例表现为囊内高信号的瘤结节。血管造影在确定小病灶时用处很大，表现为具有血管团的包块，有时类似动静脉畸形。脊髓病变常见空洞形成。

2. 病理特点

血管母细胞瘤界限清楚，在大的囊壁上有富于血管的红色结节，有时富于脂质而呈黄色。

组织学上血管母细胞瘤主要有两种成分：间质细胞和丰富的小血管成分。间质细胞代表肿瘤的瘤性成分，大而呈空泡状，可呈现高度的细胞异型性。最特异的表现是胞质内可见大量含脂质的小泡，导致其特征性的"透明细胞"改变，与转移性肾透明细胞癌相似。VHL综合征患者通常易患肾透明细胞癌更增加了鉴别诊断的复杂性。一些肿瘤表现为广泛的硬化。在邻近的反应性组织，尤其在囊壁及脊髓空洞壁常有星形胶质细胞结节及 Rosenthal 纤维。肿瘤周边界限清，对周边组织的浸润及核分裂象都很罕见。

3. 免疫组织化学

血管内皮细胞表达 CD34 和 CD31。而间质细胞表达神经元特异性烯醇化酶（NSE）、神经细胞黏附分子、S-100 蛋白、CD56 及波形蛋白。但是间质细胞不表达 CD31、Ⅷ因子相关抗原及上皮标志物。MIB-1 增殖指数较低，通常低于 3%。与肾细胞癌的鉴别在于血管母细胞瘤表达 D2-40 和 α-inhibin，而 CD10 为阴性。

三、淋巴造血系统肿瘤

（一）原发性中枢神经系统淋巴瘤

原发性中枢神经系统淋巴瘤是指发生在中枢神经系统的结外恶性淋巴瘤，不伴有神经系统以外部位淋巴瘤的证据。分类与系统性淋巴瘤一致，绝大多数中枢神经系统淋巴瘤是弥漫性大 B 细胞淋巴瘤。

1. 病理特点

镜下肿瘤细胞呈弥漫状分布，往往以血管为中心浸润性生长，形成套袖状结构。肿瘤细胞也可以排列成致密的团块或者单个肿瘤细胞弥漫状浸润，类似于脑膜炎改变。大片的地图样坏死常见，可见岛状分布的残存瘤细胞围绕在血管周围。常伴有灶状反应性增生的星形细胞和小胶质细胞、巨噬细胞、小淋巴细胞浸润。肿瘤细胞体积较大，细胞核形态多样，核仁显著，呈母细胞样形态。

2. 免疫组织化学

表达 B 淋巴细胞的标志物 CD20 和 CD79a，大多数表达 Bcl-6 和 MUM-1；部分病例也表达 BCL-2 蛋白。

3. 预后

该病的预后较差。激素治疗可以使部分患者缓解，但常会复发。

4. 鉴别诊断

主要是和胶质母细胞瘤、脱髓鞘病变、系统性淋巴瘤累及中枢神经系统以及一些炎症性病变相鉴别。

（二）朗格汉斯细胞增生症

朗格汉斯细胞增生症是中枢神经系统最常见的组织细胞来源的肿瘤。根据临床特点进行分类，包括单灶性（嗜酸性肉芽肿）、多灶性（Hand-Schuller-Christian 病）和播散性

（Letterer-Siwe 病）。

1. 病理特点

增生的朗格汉斯细胞，伴有数量不等的巨噬细胞、淋巴细胞、浆细胞和嗜酸性粒细胞的浸润，多量嗜酸性粒细胞聚集可形成嗜酸性脓肿。朗格汉斯细胞胞质丰富淡染或嗜伊红色，细胞核呈卵圆形或肾形，核仁不明显，有特征性的核沟。电镜下的标志是 Birbeck 颗粒。诊断标准必须具备有核沟的朗格汉斯细胞表达 CD1a 或检测到 Birbeck 颗粒。

2. 免疫组织化学

朗格汉斯细胞表达 S-100 蛋白、CD1a、Vimentin 和其他一些组织细胞标志物，CD68 的表达不确定，不表达 CD15、CD45 和溶菌酶。

3. 鉴别诊断

主要包括霍奇金淋巴瘤、慢性淋巴细胞性白血病等。

（三）Rosai-Dorfman 病

Rosai-Dorfman 病常见于成年人，属于非朗格汉斯细胞的组织细胞增生性病变。该组病变缺乏树突状朗格汉斯细胞的特点，大多数具有巨噬细胞分化。

1. 病理特点

硬膜上的孤立性或多发性包块，眼眶、鼻腔和鼻腔旁的包块也可扩展到脑实质、鞍内和颅内。

镜下显示胞质空泡状或嗜伊红的组织细胞片状或结节状分布，淋巴细胞和浆细胞灶状分布，胶原纤维组织增生。组织细胞内见到吞噬的完整淋巴细胞、浆细胞和红细胞是其典型的组织学特点，但并非所有病例中均可见到。

2. 免疫组织化学

增生的组织细胞表达 CD68、S-100 和 MAC387，lysozyme -／+ 、CD1a 阴性。

3. 预后

可采取手术切除或糖皮质激素治疗，预后较好。

四、生殖细胞肿瘤

颅内生殖细胞肿瘤主要发生在第三脑室前、后部等中线结构，主要有生殖细胞瘤、胚胎癌、卵黄囊瘤、绒毛膜癌、畸胎瘤和混合性生殖细胞肿瘤。这些肿瘤的形态特点和鉴别诊断与发生在生殖系统的同类肿瘤相同，这里仅介绍常见的生殖细胞瘤，畸胎瘤和混合性生殖细胞肿瘤。

（一）生殖细胞瘤

生殖细胞瘤是最常见的中枢神经系统生殖细胞源性肿瘤，多数发生于青年人和儿童，男性明显多于女性。最常见的部位是松果体区。

1. 病理特点

肿瘤大小不一，浸润性生长，可见有出血、囊性变和钙化。

镜下肿瘤细胞排列成片状、分叶状，少数情况下可伴有显著的促纤维增生。肿瘤内可见两种细胞成分：一种是胞体稍大、浅染的上皮样细胞，胞质丰富，核仁明显，核分裂象易见；另一种是数量不等的小淋巴细胞浸润。瘤组织内还可见上皮样细胞结节和多核巨细胞。

但无干酪样坏死。

2. 免疫组织化学

生殖细胞瘤几乎都表达 PLAP 和 OCT4，偶尔会表达细胞角蛋白，不表达 β-HCG、AFP 和 hPL。生殖细胞瘤中浸润的淋巴细胞通常表达 T 淋巴细胞的标志物。

3. 预后

单纯的生殖细胞瘤对放疗非常敏感，预后较好。

4. 鉴别诊断

发生在松果体区的生殖细胞瘤主要和松果体实质的肿瘤鉴别。发生在鞍区时要和垂体腺瘤鉴别。其他还需鉴别的包括中枢神经细胞瘤、恶性黑色素瘤、少突胶质细胞瘤、转移癌。

（二）畸胎瘤

颅内畸胎瘤小儿和青年人较多见，最多见于松果体区，其次是蝶鞍区，偶见于基底节。根据所包含 3 个胚层的分化程度的不同分为成熟型畸胎瘤、未成熟型畸胎瘤及畸胎瘤伴有恶性变。

鉴别诊断：成熟型畸胎瘤需要和表皮样囊肿鉴别。肿瘤位于鞍上时尚需和 Rathke 囊肿及颅咽管瘤鉴别。如果肿瘤内含有显著的成熟神经上皮组织时需要和脑组织异位、下丘脑的错构瘤及分化好的节细胞胶质瘤鉴别。

未成熟型畸胎瘤的鉴别诊断关键是认识原始神经外胚层成分，不要与其他一些未成熟的正常中枢神经的成分相混淆。另外，还需要和一些中枢神经系统的胚胎性肿瘤鉴别。仔细寻找其他胚层的成分将不会导致误诊。

畸胎瘤伴有恶性变的鉴别诊断主要是排除转移癌和转移性肉瘤的可能，同时，不要将成熟型畸胎瘤中不规则排列的腺样结构误认为是腺癌浸润。

（三）混合性生殖细胞肿瘤

混合性生殖细胞肿瘤在中枢神经系统的发生率可达 20%。

1. 病理特点

最常见的混合方式是生殖细胞瘤或畸胎瘤和其他生殖细胞肿瘤成分共存。应做到尽量广泛取材，并要仔细寻找是否含有其他类型的成分，不易鉴别时可以利用免疫组织化学标记帮助诊断。

2. 鉴别诊断

首先需要排除是转移性的生殖细胞肿瘤或转移性的癌，还要与恶性黑色素瘤、胶质母细胞瘤等相鉴别。

五、鞍区肿瘤

（一）颅咽管瘤

颅咽管瘤是一种良性上皮肿瘤，WHO 分级为 I 级。

1. 病理特点

肿瘤多位于鞍内或鞍上，呈分叶状，实性或囊实性。分为造釉细胞型和乳头型 2 种类型。

造釉细胞型颅咽管瘤多为囊实性，囊内可含有黯棕绿色"机油样"液体。典型的组织学表现为鳞状上皮巢周边的柱状上皮呈栅栏状排列呈三叶草状结构上皮结节，以及具有诊断意义的"湿角化物"结构。可伴有纤维化、钙化、骨化和胆固醇结晶形成等继发改变，肿瘤周边区域可见大量的 Rosenthal 纤维。乳头型颅咽管瘤更多位于鞍上，呈实性。镜下为分化好的鳞状上皮实性团巢，以纤维血管为间隔，形成假乳头状突起，表面上皮欠成熟。无湿角化物，通常不伴有钙化。偶见纤毛上皮和杯状细胞。

2. 免疫组织化学

EIVIA、CK、CK7 阳性，CK8、CK20 阴性。

3. 治疗和预后

治疗方式首选手术切除，对于因侵及周边组织而无法全切者或者复发者可采取放疗。一般预后较好。

4. 鉴别诊断

主要与鞍区黄色肉芽肿相鉴别。当 Rathke 囊肿出现广泛的鳞状上皮化生时需加以鉴别。

（二）神经垂体颗粒细胞瘤

神经垂体颗粒细胞瘤是由巢状大细胞构成的鞍内和（或）鞍上肿物，WHO 分级为 I 级。

有症状的颗粒细胞瘤相对罕见，多发于成年人，极少数发生于儿童。女性多见。最常见的症状是视交叉受压而引起的视野缺损。影像学表现为界限清晰，均匀或不均匀强化的肿块。

病理特点：颗粒细胞瘤通常为小叶状，界限清晰，质地软而韧。切面为典型的灰黄色，坏死、囊性变和（或）出血少见。肿瘤可以侵及周围视交叉和海绵窦等结构。镜下由致密的多角形细胞构成小结节状、片状、纺锤状或束状结构。肿瘤细胞核小，核仁不明显，染色质均匀分布。胞质丰富，由于富含溶酶体而呈颗粒状，嗜伊红。颗粒性胞质淀粉酶消化后 PAS 染色仍阳性。有时可见小灶状的泡沫细胞。血管周围常见淋巴细胞浸润。核分裂象不多见，增殖活性常很低。颗粒细胞瘤呈不同程度的 CD68（KPl）、S-100 蛋白、α-1-抗胰蛋白酶，α-1-抗糜蛋白酶和组织蛋白酶 B 阳性，而神经丝蛋白、细胞角蛋白、嗜铬粒蛋白 A、突触素、结蛋白、平滑肌肌动蛋白和垂体激素阴性。多数肿瘤 GFAP 呈阴性。

（三）垂体细胞瘤

1. 临床特点

多发生于成年人，为罕见的实性低级别梭形细胞胶质肿瘤，位于鞍内或者鞍上。WHO 分级为 I 级。临床表现为视觉障碍，头痛以及垂体功能低下。影像学表现为界限清楚的均匀强化肿块。极少数病例有囊性结构。

2. 病理特点

大体界限清楚，呈橡胶样质地。组织学表现为双极梭形细胞排列成紧密的梭形结构或者旋涡状结构。肿瘤和相邻组织紧密粘连。肿瘤细胞形状可由短小、饱满至长梭状。细胞间界限清楚，胞质丰富，呈嗜酸性，没有明显的颗粒及空泡。细胞核呈中等大小，可见小核仁，核异型性不明显。核分裂象少见，增殖指数较低，为 0.5% ~ 2.0%。

3. 免疫组织化学

通常波形蛋白、S-100 蛋白及 GFAP 阳性。EMA 呈胞浆斑片状阳性。神经元及神经内分泌标志物常为阴性。

4. 预后

垂体细胞瘤生长缓慢而局限，手术治疗预后好。

5. 鉴别诊断

与正常的神经垂体和毛细胞型星形细胞瘤相鉴别。

（四）腺垂体梭形细胞嗜酸细胞瘤

1. 概述和临床特点

为发生于成年人腺垂体的少见肿瘤，WHO 分级为 I 级。患者可表现为垂体功能低下及视野缺损。影像学表现为鞍内或鞍上边界清晰、实性强化占位，可伴有蝶鞍或颅底破坏。

2. 病理特点

肿瘤质软，油脂状，易于切除，部分病例质硬，与周围组织紧密相连。较少侵袭蝶鞍底部。镜下肿瘤由胞质嗜伊红的梭形至上皮样肿瘤细胞束交织而成。核异型性轻至中度，核分裂象少见。病灶中常伴有少量成熟淋巴细胞浸润。电镜观察肿瘤细胞充满线粒体，对诊断很有帮助。与垂体腺瘤不同，该肿瘤细胞缺乏分泌颗粒，另可见完整的桥粒和中间连接。

3. 免疫组织化学

垂体激素标记阴性，波形蛋白、EMA、S-100 蛋白以及抗线粒体抗体 113-1 阳性。GFAP、角蛋白、突触素、嗜铬粒蛋白、bcl-2、SMA 以及结蛋白阴性。MIB-1 标记指数通常很低。

六、中枢神经系统转移性肿瘤

（一）临床特点

中枢神经系统转移性肿瘤的发病率随年龄的增长而增加，在癌症患者的尸检中肿瘤颅内转移的发生率是 24%，椎管内转移的发生率为 5%。50% 神经系统转移瘤的原发部位是在呼吸道。临床病史比较短，多数症状仅有几天或数周。临床症状多为头痛、呕吐、视神经盘水肿等颅内压增高的表现。脑膜癌病的患者可有脑膜刺激征和多组脑神经的损伤。

（二）转移途径

1. 经血流转移

是转移至中枢神经系统最重要、最常见的途径。

2. 经淋巴转移

瘤细胞经淋巴系统沿脊神经或颅神经周围的淋巴间隙侵入椎管内或颅内。

3. 直接蔓延侵入

邻近部位的肿瘤破坏颅骨或脊椎骨，侵入中枢神经组织，也可沿颅底和椎间孔侵入。如鼻咽癌、乳腺癌、眼眶的视网膜母细胞瘤等。

（三）病理特点

1. 肉眼观察

脑实质内转移灶可单发，也可多发。转移灶可发生在中枢神经系统任何部位，但以分水岭区和灰白质交界处为好发部位。转移病灶多为圆形和卵圆形；界限清楚，无包膜。切面呈瓷白色，颗粒状，可见出血和坏死。转移病灶周围可有明显的水肿和坏死，转移病灶也可为囊性。脑膜的转移性癌称为脑膜癌病，可呈结节状，更多的是沿脑脊液播散，病变脑膜呈灰白色增厚，以脑底部为主。

2. 镜下特点

神经系统转移瘤的组织学，超微结构和免疫组织化学多与原发瘤相同。肿瘤组织中可见出血，坏死。绒毛膜癌的瘤细胞往往埋在大的出血块内而不易发现。瘤组织间质内可见明显的血管增生，增生的主要成分是血管内皮细胞和血管周细胞，增生的血管可形成典型的"肾小球"样结构。脑膜癌病时，癌细胞沿蛛网膜下隙浸润，并沿血管周围间隙向脑组织深部生长。

七、神经系统囊肿性病变

中枢神经系统的囊肿性病变种类比较多，多为胚胎残余或错构性囊肿。还有少数寄生虫病变也可以表现为囊肿性改变。中枢神经系统囊肿性病变可发生在脑实质内，也可在实质外硬膜下。一般生长缓慢，症状不很突出，也无特异性。大多有长时间的头部不适，体积大或影响脑脊液循环的可产生颅内压增高的症状和体征。

（一）表皮样囊肿和皮样囊肿

表皮样囊肿主要发生在颅内，多集中在小脑桥脑角、蝶鞍周围区等颅骨缝隙多的部位。椎管内的病变非常少见。神经系统的皮样囊肿没有表皮样囊肿常见，主要发生在囟门区、第四脑室、第三脑室后部及马尾等中线部位。

病理特点见表皮样囊肿表面光滑，呈灰色，内含质脆、有蜡样光泽的鳞屑。皮样囊肿与邻近结构分界清楚，囊壁光滑，内含细软的油脂和毛发。

镜下示表皮样囊肿和皮样囊肿均被覆鳞状上皮。前者囊内含红染的角化鳞屑，后者囊壁内可见皮肤附属器。

（二）第三脑室胶样囊肿

1. 临床特点

起源尚不清楚，一般认为胶样囊肿是先天性的，但患者多在 20~50 岁发病。由于胶样囊肿生长在第三脑室内靠近室间孔，影响脑脊液循环而产生反复的头痛。如果梗阻发生过快，且无及时缓解，可引起猝死。几乎所有的胶样囊肿都发生在第三脑室的前部，也有个别病例发生在第三脑室后部，罕见的病例发生在侧脑室和第四脑室。

2. 病理特点

肉眼见囊肿界限清楚，单房，内容半透明胶胨样物质。镜下可见囊壁被覆单层柱状细胞，一些上皮可见纤毛或黏液。

（三）室管膜囊肿

这种神经胶质囊肿可发生在脑实质内、脑室内或软脑膜。病理特点是囊肿内容为脑脊液，囊壁被覆与室管膜相似的单层柱状上皮，不含杯状细胞，可看到薄层的基底膜。免疫组织化学标记，被覆上皮细胞表达 GFAP。

（四）蛛网膜囊肿

蛛网膜囊肿发生在颅内和椎管内的蛛网膜上，特别是颞叶的外侧裂区。其他部位有小脑桥脑角、四叠体区和枕大池。囊肿内含脑脊液，可产生局部压迫症状。

病理特点是薄壁透明的囊肿，被覆薄层的脑膜内皮细胞，这些脑膜内皮细胞既无纤毛也不表达 GFAP，可根据这些特点与室管膜囊肿鉴别。

（五）肠源性囊肿

肠源性囊肿是一种少见的、发生在椎管内髓外硬膜下的囊肿。病变多发生在颈段脊髓的腹侧，有发生在颅内的非常少见的报道。一些囊肿同时伴有发育异常，如局部椎体的骨缺陷和胃肠道重复。

1. 病理特点

这种内胚层起源的囊肿是一个充满液体的单房囊肿。薄壁被覆一层立方上皮，围有结缔组织间质，可见杯状细胞，与小肠的被覆上皮非常相似。有的囊肿被覆呼吸道的假复层纤毛柱状上皮，也有的囊壁上皮发生鳞状上皮化生。

2. 鉴别诊断

上述各种囊肿性病变各具特点，即发生部位的特点和被覆上皮的组织学特点。在诊断时一定要结合影像学检查结果，详细了解囊肿的确切部位，再结合囊壁被覆上皮的类型作出诊断。

（六）拉特克裂囊肿

拉特克裂囊肿多数无临床症状，只有当直径超过 1 cm 并压迫邻近组织结构时才会产生视交叉受压和（或）垂体功能减退等症状。病变多位于鞍内和（或）鞍上，也可位于鞍旁，偶见于蝶骨内。影像学表现为单发，边缘清楚，不分叶，无钙化的均质性肿块。

1. 病理特点

拉特克裂囊肿是一薄壁、单房、充满液体的囊性结构，囊壁菲薄，外层为纤维组织包膜，内腔面被覆分化好的单层立方上皮和（或）纤毛柱状上皮，其间可夹杂分泌黏液的杯状细胞，以及产生腺垂体激素的内分泌细胞。部分病例可伴有鳞状上皮化生，当其出现广泛的鳞状上皮化生时需与颅咽管瘤相鉴别。

2. 免疫组织化学

囊壁被覆上皮不同程度地表达白血病抑制因子（LIF），CK，EMA 和 GFAP。散在的内分泌细胞可表达腺垂体激素及嗜铬粒素，部分上皮细胞可表达 CEA。

3. 预后

预后良好，可经手术切除治愈。

（王名法）

第二节　周围神经肿瘤和瘤样病变

一、神经鞘瘤

（一）临床特点

神经鞘瘤发生于所有年龄段，并发生于脑脊髓的所有节段。除了少数神经纤维瘤病相关的病例外，大多数的神经鞘瘤是散发性的。

颅内神经鞘瘤主要发生在第 8 对脑神经的前庭支，也称为听神经瘤。其他脑神经也可发生，但主要发生在感觉神经。脊神经的神经鞘瘤占原发脊髓肿瘤的 29%，主要发生在感觉神经根，常见于腰骶区的椎管内髓外硬脊膜下，也可通过椎间孔呈哑铃状生长。当并发有 Ⅱ 型神经纤维瘤病时可多发。神经鞘瘤罕见发生在脑和脊髓的实质内，主要发生在年轻的男性，包括儿童。

（二）影像学表现

颅内神经鞘瘤经常于桥小脑角部位见境界清晰的强化肿物影，并有内听道扩大。椎管内的神经鞘瘤经椎间孔向椎管外生长，显示"哑铃状"肿块影。

（三）大体检查

神经鞘瘤是大小不一、边界清晰的球形肿物，常从神经干的一侧向外突出，界限清楚，有一薄层完整的包膜。可发生囊性变，形成大小不一的囊肿。

（四）镜下特点

经典的神经鞘瘤在显微镜下表现为两种组织学结构，即致密的 Antoni A 型和疏松的 Antoni B 型。Antoni A 型结构由双极的梭形肿瘤细胞排列成束状，细胞界限不清。瘤细胞核呈长棒状，可表现为肿瘤细胞的长梭形核以长轴为方向平行排列构成的栅栏状排列。Antoni B 型结构的肿瘤细胞分布较为疏松，细胞核呈圆形或卵圆形，核深染，往往有轻度的核异型性。细胞呈不规则的星芒状，星状的细胞突起常连接成网状，网眼中心为透亮的胞质基质。这些透亮的胞质基质常发生变性，形成微小的囊肿。另外，Antoni B 型结构中间质还可发生不同程度的黏液变性。核的多形性和偶见的核分裂象并不能作为恶性指标。所有的神经鞘瘤细胞显示细胞周围的网格纤维，相当于其表面的基底膜。神经鞘瘤中除了上述两种典型结构外，还常出现继发性改变，主要有：在肿瘤变性或出血灶的周围可见片状分布的泡沫状细胞和吞噬有含铁血黄素的吞噬细胞；肿瘤实质内可见扩张的发育不良的血管，管壁薄厚不均，管腔大小不一，管壁常增厚并发生玻璃样变性；有的肿瘤实质内可出现大的多发性囊肿。

1. 细胞型神经鞘瘤

为细胞密度高的神经鞘瘤亚型，完全或绝大部分由 Antoni A 型组织构成。细胞型神经鞘瘤多位于盆腔、腹膜后间隙及后纵隔的脊柱两旁。因其细胞密度高、束状生长、偶见染色质致密和核异型以及少数核分裂象，常被误诊为恶性外周神经鞘肿瘤。可有复发倾向。

2. 丛状神经鞘瘤

呈现丛状或多结节状生长，组织学上既可以是经典型也可以是细胞型。可能累及 1 个神经丛，绝大多数出现于皮肤或皮下组织，尤其是在头颈部。少数与神经纤维瘤病 2 型相关。脑神经和脊神经常不受侵犯。

3. 黑色素性神经鞘瘤

此型罕见，多侵犯脊神经和脊柱旁神经节。肉眼观察肿瘤境界清楚但无包膜，可见黑色着色。细胞异型性常不明显。因其含有色素，表达黑色素瘤的免疫标志。约 10% 的色素性神经鞘瘤预后差。

（五）免疫组织化学

肿瘤细胞弥漫且强烈表达 S-100 蛋白，经常显示 Leu-7 和 Calretinin 阳性，也可以 GFAP 局灶阳性。所有神经鞘瘤细胞具有表面基底膜，所以表现出胶原蛋白Ⅳ和 Laminin 阳性的特征。

（六）预后

神经鞘瘤是生长缓慢的良性肿瘤，极少复发，仅有极少数病例转变为恶性。复发多为位于颅内、脊髓或骶部的细胞性神经鞘瘤。

二、神经纤维瘤

神经纤维瘤由雪旺细胞、纤维母细胞及神经束衣细胞组成，肿瘤内常含有有髓或无髓的神经纤维。神经纤维瘤好发于周围神经的末梢部位，通常是在皮下产生一个孤立性结节状病变，也可以是发生于神经纤维瘤病 1 型患者的单发或多发病变。

（一）肉眼观察

神经纤维瘤早期往往表现为神经干局部的梭形膨大，肿瘤自神经干内长出，即有神经从肿瘤内穿过，因此肿瘤无包膜，手术也不能将肿瘤完全与神经剥离。肿瘤大小不一，切面实性、灰白色，血管丰富区域肿瘤呈灰红色，仅有少数发生囊性变。肿瘤富含细胞的神经纤维瘤可呈鱼肉状，常发生黏液变性。

（二）镜下特点

雪旺细胞是肿瘤的主要成分，表现为纤细而长的梭形细胞，细胞核纤细深染，呈波浪状或"S"状，但无核的栅栏状排列。肿瘤细胞往往呈束状，平行排列，胞质稀少、均质粉染。神经纤维瘤也可以表现为极多的异型核（不典型神经纤维瘤），或显著增高的细胞密度，但核分裂象不多见。有时可以见到含有黑色素的肿瘤细胞。肿瘤间质一般较为疏松，常表现为水肿样，经常有不同程度的黏液变性。一般不伴有血管壁的玻璃样变性。病程长的肿瘤，瘤内纤维母细胞成分增多，并可发生肿瘤局部的玻璃样变。

（三）免疫组织化学

表达 S-100 蛋白。神经丝蛋白染色可以显示不同数量的轴索成分。

（四）预后

丛状神经纤维瘤和发生于主干神经的神经纤维瘤被认为是 MPNSTs 的主要前期病变。

三、神经束膜瘤

神经束膜瘤是完全由新生性神经束膜细胞构成的肿瘤，分为神经内神经束膜瘤和软组织神经束膜瘤。神经内神经束膜瘤是良性的，由在神经内膜增殖的神经束膜细胞构成，具有特征性的"假洋葱头"结构。软组织神经束膜瘤与神经无关，常为良性。相当于 WHO 分级为 I 级。

（一）神经内神经束膜瘤

神经内神经束膜瘤常见于儿童和年轻人。临床表现为进行性肌无力，伴或不伴有萎缩。脑神经很少受累。

1. 病理特点

肉眼观察表现为受累神经节段性增粗。多数病变长度不超过 10 cm。切面硬韧、灰白色，少数局部可呈黏液状。

镜下可见神经束膜细胞贯穿神经内膜生长，围绕神经纤维呈同心圆层状"假洋葱头"

结构，具有诊断意义。核分裂象罕见，玻璃样变性也是很重要的病理改变。

2. 免疫组织化学

表达波形蛋白和 EMA，同样表达Ⅳ型胶原蛋白和 Laminin。残存的轴索和雪旺细胞分别表达神经丝蛋白和 S-100 蛋白。

（二）软组织神经束膜瘤

软组织神经束膜瘤发生于成年人，女性多见。表现为单发的小肿物，境界清晰但无包膜。镜下由梭形、波浪状细胞构成，其显著的细长胞质突起平行排列于胶原纤维中。恶性软组织神经束膜瘤则可见浸润性生长和不同程度的坏死。与其他软组织肿瘤不同，神经束膜瘤不表达 CD34 和 S-100 蛋白。

四、恶性周围神经鞘肿瘤

1. 定义和临床特点

恶性周围神经鞘肿瘤（MPNST）是指来自周围神经的恶性肿瘤，或是有神经鞘细胞分化的肉瘤。大部分的 MPNST 是神经纤维瘤病的恶变，源于神经鞘瘤的恶变十分少见。MPNST 占恶性软组织肿瘤的 5%。肿瘤常见于 20~50 岁的成年人，伴有 NF1 的患者发病年龄要年轻，且男性发病占优势。MPNST 可以发生在以前完全正常的神经上，但更多的病例是孤立性或丛状神经纤维瘤的恶变。发生于脊柱旁的 MPNST 明显多于来自硬膜内的脊神经。颅内 MPNST 多来源于第 V 对脑神经。

在 CT 和 MRI 上，典型的 MPNST 表现为边界不规则而且信号不均的肿块影。

2. 肉眼观察

MPNST 一般体积较大，直径均在 5 cm 以上，呈梭形膨大或多结节状肿物。肿瘤为实性，质地软硬不一，取决于肿瘤本身黏液变性和坏死的程度，没有完整的包膜，常侵犯神经周围的软组织。切面的颜色可从白色至黄色不等。

3. 镜下特点

MPNST 的组织学表现变异很大，肿瘤主要由成束致密的梭形肿瘤细胞组成，很少见到神经鞘瘤的栅栏状排列，有时可见鲱鱼骨样结构和车辐状排列。有时在细胞成分少，黏液变性明显的区域容易与神经鞘瘤中 Antoni B 型结构相混。85% 的 MPNST 属于高级别，可见病理性核分裂象、明显的细胞异型性、核增大及染色质深染，甚至坏死。有 10%~20% 的病例出现异源性分化，可有横纹肌肉瘤成分出现，即所谓的恶性蝾螈瘤。还可见成熟的骨骼肌组织、骨、软骨、上皮结构和神经内分泌成分。5% 的病例可以出现上皮分化，主要由核仁明显的圆形细胞组成腺样结构，常被误诊为癌或黑色素瘤。

4. 免疫组织化学

所有 MPNST 呈波形蛋白阳性。50%~70% 的 MPNST 不同程度地表达 S-100 蛋白、Leu-7 及髓鞘碱性蛋白（MBP），且多为肿瘤组织中部分细胞的表达。所谓上皮样的 MPNST 不表达细胞角蛋白等上皮细胞标志物。

5. 预后

预后差，约 60% 的患者死于本病。

（王名法）

第五章

呼吸系统疾病

呼吸系统由呼吸道和肺构成。呼吸道包括鼻、咽、喉、气管、支气管和肺。以喉环状软骨为界将呼吸道分为上、下两部分。

上呼吸道黏膜血液供应丰富，对吸入的空气有加温和湿润作用。黏膜分泌的黏液和浆液能黏附较大的粉尘或颗粒，并将其排出体外。

下呼吸道自气管逐级分为支气管、小支气管、细支气管至终末细支气管，共同构成气体出入的传导部分；继终末细支气管之后为管壁有肺泡开口的呼吸性细支气管、肺泡管、肺泡囊直至肺泡，构成肺的呼吸部。肺动脉和支气管动脉的分布伴随支气管分支走行至肺泡间隔。终末细支气管直径小于 1 mm，管壁被覆单层纤毛柱状上皮（无杯状细胞），腺体和软骨消失。3~5 个终末细支气管连同它们的分支及肺泡构成肺小叶。相邻肺小叶由小叶间静脉、淋巴管和少量纤维组织间隔。肺小叶内的 I 级呼吸性细支气管及其远端肺组织称为肺腺泡，是肺的基本功能单位。每个肺小叶有 15~25 个肺腺泡。肺泡由肺泡上皮细胞覆盖，其中 I 型上皮细胞覆盖肺泡内表面的 95% 以上。该细胞胞体扁阔，其外有基底膜，与毛细血管内皮细胞和基底膜共同构成的气血屏障是肺组织气血交换的场所。II 型肺泡上皮细胞数量较少，呈立方形，镶嵌于 I 型上皮细胞间，通过分泌表面活性物质降低肺泡表面张力，防止肺泡塌陷。肺泡壁上有肺泡间孔（Cohn 孔），使相邻肺泡彼此相通。

肺的传导部分除喉及声带被覆复层鳞状上皮外，其余均被覆假复层或单层纤毛柱状上皮，这些纤毛与管壁杯状细胞及黏液腺分泌的黏液共同构成黏液—纤毛排送系统。随空气进入的粉尘颗粒（直径 2~10 μm）和病原体沉积或黏附于气管、支气管表面的黏液层，由纤毛摆动自下向上排送，直至咳出而被清除。进入肺泡腔内的小粉尘颗粒（直径小于 2 μm）及病原物由肺泡腔内巨噬细胞吞噬、降解。肺泡巨噬细胞还能合成分泌多种生物活性物质如 IFN-γ、TNF-α、溶菌酶等加强对病原体的杀灭作用；并能摄入抗原物质将抗原信息递呈给呼吸道的淋巴细胞，激发细胞免疫和体液免疫反应。当上述清除、防御功能受损或进入的病原体、有害粉尘数量过多和毒力过强或肺处于高敏状态时，将导致呼吸系统疾病发生。

第一节 呼吸道和肺炎症性疾病

呼吸系统是人体与外界相通并进行气体交换的主要门户，随空气进入呼吸道的病原微生物及有害物质常可导致呼吸道炎症性疾病的发生。炎症性疾病是呼吸系统最常见的一类疾病。主要包括鼻炎、鼻窦炎、咽炎、喉炎、气管—支气管炎、细支气管炎和肺炎等。

一、鼻炎、鼻窦炎

（一）鼻炎

鼻炎是鼻的常见疾病，有急性鼻炎和慢性鼻炎两类。

1. 急性鼻炎

根据病因可分为急性病毒性鼻炎和过敏性鼻炎。

（1）急性病毒性鼻炎：常为呼吸道病毒性疾病的一部分，可由各种呼吸道病毒引起，最常为鼻病毒，其次为冠状病毒、副流感病毒等。着凉、过劳、全身慢性疾病和鼻中隔偏曲等可致机体抵抗力降低或鼻黏膜防御功能削弱而导致病毒入侵、繁殖而发病。本病潜伏期为1~3天。初期，鼻黏膜充血、水肿（鼻塞），浆液渗出（浆液性卡他）。继而，寄生于鼻黏膜的链球菌、葡萄球菌增生繁殖，常使病毒性鼻炎转化为黏液化脓性炎，表现为脓性卡他。黏膜上皮纤毛黏结，部分上皮脱落，2~3天后上皮开始再生，约2周后经修复痊愈。未发育完善的婴幼儿由于抵抗力和免疫力低下，有时可伴发鼻窦炎、中耳炎、肺炎、急性心肌炎等产生严重后果。

（2）过敏性鼻炎：属于Ⅰ型变态反应性疾病，最常见的变应原为吸入的花粉及草类、谷物和某些树木的粉尘、室内尘螨、动物的毛屑等，也可由碘、油漆、药品、某些食物和化妆品引起。镜下可见鼻黏膜上皮层内杯状细胞增多，纤毛受损，基膜增厚，间质水肿，肥大细胞增多，并有大量嗜酸性粒细胞、淋巴细胞和浆细胞浸润。

2. 慢性鼻炎

（1）慢性单纯性鼻炎：是由于鼻腔血管的神经调节功能紊乱，导致以鼻黏膜血管扩张、腺体分泌增多为特征的慢性炎症。病变表现为鼻黏膜肿胀，血管扩张、充血，黏液分泌增多，间质内淋巴细胞和浆细胞浸润。

（2）慢性肥厚性鼻炎：是由鼻腔血管神经调节功能障碍，过敏和激素的影响或粉尘、气候和职业等因素引起的以鼻黏膜肥厚、鼻甲肿胀为特征的慢性鼻炎。镜下除见黏膜肿胀、杯状细胞增多、小血管增生、内皮细胞肿胀和慢性炎细胞浸润外，尚有黏膜上皮增生、鳞状上皮化生和黏膜下结缔组织增生等。这些改变使鼻黏膜长期肥厚，有时尚可伴有息肉形成。鼻甲骨和骨膜也可增生、肥大。

（3）慢性萎缩性鼻炎：目前病因尚不确定，可能与遗传因素有关。患者常伴有骨萎缩、缺铁性贫血、汗腺减少等疾病。该病多始于青春期，女性较男性多见。患部鼻黏膜萎缩，嗅觉障碍或消失，鼻腔内有痂样苔膜形成且易为腐败菌沾染并分解而产生恶臭，故又名臭鼻症。病变特点为黏膜上皮广泛鳞状上皮化生，小血管呈闭塞性脉管炎改变，黏膜和腺体萎缩，甚者鼻甲骨也萎缩，纤维结缔组织增生。

（4）特异性鼻炎：多为全身性疾病，如结核、麻风、梅毒、结节病等在鼻黏膜形成的慢性肉芽肿性炎，常可破坏鼻黏膜乃至软骨和骨质，导致鼻和面部变形。

（二）鼻窦炎

鼻窦炎是较常见的疾病，以上颌窦炎的发病率最高，其次为筛窦炎、额窦炎和蝶窦炎。如所有鼻窦受累则称为全鼻窦炎。本病多由鼻源性细菌感染引起，偶为牙源性或血源性感染。除病原菌的类型和毒力外，全身抵抗力降低、气压变化、鼻窦引流、通气障碍等在鼻窦炎发病中也起重要作用。

1. 病理变化

急性浆液性卡他性鼻窦炎时，鼻窦黏膜充血水肿，黏膜上皮尚完整。发展为急性化脓性鼻窦炎时，鼻窦黏膜固有膜层内除有大量中性粒细胞浸润外，尚有黏膜上皮细胞坏死脱落。慢性鼻窦炎时黏膜增厚，固有膜水肿，血管壁增厚，管腔狭窄甚至闭塞，间质内有较多炎细胞浸润。急性化脓性鼻窦炎转入慢性期后，部分黏膜被破坏，常伴有鳞状上皮化生和肉芽组织形成，固有膜明显增厚，其内有大量淋巴细胞、浆细胞浸润。局部可有息肉形成。

2. 并发症

病变严重时，可扩散并侵犯邻近组织，引起骨髓炎、眼眶蜂窝织炎、软脑膜炎和脑脓肿等，甚至导致败血症。

二、咽炎、喉炎

（一）咽炎

咽炎是咽部黏膜及淋巴组织的炎症，急性咽炎常为上呼吸道感染的一部分，多由柯萨奇病毒、腺病毒和副流感病毒引起，也可由链球菌、葡萄球菌和肺炎球菌等细菌感染引起。病变可表现为单纯性咽炎和急性化脓性咽炎。由溶血性链球菌引起的急性脓毒性咽炎，局部和全身症状及病变都较严重，甚至可发生脓毒败血症。

慢性咽炎是由急性咽炎迁延不愈、反复发作所致，也可因长期吸烟或吸入有害气体引起。根据病变特点，慢性咽炎可分为3种。①慢性单纯性咽炎：咽部黏膜充血，腺体增生，分泌增多伴淋巴细胞和浆细胞浸润。②慢性肥厚性咽炎：黏膜增厚，淋巴组织及纤维结缔组织明显增生，常于咽后壁形成颗粒状隆起。③慢性萎缩性咽炎：多由慢性萎缩性鼻炎蔓延而来，主要表现为黏膜和腺体的萎缩。

（二）喉炎

喉炎可单独发生，也可以是上呼吸道感染的一部分。

1. 急性喉炎

大多由病毒和细菌感染引起，常继发于感冒之后。病变因病原体的不同有所差异。由感冒病毒引起者，主要表现为急性卡他性喉炎，早期黏膜充血水肿，随后出现中性粒细胞浸润伴黏液脓性分泌物形成。白喉杆菌引起者表现为假膜性炎，且多由咽白喉蔓延而来。流感所致喉炎可有假膜形成，但常表现为出血性炎，若夹杂葡萄球菌和链球菌感染，常导致黏膜坏死和溃疡形成。

另外，理化因素如粉尘、有害气体、过度吸烟、异物或检查器械所致的损伤均可引起急性喉炎。

2. 慢性喉炎

可由急性喉炎迁延而来，也可由吸烟、粉尘吸入、用声过度或发音不当及鼻咽腔慢性炎症等长期慢性刺激而引起。患者主要症状为声嘶，咽部干燥、异物感，发音时喉痛，时有痉挛性咳嗽。

根据病理变化，慢性喉炎可分为2种。①慢性单纯性喉炎：喉黏膜充血水肿，镜下见黏膜及黏膜下组织血管扩张、充血，间质水肿，淋巴细胞浸润。②慢性增生性喉炎：喉部黏膜增厚，镜下表现为黏膜上皮增生，甚至可角化，黏膜下纤维结缔组织明显增生，大量淋巴细胞、浆细胞浸润，可有淋巴滤泡形成。部分病例由于长期慢性炎症刺激可导致黏膜呈瘤样增生，形成息肉或小结，临床表现为声带息肉或声带小结。二者的病变基本相同，而发生部位不同。声带息肉常发生于声带前 1/3 和 2/3 交界处，多为单侧性，呈息肉状；声带小结多发生于声带前 1/3 和前联合处，呈小结节状。二者表面均被覆鳞状上皮且多有不同程度的萎缩而变薄（有时棘细胞层明显增厚），可见角化不全。早期病变主要表现为上皮下结缔组织水肿，小血管扩张；晚期以纤维组织增生为主，有时可见数量不等的淋巴细胞、浆细胞和中性粒细胞浸润。间质中常有淀粉样物质沉积。

三、急性气管—支气管炎、急性细支气管炎

（一）急性气管—支气管炎

急性气管—支气管炎是呼吸道常见疾病，多见于儿童及老年人。常在寒冷季节继上呼吸道感染发病，主要在流感病毒、副流感病毒、呼吸道合胞病毒和腺病毒等感染的基础上继发细菌（如肺炎球菌、流感嗜血杆菌、金黄色葡萄球菌等）感染。在少数情况下，吸入各种有害气体（如氯气、二氧化硫）、粉尘、异物也可引起急性气管—支气管炎。

气管和支气管的病变相同，且二者常联合发生。肉眼观，黏膜红肿，表面黏附白色或淡黄色黏性分泌物，重症病例可出现黏膜坏死和溃疡形成。根据病变特点可分为 3 种。①急性卡他性气管—支气管炎：黏膜及黏膜下层充血、水肿，可有少量中性粒细胞浸润。管腔表面覆有较稀薄的黏性黄色分泌物，通常可被咳出，有时也可堵塞支气管腔。②急性化脓性气管—支气管炎：多由急性卡他性炎发展而来，此时分泌物转变为脓性，黏膜及黏膜下层有大量中性粒细胞浸润，炎症也可经细支气管累及邻近肺泡。③急性溃疡性气管—支气管炎：多为病毒感染合并化脓性炎引起，病情较重，早期管腔黏膜发生浅表性坏死、糜烂，继而形成溃疡。损伤程度轻时，炎症消退后损伤的黏膜上皮由基底层细胞增生修复，可痊愈，溃疡则由肉芽组织修复后形成瘢痕。

特殊类型的气管—支气管炎有白喉时的假膜性炎和麻疹时的巨细胞支气管炎等。

（二）急性细支气管炎

急性细支气管炎是指管径小于 2 mm 的细支气管的急性炎症，常见于 4 岁以下的婴幼儿，特别是 1 岁以内的婴儿。多在冬季发病，主要由病毒（如呼吸道合胞病毒、腺病毒和副流感病毒）感染引起。婴幼儿小气道狭窄，气流速度慢，病原微生物易于停留和聚集；加之免疫功能发育不完善，黏膜表面的 IgA 水平很低，故易发生病毒性感染。此外，细支气管管壁又无软骨支撑，故炎症时易于发生管腔阻塞，导致通气功能障碍，呼吸困难，严重者可出现呼吸衰竭和窒息。

病理变化表现为细支气管黏膜充血肿胀，单层纤毛柱状上皮坏死脱落，代之以增生的无纤毛柱状上皮或扁平上皮，杯状细胞增多，黏液分泌增加，管壁内有淋巴细胞和单核细胞浸润。管腔内充满由纤维蛋白、炎细胞和脱落的上皮细胞构成的渗出物，使管腔部分或完全阻塞而导致小灶性肺萎缩或急性阻塞性肺气肿。此外，由于细支气管管壁薄，炎症易扩散到周围的肺间质和肺泡，形成细支气管周围炎或局限性肺炎。当病变程度较轻、范围较局限时，

炎症消退后渗出物被吸收或咳出而痊愈。少数病变严重者，管壁的损伤由瘢痕修复，腔内的渗出物发生机化，阻塞管腔，形成纤维闭塞性细支气管炎。

四、肺炎

肺炎通常指肺的急性渗出性炎症，是呼吸系统的常见病、多发病。根据病因不同，由各种生物因子引起的肺炎分别称为细菌性肺炎、病毒性肺炎、支原体肺炎、真菌性肺炎和寄生虫性肺炎；由不同理化因素引起的，又分别称为放射性肺炎、类脂性肺炎和吸入性肺炎或过敏性肺炎等。根据肺部炎症发生的部位，如发生于肺泡者称肺泡性肺炎，发生于肺间质者称间质性肺炎。根据病变累及的范围又可称为大叶性肺炎、小叶性肺炎和节段性肺炎。按病变的性质又可分为浆液性、纤维素性、化脓性、出血性、干酪性及肉芽肿性肺炎等。以细菌性肺炎为最常见，大约占肺炎的80%。

（一）细菌性肺炎

1. 大叶性肺炎

主要是由肺炎球菌引起的以肺泡内弥漫性纤维素渗出为主的炎症，病变通常累及肺大叶的全部或大部。本病多见于青壮年，临床起病急，主要症状为寒战、高热、咳嗽、胸痛、呼吸困难和咳铁锈色痰，有肺实变体征及外周血白细胞增多等。一般经 5 ~ 10 天，体温下降，症状和体征消退。

（1）病因和发病机制：大叶性肺炎90%以上是由肺炎链球菌引起，其中1、2、3 和7型多见，但以3型毒力最强。此外，肺炎杆菌、金黄色葡萄球菌、流感嗜血杆菌、溶血性链球菌也可引起，但均少见。肺炎链球菌存在于正常人鼻咽部，带菌的正常人常是本病的传播源。当受寒、醉酒、疲劳和麻醉时呼吸道的防御功能减弱，机体抵抗力降低，易致细菌侵入肺泡而发病。进入肺泡内的病原菌迅速生长繁殖并引发肺组织的变态反应，导致肺泡间隔毛细血管扩张、通透性升高，浆液和纤维蛋白原大量渗出并与细菌共同通过肺泡间孔（Cohn孔）或呼吸性细支气管向邻近肺组织蔓延，波及部分或整个肺大叶，而肺大叶之间的蔓延则是经肺叶支气管播散所致。

（2）病理变化及临床病理联系：大叶性肺炎的主要病理变化为肺泡腔内的纤维素性炎，常发生于单侧肺，多见于左肺或右肺下叶，也可同时或先后发生于两个或多个肺叶。典型的自然发展过程大致可分为4期。

1）充血水肿期：发病的第 1 ~ 2 天，病变肺叶肿胀，黯红色。镜下见肺泡间隔内毛细血管弥漫性扩张充血，肺泡腔内有大量的浆液性渗出液，其内混有少量的红细胞、中性粒细胞和巨噬细胞。渗出液中常可检出肺炎链球菌。此期患者因毒血症而寒战、高热及外周血白细胞计数升高等。胸片X线检查显示片状分布的模糊阴影。

2）红色肝样变期：一般于发病后的第 3 ~ 4 天，肿大的肺叶充血呈黯红色，质地变实，切面灰红，似肝脏外观，故称红色肝样变期。镜下见肺泡间隔内毛细血管仍处于扩张充血状态，而肺泡腔内则充满纤维素及大量红细胞，其间夹杂少量中性粒细胞和巨噬细胞。其中纤维素连接成网并穿过肺泡间孔与相邻肺泡内的纤维素网相连。此期渗出物中仍能检测出较多的肺炎链球菌。X线检查可见大片致密阴影。若病变范围较广，患者动脉血中氧分压因肺泡换气和肺通气功能障碍而降低，可出现发绀等缺氧症状。肺泡腔内的红细胞被巨噬细胞吞噬、崩解后，形成含铁血黄素随痰液咳出，致使痰液呈铁锈色。病变波及胸膜时，则引起纤维素性胸膜炎，发生胸痛，并可随呼吸和咳嗽而加重。

3）灰色肝样变期：发病后的第 5 ~ 6 天，病变肺叶仍肿大，但充血消退，由红色逐渐转变为灰白色，质实如肝，故称灰色肝样变期（图 5-1）。镜下见肺泡腔内渗出的纤维素增多，相邻肺泡纤维素丝经肺泡间孔互相连接的现象更为多见（图 5-2）。纤维素网中有大量中性粒细胞，因肺泡壁毛细血管受压迫，肺泡腔内几乎很少见到红细胞。

此期肺泡仍不能充气，但病变肺组织内因肺泡间隔毛细血管受压，血流量显著减少，静脉血氧含量不足反而减轻，使缺氧状况得以改善。患者咳出的铁锈色痰逐渐转为黏液脓性痰。渗出物中的致病菌除被中性粒细胞吞噬杀灭外，此时机体的特异性抗体已形成，故不易检出细菌。

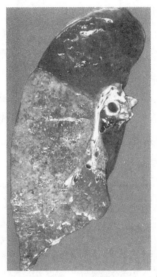

图 5-1　大叶性肺炎
病变肺叶肿胀，色灰黄，质实如肝

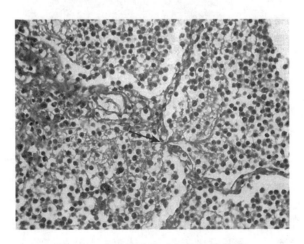

图 5-2　大叶性肺炎（灰色肝样变期）
肺泡腔内充满渗出的纤维素及中性粒细胞，箭头示相邻的
肺泡腔内纤维素经肺泡间孔互相连接

4）溶解消散期：发病后1周左右进入该期。此时机体的防御功能显著增强，病菌消灭殆尽。肺泡腔内中性粒细胞变性坏死，并释放出大量蛋白水解酶将渗出物中的纤维素溶解，由淋巴管吸收或经气道咳出。肺内实变病灶消失，病变肺组织质地较软。肺内炎症病灶完全溶解消散后，肺组织结构和功能恢复正常，胸膜渗出物也被吸收或机化。患者体温下降，临床症状和体征逐渐减轻、消失，胸部X线检查恢复正常。此期历时1～3周。

大叶性肺炎的上述病理变化是一个连续的过程，彼此之间无绝对的界限，同一病变肺叶的不同部位也可呈现不同阶段的病变。现今常在疾病的早期即开始对患者使用抗生素类药物，干预了疾病的自然经过，故已很少见到典型的四期病变过程，临床症状也不典型，病变范围往往比较局限，表现为节段性肺炎，病程也明显缩短。

（3）并发症：大叶性肺炎的并发症现已少见。

1）肺肉质变：又称机化性肺炎。由于肺内炎性病灶中中性粒细胞渗出过少，释放的蛋白酶量不足以溶解渗出物中的纤维素，大量未能被溶解吸收的纤维素即被肉芽组织取代而机化（图5-3）。病变肺组织呈褐色肉样外观，故称肺肉质变。

2）胸膜肥厚和粘连：大叶性肺炎时病变常累及局部胸膜伴发纤维素性胸膜炎，若胸膜及胸膜腔内的纤维素不能被完全溶解吸收而发生机化，则致胸膜增厚或粘连。

3）肺脓肿及脓胸：当病原菌毒力强大或机体抵抗力低下时，由金黄色葡萄球菌和肺炎链球菌混合感染者，易并发肺脓肿，并常伴有脓胸。

4）败血症或脓毒败血症：严重感染时，细菌侵入血液大量繁殖并产生毒素所致。

5）感染性休克：见于重症病例，是大叶性肺炎的严重并发症。主要表现为严重的全身中毒症状和微循环衰竭，故又称中毒性或休克性肺炎，临床较易见到，死亡率较高。

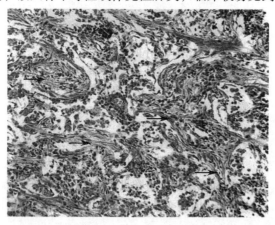

图5-3　肺肉质变
肺泡腔内纤维素性渗出物由纤维结缔组织取代

2. 小叶性肺炎

主要是由化脓性细菌引起，以肺小叶为病变单位的急性化脓性炎症。病变常以细支气管为中心，故又称支气管肺炎。主要发生于儿童、体弱老人及久病卧床者。

（1）病因和发病机制：小叶性肺炎大多由细菌引起，常见的致病菌有葡萄球菌、肺炎球菌、流感嗜血杆菌、肺炎克雷伯杆菌、链球菌、铜绿假单胞菌及大肠埃希菌等。小叶性肺炎的发病常与上述细菌中致病力较弱的菌群有关，它们通常是口腔或上呼吸道内的常驻菌。其中致病力较弱的4、6、10型肺炎球菌是最常见的致病菌。当患传染病或营养不良、恶液质、昏迷、麻醉和手术后等情况下，由于机体抵抗力下降，呼吸系统防御功能受损，这些细菌就可能侵入通常无菌的细支气管及末梢肺组织生长繁殖，引起小叶性肺炎。因此，小叶性肺炎常是某些疾病的并发症，如麻疹后肺炎、手术后肺炎、吸入性肺炎、坠积性肺炎等。

（2）病理变化：小叶性肺炎的病变特征是以细支气管为中心的肺组织化脓性炎症。

肉眼观察双肺表面和切面散在分布灰黄、质实病灶，以下叶和背侧多见。病灶大小不一，直径多在0.5~1 cm（相当于肺小叶范围），形状不规则，病灶中央常可见病变细支气管的横断面（图5-4）。严重病例，病灶可互相融合成片，甚或累及整个肺大叶，发展为融合性支气管肺炎，一般不累及胸膜。

镜下观察，不同的发展阶段，病变的表现和严重程度不一致。早期，病变的细支气管黏膜充血、水肿，表面附着黏液性渗出物，周围肺组织无明显改变或肺泡间隔仅有轻度充血。随着病情进展，病灶中支气管、细支气管管腔及其周围的肺泡腔内出现较多中性粒细胞、少量红细胞及脱落的肺泡上皮细胞。病灶周围肺组织充血，可有浆液渗出，部分肺泡过度扩张（代偿性肺气肿）。严重时，病灶中中性粒细胞渗出增多，支气管和肺组织遭破坏，呈完全化脓性炎症改变（图5-5）。

（3）临床病理联系：因小叶性肺炎多为其他疾病的并发症，其临床症状常被原发疾病所掩盖，但发热、咳嗽和咳痰仍是最常见的症状。支气管黏膜受炎症及渗出物的刺激引起咳嗽，痰液往往为黏液脓性或脓性。因病变常呈小灶性分布，故肺实变体征不明显，X线检查则可见肺内散在不规则小片状或斑点状模糊阴影。由于病变部位细支气管和肺泡腔内含有渗出物，听诊可闻及湿啰音。

（4）结局和并发症：经及时有效的治疗，本病大多可以痊愈。婴幼儿、年老体弱者，特别是并发其他严重疾病者，预后大多不良。

小叶性肺炎的并发症远较大叶性肺炎多，且危险性也大，较常见的有呼吸功能不全、心力衰竭、脓毒血症、肺脓肿和脓胸等。

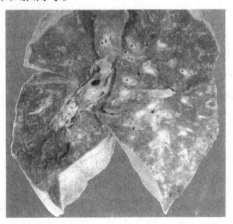

图5-4　小叶性肺炎

肺切面散布大小不一、形状不规则的灰黄质实病灶，部分病灶中央可见细支气管横断面

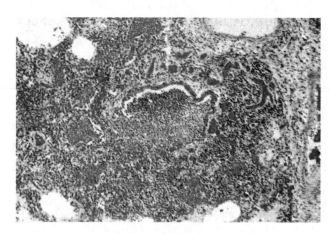

图 5-5　小叶性肺炎

病灶实变的肺组织，中央为病变的细支气管，管腔内及其周围肺泡腔内充满以中性粒细胞为主的炎性渗出物

3. 军团菌肺炎

是由嗜肺军团杆菌引起的，以肺组织急性纤维素性化脓性炎为病变特点的急性传染病。1976 年首次暴发流行于参加美国费城退伍军团会议的人员而得名。本病呈世界性分布，我国也有散发病例。军团菌属现已确定有 40 余个菌种（近 70 个血清型），临床分离到的 90% 是嗜肺军团杆菌。患者常起病急，病情较严重，除高热伴呼吸道症状外，尚可有消化系统及神经系统症状，严重者可出现肺脓肿、胸膜炎、心肌炎、呼吸衰竭、肾功能衰竭、心功能不全等。由于临床表现复杂且缺乏特异性症状和体征，X 线检查难与其他肺炎鉴别，故给早期诊断及治疗造成困难。病死率可高达 15% 左右，尤以老年人、免疫缺陷者及伴有其他疾病（糖尿病、肿瘤）者死亡率高。

（二）病毒性肺炎

病毒性肺炎常由上呼吸道病毒感染向下蔓延所致，引起该类肺炎最常见的病毒有流感病毒，其次为呼吸道合胞病毒、腺病毒、副流感病毒、麻疹病毒、单纯疱疹病毒及巨细胞病毒等。除流感病毒、副流感病毒外，其余病毒所致肺炎多见于儿童。此类肺炎发病可由一种病毒感染，也可由多种病毒混合感染或继发于细菌感染。临床症状差别较大，除有发热和全身中毒症状外，还表现为频繁咳嗽、气急和发绀等。

病理变化：病毒性肺炎主要表现为肺间质的炎症。肉眼观，病变常不明显，病变肺组织因充血水肿而轻度肿大。镜下通常表现为肺泡间隔明显增宽，其内血管扩张、充血，间质水肿及淋巴细胞、单核细胞浸润，肺泡腔内一般无渗出物或仅有少量浆液（图 5-6）。病变较严重时，肺泡腔内则出现由浆液、少量纤维素、红细胞及巨噬细胞混合而成的渗出物，甚至可见肺组织的坏死。由流感病毒、麻疹病毒和腺病毒引起的肺炎，其肺泡腔内渗出的浆液性渗出物常浓缩成薄层红染的膜状物贴附于肺泡内表面，即透明膜形成。细支气管上皮和肺泡上皮也可增生、肥大，并形成多核巨细胞。如麻疹性肺炎时出现的巨细胞较多，又称巨细胞肺炎。在增生的上皮细胞和多核巨细胞内可见病毒包涵体。病毒包涵体呈圆形或椭圆形，约红细胞大小，其周围常有一清晰的透明晕，其在细胞内出现的位置常因感染病毒的种类不同而异，腺病毒、单纯疱疹病毒和巨细胞病毒感染时，病毒包涵体出现于上皮细胞的核内并呈嗜碱性（图5-7）；呼吸道合胞病毒感染时，出现于胞质（嗜酸性）；麻疹肺炎时则胞核和胞质内均可见到。检见病毒包涵体是病理组织学诊断病毒性肺炎的重要依据。

病毒性肺炎若为混合性感染引起，如麻疹病毒合并腺病毒感染，或继发细菌性感染，则其病变更为严重和复杂，病灶可呈小叶性、节段性和大叶性分布，且支气管和肺组织可出现明显的坏死、出血，或混杂有化脓性病变，从而掩盖了病毒性肺炎的病变特征。

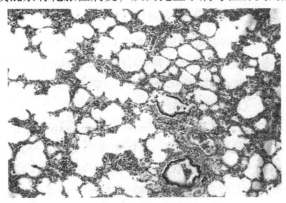

图5-6 病毒性肺炎

肺泡间隔明显增宽，血管扩张充血，间质水肿伴大量以单核细胞为主的炎细胞浸润，肺泡腔内基本无渗出物

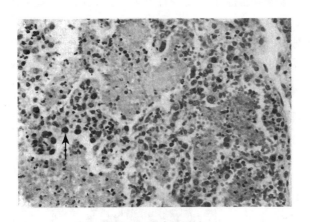

图5-7 病毒性肺炎

增生肥大的上皮细胞核内见嗜碱性，圆形或椭圆形，周围有一明显空晕的病毒包涵体

（三）严重急性呼吸综合征

严重急性呼吸综合征（SARS）是2003年由世界卫生组织命名的以呼吸道传播为主的急性传染病，国内又称传染性非典型肺炎。本病传染性极强，现已确定本病的病原体为一种以前未知的冠状病毒，并命名为SARS冠状病毒。SARS病毒以近距离空气飞沫传播为主，直接接触患者粪便、尿液和血液等也会受感染，故医务人员为高发人群，发病有家庭和医院聚集现象。发病机制尚未阐明。现有研究提示，SARS病毒的结构蛋白（S蛋白、E蛋白、N

蛋白和 M 蛋白）和 5 个未知的蛋白刺激机体发生免疫超敏反应，引起强烈的肺组织免疫损伤。目前发现，SARS 患者早期外周血 CD4 + 和 CD8 + 阳性淋巴细胞数量显著减少，后者尤为明显，表明患者 T 细胞免疫功能遭受严重破坏。SARS 起病急，以发热为首发症状，体温一般高于 38℃，偶有畏寒，可伴头痛、肌肉和关节酸痛、干咳、少痰，严重者出现呼吸窘迫。外周血白细胞计数一般不升高或降低，常有淋巴细胞计数减少。X 线检查，肺部常有不同程度的块状、斑片状浸润性阴影。

病理变化：现有部分 SARS 死亡病例尸检报告显示该病以肺和免疫系统的病变最为突出，心、肝、肾、肾上腺等实质性器官也不同程度受累。

1. 肺部病变

肉眼观，双肺呈斑块状实变，严重者双肺完全性实变；表面黯红色，切面可见肺出血灶及出血性梗死灶。镜下观，以弥漫性肺泡损伤为主，肺组织重度充血、出血和肺水肿，肺泡腔内充满大量脱落和增生的肺泡上皮细胞及渗出的单核细胞、淋巴细胞和浆细胞。部分肺泡上皮细胞胞质内可见典型的病毒包涵体，电镜证实为病毒颗粒。肺泡腔内可见广泛透明膜形成，部分病例肺泡腔内渗出物出现机化，呈肾小球样机化性肺炎改变。肺小血管呈血管炎改变，部分管壁可见纤维素样坏死伴血栓形成，微血管内可见纤维素性血栓（图 5-8）。

2. 脾和淋巴结病变

脾体积略缩小，质软。镜下见脾小体高度萎缩，脾动脉周围淋巴鞘内淋巴细胞减少，红髓内淋巴细胞稀疏。白髓和被膜下淋巴组织大片灶状出血坏死。肺门淋巴结及腹腔淋巴结固有结构消失，皮髓质分界不清，皮质区淋巴细胞数量明显减少，常见淋巴组织呈灶状坏死。

心、肝、肾、肾上腺等器官除小血管炎症性病变外，均有不同程度变性、坏死和出血等改变。

本病若能及时发现并有效治疗大多可治愈，不足 5% 的严重病例可因呼吸衰竭而亡。其中并发症及后遗症有待进一步观察确定。

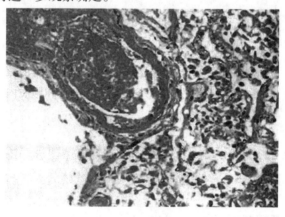

图 5-8 SARS 的肺部病变

肺泡腔内充满大量脱落的肺泡上皮及渗出的单核细胞、淋巴细胞，边缘见残存的透明膜。左上角示肺静脉管壁纤维素样坏死伴腔内血栓形成

（四）支原体肺炎

支原体肺炎是由肺炎支原体引起的一种间质性肺炎。寄生于人体的支原体有数十种，但

仅有肺炎支原体对人体致病。儿童和青少年发病率较高，秋、冬季发病较多，主要经飞沫传播，常为散发性，偶尔流行。患者起病较急，多有发热、头痛、咽喉痛及顽固而剧烈的咳嗽、气促和胸痛，咳痰常不显著。听诊常闻及干、湿啰音，胸部 X 线检查显示节段性纹理增强及网状或斑片状阴影。白细胞计数轻度升高，淋巴细胞和单核细胞增多。本病临床不易与病毒性肺炎鉴别，但可由患者痰液、鼻分泌物及咽拭培养出肺炎支原体而诊断。大多数支原体肺炎预后良好，死亡率为 0.1% ~1% 。

病理变化：肺炎支原体感染可波及整个呼吸道，引起上呼吸道炎、气管炎和支气管炎及肺炎。肺部病变常累及一叶肺组织，以下叶多见，偶可波及双肺。病变主要发生于肺间质，故病灶实变不明显，常呈节段性分布。肉眼观呈黯红色，切面可有少量红色泡沫状液体溢出，气管或支气管腔可有黏液性渗出物，胸膜一般不被累及。镜下观，病变区内肺泡间隔明显增宽，血管扩张、充血，间质水肿伴大量淋巴细胞、单核细胞和少量浆细胞浸润。肺泡腔内无渗出物或仅有少量混有单核细胞的浆液性渗出液。小支气管、细支气管壁及其周围间质充血水肿及慢性炎细胞浸润，伴细菌感染时可有中性粒细胞浸润。严重病例，支气管上皮和肺组织可明显坏死、出血。

（王秀芳）

第二节　呼吸系统常见肿瘤

一、鼻咽癌

鼻咽癌是鼻咽部上皮组织发生的恶性肿瘤。本病可见于世界各地，但以我国广东、广西、福建等省及自治区，特别是广东珠江三角洲和西江流域发病率最高，有明显的地域性。男性患者多于女性，发病年龄多在 40 ~50 岁。临床症状为鼻出血、鼻塞、耳鸣、听力减退、复视、偏头痛和颈部淋巴结肿大等。

（一）病因

鼻咽癌的病因尚未完全阐明。现有的研究表明鼻咽癌的发病与下列因素有关。

1. EB 病毒

已知 EB 病毒（EBV）与鼻咽癌的关系密切，其主要证据为瘤细胞内存在 EBV-DNA 和核抗原（EBNA）。90% 以上患者血清中有 EB 病毒核抗原、膜抗原和壳抗原等多种成分的相应抗体，特别是 EB 病毒壳抗原的 IgA 抗体（VCA-IgA）阳性率可高达97%，具有一定的诊断意义。但 EB 病毒如何使上皮细胞发生癌变的机制尚不清楚，因而 EB 病毒是引发鼻咽癌的直接因素，还是间接或辅助因素还不能确定。

2. 遗传因素

流行病学调查已表明鼻咽癌不仅有明显的地域性，部分病例也有明显的家族性。高发区居民移居国外或外地后，其后裔的发病率仍远远高于当地人群，提示本病可能与遗传因素有关。

3. 化学致癌物质

某些致癌的化学物质，如亚硝酸胺类、多环芳烃类及微量元素镍等与鼻咽癌的发病也有一定关系。

（二）病理变化

鼻咽癌最常发生于鼻咽顶部，其次是外侧壁和咽隐窝，前壁最少见；也有同时发生于两个部位，如顶部和侧壁。

早期鼻咽癌常表现为局部黏膜粗糙或略隆起，或形成隆起黏膜面的小结节，随后可发展成结节型、菜花型、黏膜下浸润型和溃疡型肿块（图5-9）。其中黏膜下浸润型的表面黏膜尚完好或仅轻度隆起，而癌组织在黏膜下已广泛浸润甚或转移至颈部淋巴结，故此类患者常以颈部淋巴结肿大为最常出现的临床症状。鼻咽癌以结节型最多见，其次为菜花型。

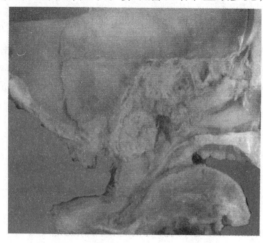

图5-9　鼻咽癌

鼻咽癌正中矢状切面，结节状癌组织占据整个鼻咽部并侵犯颅骨，癌组织中央有溃疡形成

（三）组织学类型

鼻咽癌绝大多数起源于鼻咽黏膜柱状上皮的储备细胞，少数源于鳞状上皮的基底细胞。柱状上皮中的储备细胞是一种原始的具有多向分化潜能的细胞，既可分化为柱状上皮，又可分化为鳞状上皮，以致鼻咽癌的组织构象复杂，分类意见难以统一，迄今尚无完善的病理学分类。现将较常见的鼻咽癌组织学类型按其组织学特征及分化程度分述如下。

1. 鳞状细胞癌

根据癌细胞的分化程度可将其分为分化性和未分化性两类。

（1）分化性鳞状细胞癌：又可分为角化型和非角化型鳞癌。前者也称高分化鳞癌，其癌巢内细胞分层明显，可见细胞内角化，棘细胞间有时可见细胞间桥，癌巢中央可有角化珠形成（图5-10）。非角化型鳞癌又称低分化鳞癌，其癌巢内细胞分层不明显，细胞大小形态不一，常呈卵圆形、多角形或梭形，细胞间无细胞间桥，无细胞角化及角化珠形成。此型为鼻咽癌中最常见的类型，且与 EB 病毒感染关系密切。

（2）未分化性鳞状细胞癌：有两种形态学表现，一种为泡状核细胞癌，癌细胞呈片状或不规则巢状分布，境界不如分化性癌清晰。癌细胞胞质丰富，境界不清，常呈合体状。细胞核大，圆形或卵圆形，空泡状，有 1~2 个大而明显的核仁，核分裂象少见（图5-11）。癌细胞或癌巢间有较多淋巴细胞浸润。该型占鼻咽癌总数 10% 左右，对放疗敏感。另一种未分化鳞癌的癌细胞小，胞质少，呈小圆形或短梭形，弥漫性分布，无明显的巢状结构。此型易与恶性淋巴瘤及其他小细胞性肿瘤如未分化横纹肌肉瘤、神经母细胞瘤等混淆，必要时可分别作 CK（细胞角蛋白）、LCA（白细胞共同抗原）、Desmin（结蛋白）和 NF（神经微丝蛋白）等的免疫组织化学染色或电镜检查以资鉴别。

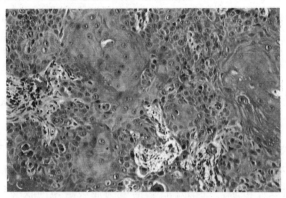

图 5-10 鼻咽高分化鳞状细胞癌

癌细胞分化比较成熟，癌巢内可见角化珠形成

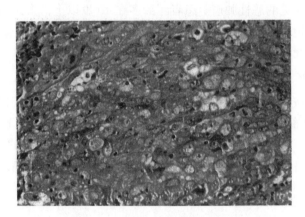

图 5-11 鼻咽未分化鳞状细胞癌

癌细胞呈片状或不规则巢状，细胞境界不清，合体状，核呈空泡状，可见明显核仁，核分裂象少见

2. 腺癌

少见，主要来自鼻咽黏膜的柱状上皮，也可来自鼻咽部小腺体。高分化者表现为柱状细胞腺癌或乳头状腺癌。低分化腺癌癌巢不规则，腺样结构不明显，癌细胞小。也有极少病例为黏液腺癌。

（四）扩散途径

1. 直接蔓延

癌组织呈侵袭性生长，向上蔓延可破坏颅底骨质侵入颅内，损伤第 Ⅱ～Ⅵ 对脑神经；向下侵犯梨状隐窝、会厌及喉上部；向外侧可破坏耳咽管侵入中耳；向前可蔓延至鼻腔甚或眼眶，也可由鼻腔向下破坏硬腭和软腭；向后则可破坏上段颈椎、脊髓。

2. 淋巴转移

鼻咽黏膜固有膜内淋巴组织丰富，富含淋巴管网，故早期常发生淋巴转移。癌细胞经咽后壁淋巴结转移至颈上深淋巴结，患者常在胸锁乳头肌后缘上 1/3 和 2/3 交界处皮下出现无痛性结节，并有一半以上的患者以此作为首发症状而就诊。此时，原发病灶尚小，其相关症状缺如或不明显。颈淋巴结转移一般发生在同侧，对侧极少发生，后期可双侧都受累。若相邻淋巴结同时受累则可融合成巨大肿块。颈部肿大淋巴结还可压迫第Ⅳ～Ⅺ对脑神经和颈交感神经引起相应症状。

3. 血行转移

较晚发生，常可转移至肝、肺、骨以及肾、肾上腺和胰等器官和组织。

（五）结局

鼻咽癌因早期症状常不明显易被忽略，确诊时已多是中晚期，常有转移，故治愈率低。本病的治疗以放疗为主，其疗效和预后与病理组织学类型有关。恶性程度高的低分化鳞状细胞癌和泡状核细胞癌对放疗敏感，经治疗后病情可明显缓解，但较易复发。

二、喉癌

喉癌是上呼吸道常见的恶性肿瘤。患者年龄多在 40 岁以上，大约 96% 为男性。长期大量吸烟或酗酒以及环境污染是主要危险因素。声嘶是喉癌（声带癌）患者常见的早期症状，发生于声带外侧者可无声嘶症状。

（一）病理变化

根据喉镜检查，按喉癌发生的解剖部位将其分为 4 型。①声带型（声带癌）：占全部喉癌的 60%～65%，肿瘤起源于真声带，且最常位于声带前 1/3。②声门上型：占全部喉癌的 30%～35%，包括假声带、喉室、会厌的喉面和舌面及喉气囊肿发生的癌，其中发生于会厌者约占 1/3。③跨声门型：占全部喉癌的 5% 以上，指肿瘤跨越喉室，淋巴结转移率高达 52%。④声带下型：不足 5%，包括真声带肿瘤向下蔓延超过 1 cm 和完全局限于声带下区的肿瘤。

喉癌的主要组织学类型是鳞状细胞癌，占 95%～98%，腺癌少见，约为 2%。按鳞状细胞癌发展程度可分为以下 3 型。

1. 原位癌

癌仅限于上皮内，上皮全层均癌变但不突破基底膜。该型甚少见，有的原位癌可长期保持，不发展为浸润癌。

2. 早期浸润癌

一般由原位癌发展而来，部分癌组织突破上皮基底膜向下浸润，在固有膜内形成癌巢。

3. 浸润癌

根据喉镜检查所见将其分为浸润癌和疣状癌两型，浸润型喉癌最常见，癌组织已浸润喉壁。组织学上将其分为高分化、中等分化和低分化鳞状细胞癌三型，其中以高分化型多见，癌细胞间可见细胞间桥，有细胞角化和角化珠形成。低分化者细胞异型性大，常以梭形细胞为主，且弥散分布不呈巢状，似肉瘤结构。疣状癌少见，仅占喉癌的 1%～2%，是一种高分化鳞状细胞癌。癌组织主要向喉腔呈疣状突起，形成菜花状或息肉状肿块。镜下呈乳头状结构，癌细胞分化较好，可有不同程度的局限性浸润。疣状癌生长缓慢，大都不发生转移。

（二）扩散途径

喉癌常向黏膜下浸润蔓延，侵犯邻近软组织。向前可破坏甲状软骨、颈前软组织、甲状腺，向后扩散可累及食管，向下蔓延至气管。

喉癌转移一般发生较晚，常经淋巴转移至颈淋巴结，多见于颈总动脉分叉处淋巴结。血行转移较少见，主要转移至肺、骨、肝、肾等处。

三、肺癌

肺癌是最常见的恶性肿瘤之一，半个世纪以来肺癌的发病率和死亡率一直呈明显上升趋势。据统计在多数发达国家肺癌居恶性肿瘤首位，在我国多数大城市肺癌的发病率和死亡率也居恶性肿瘤的第一位和（或）第二位。90%以上患者发病年龄超过40岁。近年来女性吸烟者不断增多，男女患者比例已由4∶1上升到15∶1。

（一）病因

肺癌的病因复杂，目前认为主要与以下因素有关。

1. 吸烟

现公认吸烟是肺癌致病的最危险因素之一。大量研究已证明吸烟者肺癌的发病率比普通人高20~25倍，且与吸烟的量和吸烟时间的长短正相关。香烟燃烧的烟雾中含有的化学物质超过上千种，其中已确定的致癌物质有3，4-苯并芘、尼古丁、焦油等。此外，放射性元素钋^{210}、碳^{14}及砷、镍等也都有致癌作用。通过降低焦油含量或加用过滤嘴使烟草中致癌成分发生改变，则肺癌的组织学类型也能发生变化，更证明吸烟与肺癌发生密切相关。

2. 空气污染

大城市和工业区肺癌的发生率和死亡率都较高，主要与交通工具或工业排放的废气或粉尘污染空气密切相关，污染的空气中3，4-苯并芘、二乙基亚硝酸胺及砷等致癌物的含量均较高。有资料表明，肺癌的发病率与空气中3，4-苯并芘的浓度呈正相关。此外，吸入家居装饰材料散发的氡及氡子体等物质也是肺癌发病的危险因素。

3. 职业因素

从事某些职业的人群，如长期接触放射性物质（铀）或吸入含石棉、镍、砷等化学致癌粉尘的工人，肺癌发生率明显增高。

4. 分子遗传学改变

各种致癌因素作用于细胞内多种基因，引起基因改变而导致正常细胞癌变。目前已知肺癌中有10~20种癌基因激活或抑癌基因失活，如KRAS基因突变，尤其是12和13密码子突变在约25%的腺癌、20%的大细胞癌和5%的鳞癌中出现，该突变与腺癌的预后不良有关。c-MYC基因的活化（过度表达）在10%~40%的小细胞癌中出现，而在其他类型中则很少见。肺癌中抑癌基因的失活主要包括p53和Rb基因。约有80%的小细胞癌和50%的非小细胞癌有p53突变。Rb基因突变见于80%的小细胞癌和25%的非小细胞癌。3p（3号染色体短臂）缺失可见于所有类型的肺癌，同时也见于正常上皮中。另外，原癌基因bcl-2在25%的鳞癌和10%的腺癌中有表达。

（二）病理变化

根据肿瘤在肺内分布部位，可将肺癌分为中央型、周围型和弥漫型 3 个主要类型。这种分型与临床 X 线分型基本一致。

（1）中央型（肺门型）：肺癌发生于主支气管或叶支气管，在肺门部形成肿块。此型最常见，占肺癌总数的 60% ~70%。早期，病变气管壁可弥漫增厚或形成息肉状或乳头状肿物突向管腔，使气管腔狭窄或闭塞。随病情进展，肿瘤破坏气管壁向周围肺组织浸润、扩展，在肺门部形成包绕支气管的巨大肿块（图 5-12）。同时，癌细胞经淋巴转移至支气管和肺门淋巴结，肿大的淋巴结常与肺门肿块融合。

（2）周围型：此型起源于肺段或其远端支气管，在靠近肺膜的肺周边部形成孤立的结节状或球形癌结节，直径通常在 2 ~8 cm，与支气管的关系不明显（图 5-13）。该型占肺癌总数的 30% ~40%，发生淋巴转移常较中央型晚，但可侵犯胸膜。

（3）弥漫型：该型较少见，仅占全部肺癌的 2% ~5%。癌组织起源于末梢的肺组织，沿肺泡管及肺泡弥漫性浸润生长，形成多数粟粒大小结节布满大叶的一部分或全肺叶；也可形成大小不等的多发性结节散布于多个肺叶内，易与肺转移癌混淆。

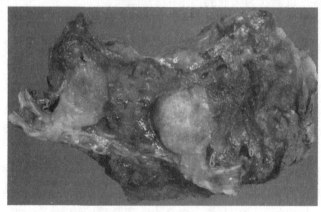

图 5-12　肺癌（中央型）
近肺门部癌组织包绕管壁增厚的支气管

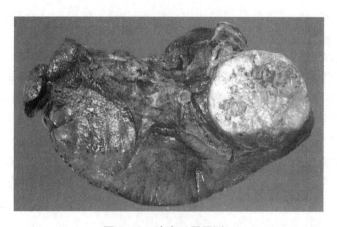

图 5-13　肺癌（周围型）

（三）早期肺癌和隐性肺癌

近年来，国内外对早期肺癌和隐性肺癌进行了较多研究。一般认为若发生于段支气管以上的大支气管者，即中央型早期肺癌，其癌组织仅局限于管壁内生长，包括腔内型和管壁浸润型，后者不突破外膜，未侵及肺实质，且无局部淋巴结转移。发生于小支气管者，又称周围型早期肺癌，在肺组织内呈结节状，直径小于 2 cm，无局部淋巴结转移。隐性肺癌一般指肺内无明显肿块，影像学检查阴性而痰细胞学检查癌细胞阳性，手术切除标本经病理学证实为支气管黏膜原位癌或早期浸润癌而无淋巴结转移。

肺癌组织学表现复杂多样，根据 2015 年 WHO 关于肺癌的分类，将其分为腺癌、鳞状细胞癌、神经内分泌癌、大细胞癌、腺鳞癌等基本类型。每种类型的癌根据细胞形态的不同分为若干个亚型。以下重点介绍 5 种常见类型的肺癌。

1. 腺癌

近年其发生率有明显上升的趋势，是女性肺癌最常见的类型，多见于非吸烟者。肺腺癌通常发生于较小支气管上皮，故大多数（65%）为周围型肺癌。肿块通常位于胸膜下，境界不甚清晰，常累及胸膜（77%）。腺癌伴纤维化和瘢痕形成较多见，有人称其为瘢痕癌，并认为是对肿瘤出现的间质胶原纤维反应。

腺癌的组织学类型主要分为原位腺癌（AIS）、微浸润性腺癌（MIA）和浸润性腺癌。AIS 被定义为局限性，肿瘤细胞沿肺泡壁呈鳞屑样生长，无间质、血管或胸膜浸润的小腺癌（≤3 cm）。MIA 则被定义为孤立性、以鳞屑样生长方式为主且浸润灶≤0.5 cm 的小腺癌（≤3 cm）。浸润性腺癌其浸润灶 >0.5 cm。浸润性腺癌按分化程度，可分为高、中、低分化 3 类。高分化腺癌主要表现为癌细胞沿肺泡壁、肺泡管壁，有时也沿细支气管壁呈鳞屑样生长；肺泡间隔大多未被破坏，故肺泡轮廓依然保留（图 5-14）。中分化肺腺癌根据腺管、乳头或黏液分泌等形态特征在癌组织中所占比例又可分为腺泡型、乳头状和实体黏液细胞型等亚型。低分化肺腺癌常无腺样结构，呈实心条索状，分泌现象少见，细胞异型性明显。

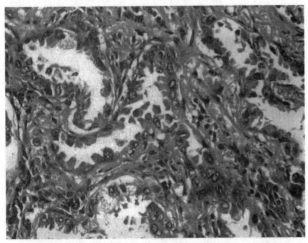

图 5-14　肺腺癌（高分化）

癌细胞沿肺泡壁呈多层生长，形似腺样结构，有乳头形成，肺泡间隔未被破坏，肺泡轮廓保留

2. 鳞状细胞癌

为肺癌中最常见的类型之一，其中80%～85%为中央型肺癌。患者绝大多数为中老年男性且大多有吸烟史。该型多发生于段以上大支气管，纤维支气管镜检查易被发现。组织学上鳞状细胞癌可分为角化型、非角化型和基底细胞样型。角化型癌巢中有角化珠形成，常可见细胞间桥；非角化型无角化珠形成，细胞间桥也很难见到；基底细胞样型是癌细胞较小，质少，似基底细胞样的形态，且癌巢周边的癌细胞呈栅栏状排列。

3. 神经内分泌癌

包括小细胞癌、大细胞神经内分泌癌和类癌等。小细胞癌占全部肺癌的15%～20%，患者多为男性，且与吸烟密切相关。小细胞癌是肺癌中分化最低、恶性程度最高的一种。生长迅速、转移早，5年存活率仅为1%～2%。手术切除效果差，但对放疗及化疗较为敏感。多为中央型，常发生于大支气管，向肺实质浸润生长，形成巨块。镜下，癌细胞小，常呈圆形或卵圆形，似淋巴细胞，但体积较大；也可呈梭形或燕麦形，胞质少，似裸核，癌细胞呈弥漫分布或呈片状、条索状排列，称燕麦细胞癌（图5-15）；有时也可围绕小血管形成假菊形团结构。电镜下胞质内可见神经分泌颗粒，故认为其起源于支气管黏膜上皮的 Kulchitsky 细胞，是一种异源性神经内分泌肿瘤。免疫组织化学染色显示癌细胞对神经内分泌标志如神经元特异性烯醇化酶（NSE）、嗜铬蛋白 A（CgA）、突触素（Syn）及人自然杀伤细胞相关抗原（Leu7）等呈阳性反应，角蛋白也可显示阳性。

4. 大细胞癌

又称大细胞未分化癌。半数大细胞癌发生于大支气管，肿块常较大。镜下，癌细胞常呈实性团块或片状，或弥漫分布。癌细胞体积大，胞质丰富，通常均质淡染，也可呈颗粒状或胞质透明。核圆形、卵圆形或不规则形，染色深，异型性明显，核分裂象多见。癌组织无任何腺癌、鳞癌或神经内分泌癌分化的组织学形态特点及免疫表型。大细胞肺癌恶性程度高，生长迅速，转移早而广泛，生存期大多在1年之内。

5. 腺鳞癌

较少见。癌组织内含有腺癌和鳞癌两种成分，且两种成分各占10%以上，不管是以何种组织结构为主，均称为腺鳞癌。

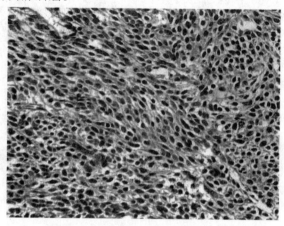

图5-15 肺小细胞癌（燕麦细胞癌）

癌细胞小，梭形，胞质少，似裸核，平行排列呈片状

（四）扩散途径

1. 直接蔓延

中央型肺癌常直接侵犯纵隔、心包及周围血管，或沿支气管向同侧甚至对侧肺组织蔓延。周围型肺癌可直接侵犯胸膜并侵入胸壁。

2. 淋巴转移和血行

肺癌淋巴转移常发生较早，且扩散速度较快。癌组织首先转移到支气管旁、肺门淋巴结，再扩散到纵隔、锁骨上、腋窝及颈部淋巴结。周围型肺癌癌细胞可进入胸膜下淋巴丛，形成胸膜下转移灶并引起胸腔血性积液。血行转移常见于脑、肾上腺、骨等器官和组织，也可转移至肝、肾、甲状腺和皮肤等处。

（五）临床病理联系

肺癌早期症状不明显，以后常有咳嗽、痰中带血、胸痛等症状，其中咯血较易引起患者的注意因而就诊。患者的症状和体征与肿瘤部位、大小及浸润转移有关，癌组织压迫支气管可引起远端肺组织局限性萎缩或肺气肿；若合并感染则引发化脓性炎或脓肿形成；癌组织侵入胸膜除引起胸痛外，还可致血性胸水；侵入纵隔可压迫上腔静脉，导致面、颈部水肿及颈胸部静脉曲张。位于肺尖部的肿瘤常侵犯交感神经链，引起病侧眼睑下垂、瞳孔缩小和胸壁皮肤无汗等交感神经麻痹症状；侵犯臂丛神经可出现上肢疼痛和肌肉萎缩等。有异位内分泌作用的肺癌可引起副肿瘤综合征，尤其是小细胞癌能分泌大量 5-羟色胺而引起类癌综合征，表现为支气管痉挛、阵发性心动过速、水样腹泻和皮肤潮红等。此外，患者还可以出现肺性骨关节病、肌无力综合征和类 Cushing 综合征等。

肺癌患者预后大多不良，早发现、早诊断、早治疗对于提高治愈率和生存率至关重要。40 岁以上，特别是长期吸烟者，若出现咳嗽、气急、痰中带血和胸痛或刺激性咳嗽、干咳无痰等症状应高度警惕并及时进行 X 线、痰液细胞学检查及肺纤维支气管镜检查及病理活体组织检查，以期尽早发现，提高治疗效果。

（六）非小细胞肺癌的分子分型及临床意义

非小细胞肺癌（NSCLC）占肺癌总数的 85% ~90%。NSCLC 存在不同基因的突变，以这些突变基因进行分子分型，对于指导其个体靶向治疗具有重要的意义。常见的突变基因有 EGFR（30%）、KRAS（4%）、EMIA-ALK（2% ~7%）和 ROS1（1%）等，而在肺腺癌中突变的概率则更高。根据需要进行 EGFR、KRAS 和 EML4-ALK 等基因的检测，对于指导 NSCLC 的用药及疗效评价和预后判断有重要价值。

1. EGFR 基因突变检测

NSCLC 存在 EGFR 基因突变，其突变率约占 50%。突变主要在 EGFR 第 18 号外显子至 21 号外显子，其中 19 号外显子 746 ~750 密码子的缺失突变（48%）和 21 号外显子 858 密码子的点突变（43%）为主要突变类型。EGFR 突变型患者对酪氨酸激酶抑制剂如吉非替尼、盐酸厄洛替尼的疗效显著。

2. KRAS 基因突变检测

KRAS 是 EGFR 信号通路上的关键基因，其突变主要集中在第 12、第 13 号密码子。KRAS 基因突变的患者接受 EGFR 单抗药物治疗的有效率低，而且目前没有针对 KRAS 突变的治疗方法。

3. EML4-ALK 基因突变检测

棘皮动物微管相关蛋白-4（EML4）位于2p21，由981个氨基酸组成。间变性淋巴瘤受体酪氨酸激酶（ALK）位于2p23，由1 620个氨基酸组成。EMLA的5'端与ALK的3'端通过倒位融合，即inv（2）（p21p23），能形成EML4-ALK融合基因14种变异体。EML4-ALK是NSCLC发生发展独立和关键的分子靶点。存在EML4-ALK融合基因突变的肺腺癌，应用克唑替尼效果较好。

4. Ros1 基因重排和 c-MET 扩增检测

Ros1受体酪氨酸激酶基因重排是NSCLC的另外一个分子亚型。Ros1基因重排可引起癌基因Ros1融合激酶的表达及对Ros1激酶抑制剂的敏感性。而c-MET的扩增同样会引起类似的效果。Ros1基因重排和c-MET扩增的肿瘤也可以用克唑替尼进行治疗。

（王秀芳）

第三节　胸膜疾病

一、胸膜炎

多种原因可引起胸膜炎症，但较常见的是肺的炎症性疾病蔓延至胸膜，按病因可分为感染性胸膜炎（如细菌性、真菌性）和非感染性胸膜炎（如类风湿性、淀粉样变性等）。胸膜炎大多表现为渗出性炎症，根据渗出物的性质可分为浆液性胸膜炎、纤维素性胸膜炎及化脓性胸膜炎。

1. 浆液性胸膜炎

又称湿性胸膜炎，主要表现为多量淡黄色浆液聚积于胸膜腔，形成胸腔积液。常见于肺炎及肺结核病初期，也可以是类风湿关节炎、系统性红斑狼疮等自身免疫性疾病时全身性浆膜炎的局部表现。胸腔内渗出液过多可导致呼吸困难。

2. 纤维素性胸膜炎

又称干性胸膜炎，渗出物主要为纤维素伴不等量中性粒细胞浸润，多见于肺炎、肺结核、尿毒症、风湿病和肺梗死。渗出的纤维素附着于胸膜的腔面，因呼吸运动被牵拉成绒毛状，临床听诊可闻及胸膜摩擦音，并出现胸痛。晚期若纤维素不能被溶解吸收，则发生机化，导致胸膜纤维性肥厚和粘连，严重者胸膜厚度可达数厘米，使呼吸运动明显受限。

3. 化脓性胸膜炎

常继发于肺炎球菌、金黄色葡萄球菌等化脓性细菌引起的肺炎、肺脓肿，也可由血行播散引起。脓性渗出液积聚于胸腔形成脓胸。肺结核空洞破裂穿入胸腔可形成结核性脓胸。

二、胸膜间皮瘤

胸膜间皮瘤是原发于胸膜间皮的肿瘤，是由被覆胸膜的间皮细胞发生。间皮细胞具有分化为上皮和纤维组织的双向分化能力，故由间皮细胞发生的间皮瘤也具有双向分化特征。根据肿瘤的性质间皮瘤可分为良性和恶性两类，恶性者相对多见，但其发病率远低于肺癌，二者之比约为1：1 000。

1. 良性胸膜间皮瘤

罕见，多呈局限性生长，故也称良性局限性胸膜间皮瘤。瘤体常为有包膜的圆形肿块，基底部可较小，有蒂与胸膜相连，或广基性与胸膜相连。有的瘤体可呈分叶状，坚实。大多数瘤体较小，平均直径 1~3 cm，也有直径达 12 cm 以上者。镜下瘤组织大多由梭形的成纤维细胞样瘤细胞组成，排列方式似纤维瘤。部分肿瘤在纤维样细胞内出现由上皮性瘤细胞形成的乳头状、腺管状或实体结构，称双向性间皮瘤。此瘤生长缓慢，易于手术切除。切除后极少复发，临床预后良好。

2. 恶性胸膜间皮瘤

为高度恶性肿瘤，肿瘤沿胸膜表面弥漫浸润扩展，故也称恶性弥漫性胸膜间皮瘤。此瘤多见于老年人，现已证明其发病与吸入石棉粉尘密切相关。典型病例表现为气急、胸痛和胸腔积液，胸腔积液常为血性。肉眼观特征性的表现为胸膜弥漫性增厚呈多发性结节状，结节界限不清，灰白色，大小不等（图 5-16），孤立性结节肿块相当罕见。肿瘤常累及一侧胸膜的大部分，也可扩散到对侧胸膜、肺叶间、心包膜、胸壁、膈肌甚至肺组织，少数病例可延及腹膜。镜下组织学构象复杂，按肿瘤主要细胞成分的不同，将瘤细胞形成管状和乳头状结构者称为腺管乳头状型；由梭形细胞和胶原纤维构成者称肉瘤样型；上述两种成分混合构成者称为混合型（或双向型）。其中混合型和腺管乳头状型约占该瘤总数的 70% 以上，又以混合型多见。各型肿瘤细胞均有不同程度异型性，核分裂象多少不等。

恶性胸膜间皮瘤预后差，若能手术切除大部分肿瘤并配合放、化疗，患者可存活 2 年以上。

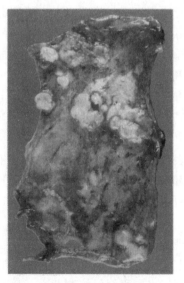

图 5-16　恶性生胸膜间皮瘤
肿瘤呈多发性结节状，大小不等，界限不清，灰白色

（尚旖旎）

第六章

循环系统疾病

第一节　心肌炎

心肌炎是指心肌的局限性或弥漫性急性或慢性炎症病变，可分为感染性和非感染性两大类。前者因细菌、病毒、螺旋体、立克次体、真菌、原虫、蠕虫等感染所致，后者包括过敏或变态反应等免疫性心肌炎，如风湿病，以及理化因素或药物所致的反应性心肌炎等。由病毒感染所致的心肌炎，病程在3个月以内者称为急性病毒性心肌炎。

一、病毒性心肌炎

大多数已知病毒，如脊髓灰质炎病毒、流感病毒、腺病毒、水痘病毒、流行性腮腺炎病毒、传染性单核细胞增多症病毒、巨细胞病毒、麻疹病毒、风疹病毒、传染性肝炎病毒、淋巴细胞脉络丛脑膜炎病毒、流行性脑炎病毒，以及艾滋病病毒等都能引起不同程度的心肌间质炎，但主要是柯萨奇B病毒和埃可病毒。

病毒性心肌炎有的只是病毒感染损伤的一部分，有的则定位于心脏。成年人病毒性心肌炎的临床表现大多较新生儿和儿童病毒性心肌炎轻，急性期死亡率低，大部分病例预后良好。

重症病毒性心肌炎的病理表现为间质性心肌炎。急性期有心脏扩大，心壁苍白、柔软，间质水肿，间质和小血管周围有以淋巴细胞、单核细胞为主的炎细胞浸润，伴有心肌细胞变性、坏死。慢性期表现为间质纤维化，主要集中在肌束间和小血管周围，并可延伸至心内膜，也可有散在的小瘢痕。

病毒性心肌炎无论临床表现，还是病理形态均没有特异性，因此确定诊断比较困难，临床上血清病毒滴度升高4倍以上有重要的诊断价值，心肌活检虽可认定病变性质，但用活检标本分离病毒的阳性率不高，近年来有用原位核酸杂交（PCR）或聚合酶链反应—单链构象多态性分析（PCR-SSCP）检测DNA或RNA的，有较高的阳性率。

二、细菌性心肌炎

一般是其他部位细菌感染的并发症状，如急性咽喉炎、扁桃体炎、白喉、肺炎流行性脑脊髓膜炎、细菌性心内膜炎等都能引起心肌炎。细菌性心肌炎也是间质性心肌炎（图6-1）。心肌间质、血管周围均可有成片或灶状炎细胞浸润。炎细胞的类型和浸润的广泛程度随感染细菌种类而异，有的甚至形成小脓肿，一般类型的炎细胞以单核细胞和淋巴细胞为主。并发于急性咽喉炎等重症者，常有明显的心肌细胞变性、坏死和间质水肿。白喉性心肌炎的心肌细胞脂肪性变较突出，分布弥漫，脂滴粗大，坏死心肌细胞形成粗大颗粒或团块，周围有巨噬细胞、单核细胞浸润。结核性心肌炎一般是血液播散或结核性心包炎、心外膜炎的直接扩散，病损部有特征性的结核结节。细菌性心肌炎的愈合一般都经肉芽形成瘢痕。

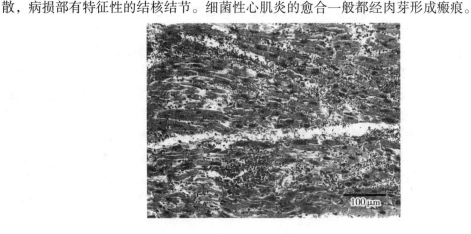

图 6-1 细菌性心肌炎

间质内有大量炎细胞浸润，心肌细胞被分割成粗细不等的条束，并有肿胀和变性

三、真菌性心肌炎

这种心肌炎一般是真菌感染累及心肌的结果，原发于心肌的极少。多见于长期使用抗生素、肾上腺类固醇皮质激素以及免疫抑制剂者。早期炎症病灶也散在分布于心肌间，进而可扩展和融合。菌种的不同，炎症灶的表现可有差别，有的出血、坏死突出，而炎症反应较轻，有的表现为以中性多形核白细胞为主的浸润，伴有组织坏死，脓肿形成。急性期病灶一般较易找到菌丝（图 6-2）。菌种以念珠菌、曲菌、毛霉菌等较多见。慢性期有巨噬细胞反应和肉芽肿形成，甚至出现多核巨细胞，呈结核结节样形态，但其坏死不如结核彻底，也找不到结核菌，这是主要鉴别点。

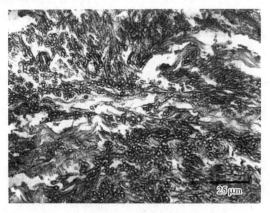

图 6-2 真菌性心肌炎

真菌性心肌炎的肌间脓肿，内有大量菌丝和孢子。一般用 PAS 染色能较清晰地显示

四、药物和毒物性心肌炎

多种药物能对心肌造成损伤。基本有两种形式，一种是药物或毒物对心肌的直接毒害作用，另一种是心肌对药物过敏引起的损伤。药物对心肌的直接毒害作用有明显累加和剂量依赖效应关系，可称为中毒性心肌炎。心肌对药物过敏引起的损伤在使用药物后迅速发生，呈过敏性表现，故称为过敏性心肌炎。

中毒性心肌炎的心肌炎症是药物毒害造成心肌坏死的反应，而不是对药物本身的反应。心肌坏死一般呈灶性，有时只有 1~2 个细胞，但在病损区有坏死心肌、炎症肉芽，以及纤维化的愈合瘢痕同时并存。炎细胞以多形核细胞为主，也可有巨噬细胞，但嗜酸性粒细胞较少见。锑、砷、依米丁、氟尿嘧啶、锂以及吩噻嗪等制剂能引起心肌大片坏死。此外，白喉毒素、嗜铬细胞瘤分泌的儿茶酚胺长期作用，或口服苯异丙胺也能引起心肌坏死，出现炎症。

过敏性心肌炎也是间质性心肌炎，表现为心肌间和小血管周围有嗜酸性粒细胞、淋巴细胞和浆细胞浸润，尤其以嗜酸性粒细胞较突出，但心肌细胞变性、坏死较轻，停药后炎症可自行消退，甚至不留明显纤维化。过敏性心肌炎常出现血管炎和血管周围炎，但病变细胞纤维素样坏死较少见。

能致心肌损伤的常见化学物品简述如下。

1. 一氧化碳

一氧化碳与血红蛋白结合所形成的碳氧血红蛋白，使丧失运输氧能力，导致组织严重缺氧。心肌对缺氧十分敏感，中毒早期有心肌细胞变性和间质出血、水肿；晚期则常引起心内膜下乳头肌灶性坏死。此外，心外膜和心内膜下多见斑片状出血。

2. 氧

氧是保证心脏高效能工作所必需，环境中氧含量随海拔增高而降低。在海拔 5 000 ~ 5 500 米处的氧分压约为海平面地区的 1/2。急性缺氧所致的心肌损伤主要表现为心肌细胞坏死；慢性缺氧所致的心肌损伤主要表现为心肌细胞变性、萎缩、代偿性肥大和间质纤维化。然而血氧含量过高也会引起心脏输出量和心肌收缩力降低，造成氧中毒。氧过量可发生在高空飞行、深水潜水和医疗等所有使用供氧呼吸器的场合。氧中毒会导致肺动脉高压和肺源性心脏病，出现右心室肥厚和心力衰竭，原因是过量的氧既能直接抑制心肌功能，减少冠脉血流，又能使肺因氧中毒而致弥漫性肺泡损伤和肺纤维化，肺动脉和体循环高压。氧中毒同样可造成心肌坏死。

3. 酒精

长期大量饮酒可致心脏肥大、心肌脂肪变和纤维化，称为酒精中毒性心肌病，或酒精性心肌病。其发病机制尚不甚清楚。电镜下可见心肌细胞线粒体肿胀，嵴破坏，脂褐素增多，胞质内脂滴明显增多。

4. 二硫化碳

二硫化碳引起的心血管系统损伤多见于长期低浓度接触者（50 mg/m³ 左右）。主要病损为动脉硬化，其形态改变类似于动脉粥样硬化。二硫化碳引起动脉硬化的原因，有人认为与它能引起高胆固醇血症有关；也有研究表明它能与胰岛素结合形成复合物而降低其活性，产生化学性糖尿病有关。最常见的病损部位为脑动脉、肾动脉和心血管系。主要表现为视网膜血管硬化，且易出血和发生小动脉瘤；肾脏病变为动脉毛细血管的透明性变，其病理形态类似于 Kimmelstiel-Wilson 型肾小球硬化症。心脏方面经流行病学研究，表明长期接触低浓度二硫化碳者，冠心病死亡率高于非接触者。病损可发生在一个部位或多个部位，同一患者不同部位的病损程度也不相同。

5. 铅

慢性铅中毒可使人过早发生动脉粥样硬化，也能引起血压升高和心肌肥大，有的甚至引起冠状动脉痉挛，发生"铅性心绞痛"。在临床上表现为心绞痛、心力衰竭、心电图 T 波和 S-T 段异常。形态上有心肌细胞坏死，肌原纤维分离，肌浆网扩张和线粒体肿胀等。

6. 硒

硒的缺乏可使家畜发生白肌病，我国东北和西北地区也有这种以骨骼肌和心肌变性坏死为主的地方性缺硒病。心肌病变主要为凝固性坏死，或溶解性坏死，呈灶状或大片分布在心内膜下区。硒是谷胱甘肽过氧化物酶的组成部分，它是一种自由基清除剂。一些研究表明克山病的发病与缺硒有一定的关系。此外，硒对机体的影响也受一些地球化学因素的制约，如摄入过多的硫酸盐可降低动物对硒的利用；铜和锌的过量也能促进动物缺硒病的发生等。但硒的过量也可致病，硒中毒的心脏病变为心内膜和外膜下出血，心肌坏死，炎细胞浸润，心肌纤维化和瘢痕形成等。

7. 钴

钴是维生素 B_{12} 的组成成分，是一种必需的微量元素。钴缺乏可引起小红细胞性贫血。1965—1966 年，加拿大魁北克等地在长期大量饮用啤酒的人中爆发一种心肌病，认为与钴中毒有关。其主要表现为呼吸困难、发绀、心跳加快，并有严重心力衰竭、心脏增大，部分病例心腔有附壁血栓。镜下见心肌呈弥漫性变性，间质水肿和灶性纤维化。钴对心肌损伤的机制不十分清楚。一些研究表明，病因可能是多因素的，除钴的作用外，如食物中缺乏蛋白质、硫胺素、镁等必需营养物质的缺少可能有关。过多摄入酒精也可与钴起协同作用。

8. 真菌毒素

蒽环类抗生素如柔红霉素和多柔比星（阿霉素），是一类用于治疗癌症的抗生素，常能引起扩张型心肌病。用药后数分钟即可产生心肌细胞核仁崩解。多柔比星的急性作用包括低血压、心动过速和心律失常。慢性病变包括心脏扩大、心肌细胞变性和萎缩，伴有间质水肿和纤维化。另外，霉烂玉米等的串珠镰刀菌毒素也可损害心肌。急性期表现为心肌水样变性、灶性肌溶解和坏死，进而出现心肌纤维化。

五、原虫性心肌炎

引起本病的主要有枯氏锥虫病（Chagas 病）和弓形虫病。

Chagas 病是全身性疾病，但主要侵犯心脏，急性期锥虫在心肌细胞内繁殖，形成包囊，细胞膜完整。锥虫的虫体圆形或卵圆形，直径约 1.5 nm，核卵圆。当包囊破裂，心肌坏死后出现灶性或弥漫性淋巴细胞、浆细胞和嗜酸性粒细胞浸润，但这时已找不到锥虫。慢性期表现为心脏扩张、心尖部变薄，形成室壁瘤，有灶性或弥漫性间质纤维化。少部分病例有肉芽肿形成，并出现多核巨细胞。

弓形虫病也常累及心肌，急性期弓形虫在心肌细胞内繁殖，破坏心肌细胞，并出现淋巴细胞、单核细胞、浆细胞和嗜酸性粒细胞浸润。弓形虫呈卵圆形或新月形，长 3.4 ~ 4.3 μm，宽 1.3 ~ 1.7 μm，其核径几乎等于虫体的宽度。慢性期也表现为灶性或弥漫性间质纤维化，心肌细胞肥大，心腔扩张，但此时已不易找到弓形虫，类似扩张型心肌病的外形。在器官移植、AIDS 晚期和用免疫抑制者可再现活动性心肌炎。

六、肉芽肿性心肌炎

本型心肌炎以心肌的炎症区内出现巨细胞，并有肉芽肿形成为特征，有肉样瘤病（结节病）和巨细胞型心肌炎两种类型。

肉样瘤病是一种累及全身的肉芽肿性疾病，在心脏的表现是小动脉和小血管周围散在由淋巴细胞、单核细胞、类上皮细胞和朗汉斯巨细胞组成的结核样结节，心肌间质纤维化明显，有的坏死灶内可见星状体或绍曼小体。星状体呈嗜酸性，中心有一小而色深，呈放射状排列的芒刺状体。绍曼小体呈球形，表现为同心圆层状排列的钙化小体。肉样瘤病虽常见星状体，但非特有，星状体有时也可见于巨细胞型心肌炎。与结核不同的是结节病无干酪样坏死，也找不到结核杆菌，但单纯的形态学手段有时也难以鉴别，而用 PCR 技术检测结核杆菌 DNA 会有较大帮助。

巨细胞型心肌炎是一类心肌间质炎症中有巨细胞，并形成肉芽肿的心肌炎，病灶直径约 2 mm 或更大，散在或弥漫分布于左室壁和室间隔，肉眼可见呈灰黄色或黯红色小点，镜下见病灶内有淋巴细胞、巨噬细胞、浆细胞和嗜酸性粒细胞等，中心有坏死，但不是典型的干酪样坏死，巨细胞在坏死的周围，有呈典型的朗汉斯巨细胞形态，有具多核巨细胞形状，也有肌源性巨细胞的某些迹象（图 6-3）。

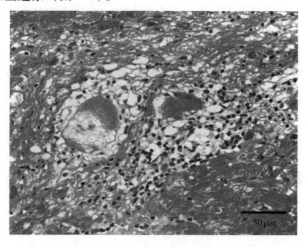

50 μm

图 6-3　巨细胞型心肌炎
心肌间质增多，并有炎细胞浸润，形成肉芽肿，其间散在多核巨细胞

七、心肌炎的鉴别诊断

不同类型的心肌炎虽各有不同的病理形态表现，但它们的形态差异主要表现在急性阶段，在慢性期病损修复后均呈纤维瘢痕，因此心肌炎的病理形态学鉴别诊断主要依据急性期的表现。

（1）严格地说心肌炎和心肌的炎症性反应是两类性质不同的病理现象，例如心肌变性、心肌梗死的坏死心肌清除过程中会有炎症反应，尤其小灶性梗死时难与呈大灶性表现的心肌炎区别，但小灶性梗死毕竟呈与冠状动脉相关的区域性分布。

（2）全身性白细胞增多的一些疾病，心肌间质或心脏的小血管，尤其毛细血管内常有白细胞增多，如寄生虫感染的嗜酸性粒细胞增多，白血病等都可以在心肌间质有散在或小灶性集聚，但这种浸润一般不伴有心肌坏死。另外，心肌间质内的散在个别炎细胞，尤其淋巴细胞可见于心脏，不一定是病理性表现。

排除全身性白细胞增多的疾病和心肌炎症性反应，也就肯定了心肌炎症病变是真正的心肌炎了，至于是哪一种心肌炎，还要根据心肌炎症病灶的病理形态特征加以鉴别（表6-1）。

表6-1 心肌炎和心肌炎症性反应与炎细胞的关系

中性粒细胞	淋巴细胞	嗜酸性粒细胞	巨细胞
早期病毒性心肌炎	病毒性心肌炎	寄生虫感染	结节病
细菌感染	立克次体感染	嗜酸性粒细胞增多症	过敏
细菌毒素损伤	原虫感染	药物过敏	Wegener 肉芽肿
真菌感染	血管胶原病	Wegener 肉芽肿	血管胶原病
梗死心肌的清除	药物反应	原因不明	风湿性炎
	结节病		类风湿性炎
	移植排斥反应		感染性肉芽肿
	原因不明		原因不明

（3）细菌性心肌炎和真菌性心肌炎的急性期坏死病灶内一般都可以找到病原微生物，这有助于诊断的确立。

（李 慧）

第二节 心肌病

对心肌病的认识有许多历史性的演变，其定义和分类现在还在不断完善之中，现已把心肌病定义为一组由于基因缺陷、心肌细胞损伤、心肌组织浸润等使心肌直接受累的疾病，临床表现为心脏增大、心律失常，最后发生心力衰竭的疾病。最初归纳在心肌病范畴的疾病较多，除全身或肺血管疾病、孤立的心包疾病以及结性或传导系统疾病外，任何心室肌结构或功能异常都归属于心肌病。能引起心肌疾病的病因有许多，最常见的有3类：①因缺血性心脏病、瓣膜性心脏病、代谢紊乱、药物或毒物损伤等造成的，病因比较清楚，称为特异性心肌疾病；②一些原因不十分清楚，以前称为原发性心肌病或特发性心肌病，现已统称为心肌病；③另一类为有地域性分布特点的心肌病，病因也不明，称为克山病，其实其分布不只限于黑龙江省的克山县，而较密集地分布在从黑龙江省到云南省的斜线地区。

20世纪中叶开始已排除先天发育畸形、瓣膜病、冠心病引起的心肌病损。按病因是否明确分为原发性心肌病或原因不明的心肌病和继发性心肌病或特异性心肌病。随着对心肌病病因学和发病机制研究的深入，心肌病与特异性心肌病的差别已不十分明确，但对这些疾病的划分意见还不十分统一。从病理角度看，心肌病的心肌病变有原生于心肌本身的，有包括继发于系统性疾病或心脏本身心肌以外病损的。前一种含义是狭义的，仅指心肌自身的疾病；而后一种含义的心肌病是广义的，包括所有累及心肌的病损。

一、WHO/ISFC 工作组关于心肌病的定义和分类意见

早期心肌病的分类差别较大，同病异名常有出现，1995 年 WHO/ISFC（世界卫生组织/国际心脏病学会联合会）对心肌病作了重新定义：原发性心肌病包括扩张型、肥厚型、限制型、致心律失常性右心室心肌病和不定型心肌病五类，特异性心肌病包括缺血性心肌病、瓣膜性心肌病、高血压性心肌病、炎症性心肌病、代谢性心肌病、围生期心肌病及系统性疾病、神经肌肉性疾病以及过敏性和中毒等所致的心肌病。这个分类虽然得到广泛认可，但不能全面反映心肌病最新研究成果，所以美国心脏协会（AHA）2006 年提出了新的定义和分类。把心肌病定义为一组表现多样的心脏伴有机械和（或）电功能障碍，有心壁肥厚或心腔扩张等的心肌疾病，分为原发性和继发性两类。这一分类引入分子生物学和电生理诊断手段，不再把心功能不全作为定义心肌病的必要条件，不再把瓣膜病、高血压、冠心病等引起的心肌病变称为心肌病，也放弃了缺血性心肌病的名称，而把一般形态学手段不显示出组织结构变化，却可引起致命电活动异常的离子通道病归入心肌病范畴。由于当前大多数医院的诊断手段还没能达到这一分类的要求，因此这个标准还未被普遍采用。鉴于现在心肌病的临床诊断主要还是根据心室的形态和功能来认定，为此 2007 年欧洲心脏病学会又提出了新的标准，按心室的形态和功能把心肌病分为肥厚型、扩张型、限制型、致心律失常性右心室心肌病和不定型心肌病五型。每一型都有遗传性和非遗传性、病因明确和不明确的区分，不再采用原发性和继发性的分类方法。

二、心肌病病理

我国至今还没有自己的国家标准，采用的基本是 1995 年 WHO/ISFC 标准，近年来参考 2007 年欧洲心脏病学会提出的新的标准进行了完善，结合我国目前情况，在特异性心肌疾病中高血压性心肌病和炎症性心肌病的命名暂不采纳。把心肌病定义为有心功能障碍的心肌疾病，包括扩张型心肌病、肥厚型心肌病、限制型心肌病和致心律失常性右心室心肌病和不定型心肌病。

病理诊断方面还没有建立独立的专用诊断标准，目前病理分类只是在上述临床分型的基础上对各型心肌病的形态特征进行细化。从病理学角度考虑，心肌病的分类至少要包括病因、病变和功能改变三方面，可是现阶段许多心肌病的具体病因不明，只是粗略地划分为遗传性和非遗传性。形态方面只是按形态表现的类型，划分为肥厚型心肌病、扩张型心肌病；按心脏收缩功能区分出限制型心肌病；按电生理功能划分出致心律失常性右心室心肌病等。所以从病理学角度看，目前定义的心肌病只是一组有相似表现的疾病，不是有独特病因的单一疾病。

1. 扩张型心肌病（dilated cardiomyopathy，DCM）

以左心室或双心室扩张并伴收缩功能受损为特征。可以是特发性、家族性/遗传性、病毒性和（或）免疫性、酒精性/中毒性，或虽伴有已知的心血管疾病，但其心肌功能失调程度不能用异常负荷状况或心肌缺血损伤程度来解释。本病常表现为进行性心力衰竭、心律失常、血栓栓塞、猝死。

　　本病的病理形态特点是心脏重量增加，全心性心腔扩大，而心壁变薄（图6-4）。心腔扩大的形态标志是除腔径增加外，肌小梁变细、变薄，紧贴心壁，肌小梁间常有附壁血栓，尤以心尖部最易出现。心内膜有灶性或弥漫性增厚，但其厚度一般不超过 3 mm。心肌细胞有程度不一的变性和肥大，间质纤维增生，间有慢性炎细胞浸润。心肌的超微结构只显变性等非特异性改变。

　　从阜外医院至今进行的心脏移植的受体心脏病理表现看，扩张型心肌病的病理表现比较多样，主要表现为心肌广泛变性、间质纤维化等，病损的分布一般在侧壁和侧后壁较密集，有的伴小梁肥大，除心肌的不同形式变性外，有些病例的心壁存在发育不良表现，如心壁外层肌发育较差、较薄，有的心肌被成束的纤维和（或）脂肪替代（图6-5）。有发育不良表现的病例一般在较年轻时就有病症。这可能与心壁外层对心脏的收缩功能起着至关重要的作用有关，在存在心壁结构不良的状态下，附加其他夹杂致病因素的作用下更易造成伤害，而表现出心脏扩张。

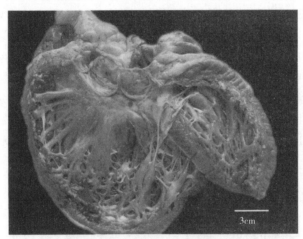

图6-4　扩张型心肌病（1）

心腔高度扩张，心室壁变薄，肌小梁变细、变薄，并紧贴心壁，心壁有血栓附着

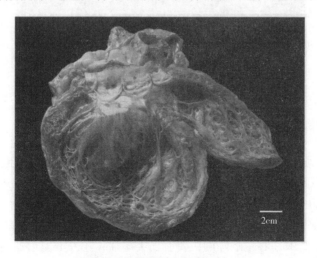

图6-5　扩张型心肌病（2）

心脏的侧后壁由广泛的纤维性替代，心壁变薄，小梁虽也明显变薄，但不消失，这与心肌梗死后形成的室壁瘤不同

因扩张型心肌病是一组病因不同，却有相似临床表现的疾病，不同病因的扩张型心肌病的晚期无明显特征，鉴别相当困难，要结合临床表现，参考 PCR 等检查，才有可能得出接近实际的诊断。

2. 肥厚型心肌病（hypertrophic cardiomyopathy，HCM）

以左心室和（或）右心室壁肥厚为特征，常为不对称肥厚并累及室间隔。典型者左室容量正常或下降，常有收缩期压力阶差。有家族史者多为常染色体显性遗传，细肌丝收缩蛋白基因突变可致病。常发生心律失常和早发猝死。

本病在病理形态方面的特征性表现是心脏重量增加、心室壁增厚、左心室腔明显变小，而无心瓣口和流出道的狭窄。心室壁的增厚有全室均衡的，但多数是不均衡的局部性增厚，多位于室间隔的上部，也有在前壁、后壁的，室间隔的厚度甚至达心室壁的 2 倍以上。心壁的肥厚部分有的与附近心壁间的过渡比较缓慢，有的则比较突然，呈瘤样突出，这时要与心脏肌瘤鉴别。许多病例也有右心室壁增厚，通常累及流出道前壁。左室间隔上部、主动脉瓣下区心内膜常明显增厚，甚至厚达数毫米，与其对应的二尖瓣前叶也有增厚。心肌排列有奇特的显微形态表现，心肌细胞失去长方外形，也不按尾—尾相接方式联系，而绕纤维胶原中心无序排列，心肌细胞间也有纤维间隔（图 6-6），心肌细胞内的肌原纤维排列也失去同向性。有的肌间夹杂纤维，脂肪替代，这也反映出本病的心壁发育异常特性。肥厚型心肌病的这种心肌细胞区域性排列紊乱虽较特殊，但非特有，偶尔也见于正常心肌。心肌的超微结构有的除显示细胞肥大外，有的在同一细胞内出现肌原纤维从 Z 带呈辐射状排列。肌间外径 200~400 μm 的动脉内、中膜平滑肌增生，排列无序，管腔狭窄，呈结构不良表现。

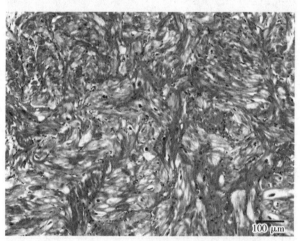

图 6-6　肥厚型心肌病

心壁增厚区心肌细胞失去长方外形，也不按尾—尾相接方式联系，而绕纤维胶原中心无序地排列

3. 限制型心肌病（restrictive cardiomyopathy，RCM）

以单侧或双侧心室充盈受限和容量下降为特征，但收缩功能和室壁厚度正常或接近正常。能导致心室充盈受限和容量下降的主要有三类病症：①左心室心肌为原发性病损，心内膜、心室腔容积和收缩功能正常，而充盈明显受限，左心房充盈压和肺动脉压随右心室肥厚

的发展而升高，又称为肌源性限制型心肌病；②因心内膜病损而致的舒张受限，如心内膜纤维弹力增生症；③因心内膜心肌炎、血栓机化等导致的心内膜增厚，使舒张和充盈受限，如心内膜心肌纤维化等。这类病症可为特发性，也可伴发于其他疾病（如淀粉样变、嗜伊红细胞增多的心内膜心肌疾病等），其中又可分为伴有嗜伊红细胞增多症和无嗜伊红细胞增多症两类，前者主要包括心内膜心肌纤维化和 Loffer 心内膜心肌炎，后者只因灶性或弥漫性心肌间质纤维化（图6-7），而使充盈功能受限，但无明显心内膜纤维化。这类疾病中有些病因已经清楚而归入特异性心肌病系列中，按世界卫生组织及国际心脏病学会联合会（WHO/ISFC）工作组的建议，目前只有心内膜心肌纤维化和 Loffer 心内膜心肌炎还在"原发型心肌病"系列中。

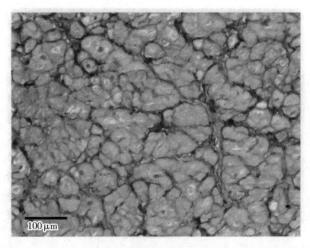

图 6-7　限制型心肌病
心肌细胞间纤维增多，形成网络状，心肌被纤维分隔成大小不一的团，其间无炎细胞浸润

心内膜心肌纤维化（endomyocardial fibrosis，EMF）病因至今不明，主要发生在潮湿热带地区，多见于非洲、拉丁美洲、东南亚和印度等，我国云南、广东、广西和浙江等地也有散发病例。心内膜心肌纤维化心脏外形和重量变化不大，双侧心内膜纤维化、明显增厚，尤以左心室更突出。心内膜纤维化主要位于心尖部，但可向心底部蔓延，乳头肌、肉柱被埋在其中，二尖瓣后叶常与心壁粘连。纤维化组织致密，常有玻璃样变、钙化。纤维化常延伸至邻近的心肌层，并有淋巴细胞。早期有嗜伊红细胞浸润。Loffer 心内膜心肌炎多见于温带地区，它的晚期病理形态与心内膜心肌纤维化有许多相似之处，但早期本病有明显的嗜伊红细胞浸润和附壁血栓形成。

4. 致心律失常型心肌病（arrhythmogenic cardiomyopathy，ACM）

指心室肌逐渐被纤维脂肪组织取代，因此很长一段时间本病被称为"脂肪心"。早期表现为心壁出现区域性脂肪组织替代，晚期可累及整个右心室和部分左心室，但累及室间隔的相对较少。病变主要在右心室的称为致心律失常型右心室心肌病（arrhythmogenic right ventricular cardiomyopathy，ARVC），本病常有家族发病表现，与闰盘的桥粒蛋白异常有关，呈常染色体显性遗传，不完全外显，也有隐性型，常发生心律失常，尤其青年患者，易发生猝死。Thiene 根据病理组织形态表现把本病分为脂肪瘤型和纤维脂肪瘤型，前者表现为右心室漏斗部或整个右心室扩张；后者表现为三尖瓣后叶下方的后壁、心尖部和（或）漏斗部呈瘤样膨出。

本病的实质是心室壁发育不良，故被称为右心室发育不良症（right ventricular dysplasia，RVD），不少患者在尸体解剖后才被认定，其主要表现为右心室扩张，心壁薄，心壁肌被纤维和脂肪组织取代。病损多见于右心室壁（图6-8），尤其流出道部，纤维组织间有成团或散在心肌细胞，也可有淋巴细胞等慢性炎细胞浸润，部分病例出现心内膜和心外膜下纤维化。部分病例有附壁血栓。随着年龄增长，心壁脂肪和纤维组织也增多，尤以妇女突出。如出生时即有右心室壁心肌被纤维替代，称为Uhl病（Uhl disease），从病理学角度看它只是ACM的一类特型。因本病多发于右心室，故一般称为致心律失常性右心室心肌病，其实左心室也常有累及，只是没有右心室突出。主要累及左心室的，称为"致心律失常性左心室室壁瘤"或"致心律失常性左心室发育不良"，是否归入本病尚有分歧，但从其病理实质看两者是相似的，都应归属于心肌病范畴。

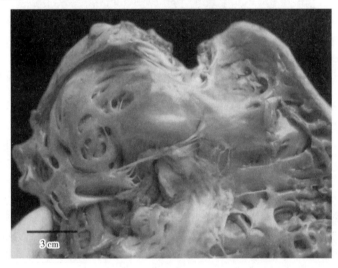

图6-8　致心律失常型右心室心肌病

右心室流出道的前壁心肌被大片脂肪组织替代，是ARVC的典型形态表现

5. 不定型的心肌病

包括一些不完全符合上述任何一组的心肌病（如纤维弹性组织增生症、心室肌致密化不全型心肌病、收缩功能不全但心室仅略扩张者、线粒体病等）。

心室肌致密化不全型心肌病是一类被认识不久的心肌病，主要表现为心壁内层的肌小梁有大范围或区域性增多，呈海绵状结构，间隙深陷，其间有时出现附壁血栓（图6-9）。病变多见于左心室，部分同时累及右心室，但只累及右心室极少，病变位于心尖、侧壁和后壁者多，在心底部的极少。心脏的形成经历了从实心的心索到管状的心管，再经管壁的节段性外层增殖、内层吸收，使心壁增厚、管腔扩大，完成心室的一系列形态演变。在此过程中，心壁的内层吸收是通过细胞凋亡来实现的，如出现中断或吸收不全，就会有心壁内层的肌小梁过多，呈海绵样结构，构成本病的形态特征。心壁的变薄不是发育不全的必有表现，有少部分是心力衰竭的后果。

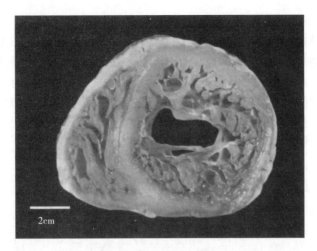

图 6-9　心室肌致密化不全型心肌病
心室壁致密化不全，致密的外层较薄，而内侧的小梁层增厚，小梁多

三、特异性心肌病

指伴有特异性心脏病或特异性系统性疾病的心肌疾病，如缺血性心肌病、瓣膜性心肌病、高血压性心肌病、炎症性心肌病、代谢性心肌病、全身系统疾病、肌萎缩、神经肌肉性疾病、过敏性和中毒性反应、围生期心肌病等，本病均有相应的系统性疾病。

1. 酒精性心肌病

多见于长期过量饮酒者，其心脏的病理形态表现类同于扩张型心肌病。

2. 围生期心肌病

是一种以左心室扩张、心力衰竭为特征的扩张型心肌病，多发生在妊娠后 3 个月和产后 6 个月间。

3. 心内膜纤维弹力增生症（endocardial fibro elastosis，EFE）

是一类心内膜以纤维弹力增生导致的心内膜增厚的病变，既有原发的，也有继发的。其病理组织学特征表现为心内膜呈白色半透明状，纤维呈平行排列，无炎症表现。原发者常伴有其他先天病损，如主动脉瓣和二尖瓣狭窄、冠状动脉发育不全、左心室发育不良或扩张。另一类心内膜纤维弹力增生症见于婴儿，有心脏扩张和心力衰竭，容易引起猝死。

4. 心脏淀粉样物沉积、血色病、弥漫性心肌细胞周围纤维增生等

常导致心脏的充盈功能受限，形态表现为心脏不大，心内膜不增厚，无附壁血栓，以前归入肌源性限制型心肌病。心脏淀粉样变病以心肌细胞外有淀粉样物沉积为特征（图 6-10）。淀粉样物是一种无定形、嗜伊红着色的蛋白复合物，与碘的反应和淀粉相似，故名淀粉样物。早期淀粉样物呈纤细的索条围绕心肌细胞或呈小灶分布于血管壁、心内膜或心肌间质，心脏传导系统、瓣膜、心外膜、心壁小动脉、静脉、毛细血管、脂肪组织、神经组织等均可受累。严重者心肌被大量淀粉样物分隔，心肌细胞萎缩。在 HE 染色切片上淀粉样物呈均质淡红色，能被刚果红染成橙红色，对甲基紫有异染性反应呈红色，用硫黄素 T 染色能产生黄色荧光。透射电镜见淀粉样物分布在心肌细胞周围，细丝状，不分支，直径 8～13 nm。

5. 糖原沉积病

是常染色体隐性遗传病，表现为糖原降解酶障碍，使糖原在细胞内堆积。左右糖原在心脏堆积的是Ⅱ、Ⅲ和Ⅳ型糖原降解酶，其中Ⅱ型能引起糖原在心脏大量堆积，使室壁变厚，心腔变小，室间隔的厚度与室壁厚度不协调。组织学检查表明心肌内有大量糖原，肌原纤维稀少。Ⅱ型糖原沉积病又称庞佩（Pompe）病，多见于婴儿，用骨骼肌活检组织检测，如α糖苷酶缺乏便可确定诊断。

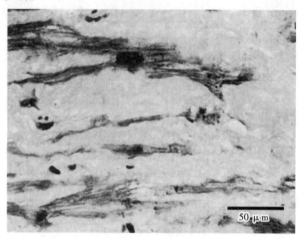

50μm

图 6-10　心脏淀粉样变病

心脏淀粉样变病的心肌细胞间有大量淀粉样物沉积，致使心肌细胞分散分布在淀粉样物内

四、克山病

克山病是一种地方性心肌病，我国主要分布在从东北大兴安岭、小兴安岭向西南楚雄地区走行的宽带状地域内，其主要病变是心肌多发灶性变性、坏死和瘢痕形成。临床上根据心功能状态和发病的急缓分为急型、亚急型、慢型和潜在型。急型起病急剧；亚急型发病较急型稍慢，主要发生在小儿，尤以 2~5 岁多见；慢型可由急型、亚急型或潜在型转化而来，主要临床表现为慢性心力衰竭；潜在型是最轻型的克山病，心功能良好。

克山病的心脏形态表现为重量增加，心腔明显扩张，呈球形或扁桃形。心内膜散在斑块状增厚，肌小梁扁平，肉柱间的隐窝间常有附壁血栓。心肌病变呈灶性，沿冠状动脉分支走行，以簇状和葡萄状分布或包围血管以套袖状分布。心肌的变性有颗粒变性、脂肪变性及空泡变性。坏死有凝固性坏死和液化性坏死，心肌坏死溶解后间质保留，呈网络状空架，并逐渐移行于瘢痕。变性坏死过程的炎症反应一般不明显，病灶局部可见心肌间质细胞、巨噬细胞、嗜酸性粒细胞及淋巴细胞。心内外膜除邻近心肌急剧坏死处有限局性炎症反应外，无明显炎细胞浸润。电镜观察虽可见线粒体肿胀、增生、嵴和肌原纤维破坏等心肌变性改变，提示心肌的氧化、还原代谢系统有损伤，但无特异的形态表现。

克山病 4 个类型的病理特点是急型以变性坏死为主，心内膜下心肌细胞的肌原纤维大量断裂、凝聚和钙盐沉着；亚急型多见于小儿，一般以坏死后空架及早期疏松瘢痕为主，病变广泛，呈典型的围血管分布；慢型以陈旧瘢痕为主，新、老病变并存，伴有心肌细胞肥大；潜在型以心肌间散在纤维瘢痕为主。

克山病经多年来改善病区的生活条件和积极防治，现在新发和慢性病例已较少见，散发病例的病理形态改变与扩张型心肌病极难区别。

五、心肌病的鉴别诊断

心肌病目前采用的诊断名主要是按心脏的功能和形态来认定，不同型的心肌病实际上不是单一病因疾病，而是多病因的一类有相似表现的疾病，所以它的鉴别诊断首先要区分出特异性心肌病和传统意义上的原发性心肌病，前者病因比较明确，而后者较不明确，但其中有些疾病经过深入研究，病因逐渐清楚，例如扩张型心肌病有些是由病毒性心肌炎转化而来，克山病的病因虽也不明确，但有较大的地区性分布倾向。因此心肌病的诊断和鉴别诊断是个逐一排除过程，只有除外了特异性心肌病才考虑进行原发性心肌病的鉴别。

一般而言肥厚型心肌病的心壁致密层均有增厚，但要鉴别是真性肥厚，还是假性肥厚；扩张型心肌病的心壁外层变薄，有广泛变性或发育不完善的表现，肌小梁有的变细、扁平，但也有代偿性肥大的；限制型心肌病的心壁厚度在正常范围，但其心膜往往有弥漫性纤维化，或心肌间质纤维化；致密化不全的心壁厚度有略增厚或稍薄的，但心壁的致密层一般变性不明显，而小梁层则明显增厚的；致心律失常性右心室心肌病的心壁肌均有纤维脂肪替代区，灶性的也是分布范围较大的。

有些心肌病因伴有心肌变性而出现炎症反应，但一般来说心肌病的炎症反应程度轻于感染导致的心肌炎，且以慢性炎为主，炎症区无明显心肌细胞坏死迹象。

在原发性心肌病系列中，一般病损是全心性的，但也有不少只呈区域性表现，如一些类型的肥厚型心肌病和心室发育不良症、淀粉样变、慢性高血压和年龄相关的室间隔肥厚、主动脉狭窄、高收缩状态、Ⅱ型糖原沉积病以及母亲患有糖尿病的新生儿等可以产生不对称性室间隔肥厚的疾患。有把心肌排列紊乱作为肥厚型心肌病的特征性形态表现，但这是相对的，在有些先天性心脏病的心肌不但有区域性的成组心肌细胞排列无序，甚至在显微和亚显微水平也有肌原纤维的无序化表现。

总之，心肌病的鉴别诊断最好结合心脏的大体形态表现，对活检材料也要紧密结合临床资料，以判断心脏表现是原发的还是继发的，是炎症性的，还是非炎症性的，在此基础上再进行类型和病种诊断。

（李　慧）

第三节　心脏瓣膜病

不同地区、不同时期心脏瓣膜病的病谱有所不同。先前心脏瓣膜病以风湿性和感染性瓣膜炎较多，但随着生活环境的改善、抗生素的应用以及人口年龄结构等的改变，近年来瓣膜的变性和老化性病损等有所增多，然而现阶段风湿性心脏瓣膜病仍是我国的常见病之一。

心脏瓣膜及其周围组织病变累及瓣膜的结构或功能者均属瓣膜病。主、肺动脉瓣的瓣上和瓣下狭窄虽不是瓣膜本身结构的病变，但其临床征象酷似瓣膜病，所以也归入心脏瓣膜病范畴来讨论。

一、心脏瓣膜病的病理诊断要素

相同病因心脏瓣膜病的好发部位和病理形态等方面的表现不全相同，因此心脏瓣膜病的病理诊断至少要考虑病损部位、病因以及瓣膜功能损伤的类别和严重程度等。

1. 病变部位

心脏有四组瓣膜，分别介于心房与心室和心室与大动脉之间，前者称为房室瓣（包括二尖瓣和三尖瓣），后者称为主、肺动脉瓣（包括主动脉瓣和肺动脉瓣）。病变只损害单独一个瓣膜者称为单瓣膜病，同时损害两个或以上瓣膜者称为联合瓣膜病或多瓣膜病。主动脉和肺动脉瓣由纤维结缔组织的瓣环和瓣叶组成，主要承受心脏舒张时的主、肺动脉内压力；房室瓣的组成除瓣环和瓣叶外，还有腱索及乳头肌，主要承受心脏收缩时的心室内压力。心脏瓣膜的受压不同，瓣膜的易损性也不同，二尖瓣和主动脉瓣最易受损。在结构上主动脉瓣环和二尖瓣环的基部有直接的连接共同组成部分，这部分两瓣共用，故有些如变性、感染性病损常同时累及两瓣或从一瓣延伸至另一瓣。

2. 病变性质

起始于心脏瓣膜本身的为原发病变，由其他部位的病损累及瓣膜者为继发病变。瓣膜发育异常，理化、生物因子，外伤性伤害以及肿瘤等都可成为瓣膜病的病因。因心脏或一些瓣膜的病变导致另一些瓣膜的血流动力学性或湍流性损伤是最常见的瓣膜继发病。一般，瓣膜的继发病变都以瓣缘的增厚和卷曲为特征，有的还伴有相应部位心壁的喷射（冲击）性心内膜增厚。

心脏瓣膜病按病因和病变性质分类有多种，一般先把心脏瓣膜病分成风湿性和非风湿性两大类，然后细分；也有先分成先天性和获得性两大类，然后细分的。

3. 瓣膜的功能障碍类别

心脏瓣膜是保证心脏收缩时血液定向流动的阀门。瓣口的狭窄，使血流不畅；关闭时瓣叶不能完全对合，可致关闭不全血液反流。这是心脏瓣膜功能障碍的两种主要类型。瓣膜变形所致的血流动力学改变，对心脏和肺的影响取决于病变的部位、性质和程度等。瓣口狭窄的结果是心脏排血受阻，致使狭窄口远端供血不足，出现晕厥、心绞痛或呼吸困难等临床表现；而狭窄口的近端有血流瘀滞，造成肺瘀血，或肝、脾瘀血等。瓣口狭窄时心脏的代偿表现为等容型功能增高，心脏能适应的最大负荷取决于心肌可发展的最大张力，心脏功能不全仅发生在心肌的功能储备完全动用以后。瓣膜关闭不全的结果是舒张时血流从瓣口反流，使进入心腔的血量增加，其代偿以等张型功能增高为主，它以心脏收缩功能相对轻微增加为特征，心脏可能适应的最大负荷并不取决于心脏的膨胀性，而取决于心肌张力的发展，故心力衰竭发生在心肌储备力完全动用以前，是心肌储备无力动用的结果。

据上述影响心脏瓣膜病的诸因素分析，可知心脏瓣膜病的诊断最好综合病损部位、病因以及瓣膜功能损伤的类别和严重程度等来确定。有些瓣膜病，在某些阶段，单纯根据病损组织的病理形态较难确定病因，尤其一些外检病例，单从病理形态很难确定病因，只能给出像慢性瓣膜炎、瓣组织黏液性变之类的纯形态学诊断时，更要参考详细的临床材料才能做出接近实际的病因分析。有鉴于此，瓣膜病的病理诊断一定要密切结合临床表现、大体和显微镜形态等来综合确定。

二、不同病因心脏瓣膜病的病理特征

心脏瓣膜病的病因，有的已经确定，有的至今仍不明确。对病因尚不明确的，目前统称为原发性或特发性心瓣膜病，已知病因的有以下五大类。

1. 发育异常

这是心脏发育过程中，心内膜垫发育不完善或畸变造成的瓣膜病。瓣膜缺陷或畸形程度不一，有的比较单一，有的累及一个以上瓣膜，甚至并发房间隔、室间隔缺损或大动脉的畸形。伴有瓣膜畸形的心脏病有的组成不同的综合征，如法洛四联症、卢滕巴赫综合征等。

2. 外源性理化和生物因子

外源性理化因子主要是环境因素，它对心血管系统的作用是多方面的，不同的因素对心脏的影响随种类、强度和个体差异的不同而异，表现形式也不同。当前，特别值得重视的是地球化学因素、环境物理因素和环境化学因素、毒物以及药物等。这些因素一般不单独作用于心脏瓣膜，而大多是毒害心肌或全身，再影响心脏瓣膜。细菌、病毒以及真菌等生物因子对心脏瓣膜的作用一般以感染性心内膜炎形式是伤害心脏，但也有比较集中伤害瓣膜的。感染性心内膜炎对瓣膜结构的破坏较为突出，受病损瓣膜被腐蚀，常有瓣叶穿孔、腱索断裂等。

3. 代谢障碍和组织变性

心脏、大血管的代谢障碍和组织变性或心脏瓣膜的代谢障碍和组织变性均可造成瓣膜病损。代谢障碍和组织变性可以是只限于瓣膜的，也可以全心性的，甚至是全身性的。主要限于瓣膜的代谢障碍和组织变性的有瓣膜的钙化性硬化、黏液瘤样变性等；主要损害源于心脏的有心肌病、心肌的缺血性损伤等。瓣叶和腱索本身虽不是依靠血管来提供营养，但缺血性损伤能伤害乳头肌，从而再影响瓣膜功能，而像系统性红斑狼疮等全身性疾病，瓣膜病变只是全身表现的一部分。

4. 外伤

外伤造成的瓣膜损伤多见于心脏的穿透性损伤和车祸等。车祸时，心腔或大血管腔内血压突然增高，在"水锤"作用下使瓣叶撕裂、穿孔或腱索断裂。如瓣叶或腱索原有变性基础，更易损伤。

5. 肿瘤和肿瘤样病变

心脏的原发肿瘤很少，原发于瓣膜的肿瘤更少。肿瘤对瓣膜的影响，主要使瓣口狭窄和关闭不全。除肿瘤外，像无菌性内膜炎的赘生物，有肿瘤病变相似的功能表现。这些病变的病理形态鉴别虽不难，但临床鉴别有时较难。

从上述各类已知病因的瓣膜病中，瓣膜发育异常的都归属于先天性瓣膜病，其他归属于获得性瓣膜病。

（一）先天性心脏瓣膜病

从心内膜垫和其他瓣膜始基组织演化成瓣膜的过程中，任一阶段发育障碍造成的瓣膜结构变异，导致瓣膜功能异常的均可成为先天性心脏瓣膜病。常见的类型如下。

1. 分叶变异

主动脉瓣和肺动脉的瓣叶均由三个半月瓣组成，在分隔形成阶段，如对合点发生向左或向右偏移，就可造成分叶变异，出现二叶化或四叶化的主动脉瓣和肺动脉瓣。瓣叶大小可基本相似，也有较大差别。单个瓣叶可仍为半月状，也可伴有其他畸变。初生时瓣叶厚度可与正常无异，但其后可增厚，瓣叶变硬，甚至钙化。如瓣叶分隔不全，可出现单叶瓣，甚至呈中间有孔的膜状间隔，瓣孔可偏心，如孔在中心，瓣呈穹隆状。瓣膜的分叶不全，在形态上要与瓣叶间的融合或粘连相区别，分叶不全者瓣间只有单瓣组织的嵴状分隔，而融合或粘连则是相邻两瓣间组织的结构性合一，这有时要用组织切片来区别。后者形成的二叶化瓣称为假性二叶化。二尖瓣或三尖瓣的分叶变异多数伴随于乳头肌或心内膜垫组织的其他发育异常，如二尖瓣的分叶不全，且其腱索都集中于单一的乳头肌上，就形成"降落伞型二尖瓣"，如并发房间隔、室间隔缺损可伴有乳头肌和腱束骑跨等变异。瓣的分叶不全常致狭窄，过多分叶常致关闭不全。

2. 融合变异

心内膜垫和其他瓣膜始基组织的融合不全常致瓣叶出现裂隙或孔隙。瓣叶的裂隙位于瓣缘，其深度如超过瓣叶的关闭线，会有关闭不全表现，如裂口深达基部，就成为完全性瓣叶裂；出现在主动脉、肺动脉瓣叶联合附近关闭线以上的孔隙，一般不会有关闭不全表现，但随年龄的增长，瓣叶会因纤维增多，变硬而使关闭线上移时，使原来不显临床表现的轻度瓣叶裂或孔出现关闭不全。

3. 生长过度

瓣叶或瓣环组织的生长过度较为少见，其表现都为瓣的关闭不全。在主动脉瓣，瓣叶缘的总长度因远大于主动脉的周径，瓣叶下垂，三个瓣叶的下垂程度不一定相同，一般其瓣叶缘因长期受血流冲击而变厚。瓣环过大，会使瓣的关闭重合面减少，瓣叶和腱索的张力加大，久而久之可使瓣关闭不全。先天性的瓣叶或瓣环生长过度要与瓣的变性导致的瓣环扩张、瓣叶增大相区别，前者一般不伴有变性，尤其黏液性变。

4. 瓣膜装置间各结构间的匹配异常

健全的瓣膜功能除有赖于瓣膜装置各结构成分的正常外，还有赖于瓣膜装置各结构成分间的合理搭配，如各结构间的配合失调，便可引起关闭不全。对二尖瓣而言，两组乳头肌上的主腱索分别连接前、后联合，其余分别分布到相邻的瓣叶。如这种分布关系失常，或腱索分布不均，便可造成牵拉力方向改变，引起关闭不全。它的临床表现有的起初关闭不全表现可能不突出，但随年龄的增长，临床表现明显。这样的病例，经病理证实的阜外心血管病医院已有过 3 例。

（二）获得性心脏瓣膜病

1. 风湿性心脏瓣膜病

急性风湿性心脏瓣膜病与慢性风湿性心脏瓣膜病的临床和病理表现不同。在病理方面急性风湿性心脏瓣膜病最具特征性，风湿性心脏瓣膜炎只是心内膜炎的一部分，其表现先是瓣叶肿胀增厚，透明性丧失，继而沿瓣叶的关闭线出现呈串珠状排列，直径 1 ~ 2 mm 的小结节状赘生物，排列整齐、密集，附着牢固，结节内除纤维素物外，还有单核细胞、阿绍夫细胞、淋巴细胞等，基部有小血管，一般可见阿绍夫小体，但无细菌菌落。赘生物多位于房室瓣的心房面，半月瓣的心室面。急性风湿性心脏瓣膜炎，最后以炎症病灶的纤维化为结局。较轻的病变愈合后，可能只有瓣膜的轻度增厚（尤以瓣膜关闭线处较明显）和腱索的轻度增粗，一般无瓣膜变形。

急性期，除瓣膜炎外或多或少伴有心内膜炎和心肌炎，使心肌细胞肿胀、间质水肿，此时心脏的伤害不全是瓣膜病本身，更主要的是心肌的非特异性改变。

如病变反复进行，瓣叶会因纤维增生而增厚，使瓣叶变硬，瓣膜联合部瓣叶间粘连，瓣叶因纤维收缩而变形，进而纤维化组织可发生钙化，演变成慢性风湿性心脏瓣膜病。钙化和纤维化组织表面如有溃破，还可有纤维素沉着。心脏瓣膜炎时腱索、乳头肌常同时累及，纤维化时瓣叶与腱索常融合成一体，称为"腱索瓣叶化"，较重的甚至有瓣叶与乳头肌直接相连接（图6-11）。慢性期本身虽无特征性病变，但由于急性风湿病变的反复出现，因此在未静止时，同一病例可见新老不一的不同阶段病变，这可作为病理诊断的重要参考。

慢性风湿性心脏瓣膜病的叶间粘连，瓣叶硬化收缩，造成狭窄，但重度硬化使关闭时瓣叶不能完全对合，则可在狭窄的基础上伴有关闭不全；慢性风湿性心脏瓣膜病也有叶间无明显粘连，而以瓣叶硬化表现为主的关闭不全者。至于慢性风湿性心脏瓣膜病为什么有的病损以狭窄为主，有的以关闭不全为主，有研究认为与急性心脏瓣膜炎阶段伴随心肌炎的严重程度有关，如心肌炎较明显，心脏扩张，转为慢性后，瓣膜病易表现为以关闭不全为主。

风湿性心脏瓣膜病损最多见于二尖瓣，其次为二尖瓣并发主动脉瓣。三尖瓣和肺动脉瓣本身很少单独受累。据北京协和医院的107例风湿性心脏病的尸检材料，单独二尖瓣的病损率为46.73％；两个瓣并存（二尖瓣并发主动脉瓣或二尖瓣并发三尖瓣）的病损率为39.25％；3个瓣并存（二尖瓣、三尖瓣、主动脉瓣或二尖瓣、主动脉瓣、肺动脉瓣）的病损率为14.02％。主动脉瓣的病损率为8.6％，其中无一例主动脉瓣单独病损者。阜外医院123例风湿性心脏病的尸检材料中，单独二尖瓣的病损率为36.29％，两个瓣膜并存的病损率为41.46％，3个瓣膜并存的病损率为20.33％，4个瓣膜并存的病损率为1.63％，也无单独主动脉瓣病损者。主动脉瓣单独病损者，文献上虽有报道，但为数较少，多数与二尖瓣病损并存。慢性风湿性炎的病损瓣膜除有纤维性增厚外，还可并发钙化和血栓形成等。

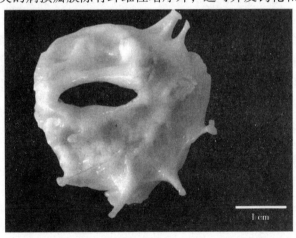

图6-11　慢性风湿性二尖瓣炎的心室面，瓣叶和腱索呈弥漫性纤维增生，并相互融合，瓣口狭窄，乳头肌与瓣叶相接

2. 感染性心内膜炎

感染性心内膜炎是由某种致病菌感染所致的心内膜炎的统称。由于致病菌的毒力及患者的抗病能力不同，病程长短不一，其临床和病理表现可以不同。因感染导致的心脏瓣膜病中最常见的有细菌引起的细菌性心内膜炎、真菌引起的真菌性心内膜炎。感染性心内膜炎最易累及瓣膜，病变虽不只限于瓣膜，但瓣膜病变对心脏功能的影响极大。已有病损的瓣膜和人工瓣膜的易感性远大于完全正常的瓣膜，如先天性瓣膜病、慢性风湿性心脏瓣膜病较易并发感染性心内膜炎。解剖学研究表明，心内膜炎患者只有15%感染前心脏瓣膜是正常的，而有41%并发于慢性风湿性心脏病，29%并发于先天性心脏病。其他异常，依次为二叶化瓣、主动脉瓣关闭不全、室间隔缺损、马方综合征和主动脉瓣分叶不全等。瓣膜的感染性病变对瓣膜结构的破坏作用远大于其他任何一类心脏瓣膜病，病变对瓣叶的腐蚀可引起穿孔，对腱索可引起断裂，也有腐蚀瓣叶，先生成瓣膜膨胀瘤再穿孔的。瓣膜上的赘生物，体积远大于风湿性赘生物，形状不规则，赘生物内有细菌菌落，赘生物质脆，极易脱离落，发生脏器的败血性栓塞和心肌多发小脓肿。感染性心内膜炎的另一个特点是病损易向瓣膜附近组织扩展，如主动脉瓣上的病变可直接蔓延到二尖瓣等。病损的慢性化和愈合后瓣膜出现纤维性增厚和瘢痕化。

感染性心脏瓣膜病的临床主要表现为关闭不全，究其原因，一为巨大赘生物和瓣叶膨胀瘤的形成，使瓣叶不能严密关闭；另一为瓣叶的穿孔；少部分因心脏过度扩张引起。但也有因瓣膜的巨大赘生物或膨胀瘤的形成，使血流不畅而造成狭窄的，瓣膜炎后的狭窄多半是瓣膜瘢痕化的结果。

心血管系统感染引起的瓣膜病，除病原菌的直接损伤外，还有像梅毒螺旋体导致的主动脉伤害，尤其根部的损害，因滋养动脉炎，使动脉壁变性，主动脉瓣环扩张，瓣叶分离，造成关闭不全。

细菌性心内膜炎是最常见的感染性心内膜炎，国内报道常由溶血性链球菌、金黄色葡萄球菌、脑膜炎双球菌等引起。此外，白色葡萄球菌、流感杆菌及大肠埃希菌致病者偶有发现。至于亚急性细菌性心内膜炎的致病菌，据上海和北京的分析，以草绿色链球菌占首位，白色葡萄球菌和金黄色葡萄球菌也很常见，其他为产碱杆菌等。

细菌性心内膜炎急性者称为急性细菌性心内膜炎，如病变已出现修复反应，则称为亚急性细菌性心内膜炎。由于抗生素的广泛应用，急性细菌性心内膜炎已较前少见。不同病原微生物引起的感染性心内膜炎的鉴别，对急性期病损一般不难，在赘生物内找病原微生物是关键。值得注意的是有些心脏瓣膜炎的急性期临床症状较轻或未被诊出，就诊时已是瓣膜穿孔表现等，这时的病理鉴别也较困难，在除外先天性瓣叶残留孔后再与其他炎症性瓣膜病鉴别。下列瓣膜病虽较少见，但有不同的特征，是重要的鉴别参考价值。

（1）布氏杆菌病性心内膜炎：较为少见，因布氏杆菌毒力不强，病变与结核和其他肉芽肿相似，慢性病损多见于主动脉瓣，表现为瓣膜硬化。

（2）大动脉炎：是一种原因不明的慢性进行性全动脉炎，病损动脉壁有慢性炎细胞浸润、弹力纤维断裂和纤维组织增生，它的肉芽肿内可见上皮样细胞和朗格汉斯巨细胞，但无结核菌。据阜外医院290例大动脉炎的研究，14.5%有主动脉瓣关闭不全；8.3%有二尖瓣反流；肺动脉和三尖瓣的反流率分别为3.1%和4.5%，其中主动脉瓣是大动脉炎的直接损害，其他瓣膜可能是继发损害。

（3）肉样瘤病：是一全身性慢性病，基本病变是心肌间质内非干酪样上皮样细胞肉芽肿。肉样瘤病的上皮样细胞肉芽肿与结核性肉芽肿十分相似，只是不发生干酪样坏死。病变愈合后形成纤维瘢痕。与其他器官相比，伤害心脏是较少的，它对心脏的伤害可引起传导阻滞和心律失常，肉样瘤肉芽肿广泛替代心肌，可引起心力衰竭和功能性二尖瓣关闭不全。在左心室的乳头肌和室间隔上部肉眼可见大片白色坚硬的结节，愈合后的心脏肉样瘤在形态上很像陈旧性心肌梗死，甚至连心电图的表现也相似。肉样瘤病不常累及心内膜，由此引起瓣膜功能失调的极少。

（4）称为"无菌性心内膜炎"的病变：是纤维素和血小板构成的血栓附着在瓣膜，形似瓣膜赘生物，但不是细菌感染的表现。有认为这类赘生物的形成多见于肿瘤（尤常多见于黏液癌）患者的濒死期，一般不引起显著的临床症状。

（5）人工瓣膜感染：自心脏瓣膜置换术开展以来，人工瓣膜的感染已成为人们瞩目的问题。置换瓣膜有猪主动脉瓣、牛心包等生物材料制成的生物瓣、金属材料制成的机械瓣。人工瓣膜的感染瓣膜也有赘生物形成，生物瓣材料虽无生命，但也可被破坏，病损也可延及瓣周，造成瓣周漏等。

3. 变性及代谢障碍性心脏瓣膜病

心脏瓣膜的变性有年龄性和病理性两种。随着年龄增长，在压力和血流的作用下，瓣膜的胶原和弹力纤维均会增加，瓣叶的关闭缘增厚，也可有脂质沉着，这些都是年龄性改变，但瓣膜过度增厚和钙化，便成为病理性的老年性瓣膜钙化病。病理性变性可见于任何年龄，最常见的是瓣膜的黏液瘤样变性和钙化。

黏液瘤样变性多见于二尖瓣，名称尚未统一，有称其为黏液变性、黏液样变性，也有称其为黏液瘤样变性，其本质是一种胶原纤维变性和酸性黏多糖沉积，变性不仅累及瓣叶，瓣环和腱索也常同时变性，只是程度不同。病变瓣膜常呈乳白色，在心房面有大小不一的瘤样隆起，故常被叫作黏液瘤样变性。黏液瘤样变性可使二尖瓣环和瓣叶松弛，腱索的伸展可造成二尖瓣前、后叶关闭时不能对合，在临床出现的关闭不全，称为二尖瓣脱垂综合征。能引起二尖瓣脱垂的另一种疾病是马方综合征，两者瓣膜的组织形态很难区分，故有人认为两者可能有相同的发病机制。瓣膜的黏液瘤样变性与瘢痕组织的黏液性变不同，前者的结构层次完整，而瘢痕组织的纤维排列紊乱，这是两者间的主要鉴别点。

二尖瓣环钙化是较常见的一种老年性瓣膜环变性和钙化的病征，女性多于男性，瓣环的变性而使环扩大，环的钙化则使瓣环变硬，所以临床上有的出现收缩期杂音，有的出现舒张期杂音；见于年轻人的二尖瓣环钙化多并发于慢性肾功能衰竭、有二尖瓣脱垂的马方综合征，或胡尔勒（Hurler）综合征。

主动脉瓣钙化病多见于65岁以上的老年人，瓣叶因纤维增多而变厚，钙化而变硬，造成主动脉瓣口狭窄。多数并发二尖瓣环的钙化。钙化结节都分布在瓣叶的主动脉面，瓣膜联合无粘联，这些都有别于风湿性瓣膜炎。

纯合子型家族高脂蛋白血症（Ⅱ型高脂蛋白血症）能引起主动脉瓣或主动脉瓣上狭窄。此型高脂蛋白血症对主动脉的损害升主动脉重于降主动脉，它的纤维粥样斑块能造成主动脉瓣上狭窄；瓣膜的细胞内脂质和胆固醇堆积以及瓣膜的纤维化可引起狭窄。

糖原沉积病和Ⅱ型庞佩（Pompe）病造成的心壁肥厚，尤其是左室前庭区域的堆积会引起主动脉瓣下狭窄。但糖原沉积本身不损害瓣膜。

淀粉样物是一种多成分的复合蛋白，淀粉样物沉积病有原发和继发之分。心肌细胞间的淀粉样物沉积可使心肌细胞萎缩，产生充血性心力衰竭或限制性心肌病。淀粉样物好在乳头肌部沉积，常引起房室瓣功能失调，造成关闭不全。瓣叶上较少有淀粉样物沉积，且少量沉积也不足以造成瓣膜的功能失调。

痛风是尿酸盐在组织内沉积引起关节或其他组织的炎症性病变。因沉积在瓣膜造成瓣功能失调的病例虽有报道，但为数极少。

升主动脉夹层可由主动脉中层黏液变性等原因引起的主动脉中层裂开，出现裂隙（较大的常称为黏液湖），并与动脉腔相通，如不及时处理，中层裂隙可能极度扩大。夹层波及主动脉瓣，便可造成关闭不全。

4. 结缔组织病和自身免疫性疾病

是一类较少见的心脏瓣膜病，瓣膜的病损常常是全身病变组成部分。不同病损对瓣膜的损害机制和程度不全相同。

系统性红斑狼疮为一全身性，非感染性，并与遗传因素有关的自身免疫性疾病。能侵犯皮肤、关节、心、肝、肾、神经系统、浆膜和血管。多见于青年妇女，在心脏主要引起心包炎、心内膜炎和心肌炎。系统性红斑狼疮的心包炎为渗出性，能完全吸收。心瓣膜炎的病变呈小结节状分布在瓣叶上，有称其为"非典型性疣状心内膜炎"，是急性红斑狼疮的表现。它不同于风湿性心脏瓣膜炎的是病损不完全沿瓣膜关闭线分布，瓣膜的心房、心室面以及腱索均有分布，不一定伴有心肌病变。疣状物内可见嗜苏木素小体。系统性红斑狼疮的冠状动脉炎有内膜增厚，管腔狭窄，造成弥漫小灶性心肌坏死，可有心肌梗死和心脏扩张表现。

类风湿关节炎心脏的瓣膜损害表现在瓣膜的基部纤维性增厚，并可见类风湿性肉芽肿。心脏瓣膜病变多半只是类风湿关节炎一种并发损害。

强直性脊柱炎、巨细胞性主动脉炎、白塞病、复发性多软骨炎、莱特尔（Reiter）综合征等并发瓣膜病损，尤其主动脉瓣的关闭不全均有报道，但为数极少。

5. 瓣膜装置的缺血性损伤

心脏瓣膜装置中除乳头肌外各部都无丰富的血液供应，因此，瓣膜装置的缺血性损伤主要是由心壁或乳头肌的缺血造成的，心脏缺血多在左心室，因此瓣膜装置的缺血性损伤，以二尖瓣为主，其他心脏瓣膜极为少见。缺血在心壁或乳头肌的不同，造成二尖瓣损伤的机制不同，全心性缺血时，多因心脏扩张造成关闭不全，其中有"拱石"机制的参与；区域性缺血，都因乳头肌和乳头肌基部心肌收缩功能减弱引起。急性心肌梗死，或因此引起的左室乳头肌断裂均可造成急性二尖瓣脱垂，慢性左室乳头肌缺血可造成乳头肌硬化，乳头肌起始部及其附近心壁的急性心肌梗死或慢性缺血均可造成局部心肌收缩力减弱，尤其该部室壁瘤的形成，或因二尖瓣牵拉力的方向发生改变；或因心壁矛盾运动牵拉二尖瓣而出现关闭不全。乳头肌断裂造成的二尖瓣脱垂与腱索断裂造成的二尖瓣脱垂在临床表现方面有相似之处，但后者很少由缺血引起，而由变性或腐蚀引起。乳头肌断裂处修复后表面会有内皮覆盖而变得光滑，但这种病例只见于部分乳头肌断裂者。乳头肌的顶端与腱索相连接处，心肌细胞间的纤维组织较多，有别于心肌纤维化，诊断时要注意区别。

6. 肿瘤

与其他器官相比，心脏的原发性和继发性肿瘤都是很少见的，由于缺乏很特征的临床表现，多数要靠影像学检查，而肿瘤的定型诊断仍有赖于病理组织学检查。肿瘤发生在瓣膜上的更少。阜外医院自1956年建院以来，已检出经病理证实的原发心包、心脏肿瘤超过865例，其中心腔和心壁肿瘤超过821例（其中黏液瘤超过691例，非黏液性肿瘤超过130例），心包肿瘤超过44例，是国内心脏原发性肿瘤检出最多的医院。现在看来心脏原发性肿瘤并不十分罕见。长在瓣叶上的只有5例，其中4例在二尖瓣上，其中包括海绵状血管瘤2例，黏液瘤和纤维弹力瘤各1例，另一例为肺动脉瓣的海绵状血管瘤，可见长在瓣膜上的肿瘤十分稀少。

心脏的黏液瘤长在瓣叶上的不多，绝大多数长在左心房内，以蒂附着在心房壁，瘤体能随心跳而活动，肿瘤靠近二尖瓣口时能产生酷似二尖瓣狭窄的临床表现。另外，黏液瘤组织稀疏，且易变性、坏死，极易脱落，造成体动脉和肺动脉系的栓塞。黏液瘤嵌顿在瓣膜口时，还可造成猝死。

心脏瓣膜上的纤维弹力瘤根据形态分为两类。一类生长在瓣膜的表面，呈乳头状，常称作瓣膜的乳头状纤维弹力瘤，较老的文献上称其为 Lambl 赘生物（Lambl excrescence）或 Lambl 赘瘤。该瘤可长于任一心脏瓣膜，一般多在超声或尸检等时被偶然发现。乳头状纤维弹力瘤形如海葵，瘤的显微形态是乳头中心为胶原纤维，间有弹力纤维，外围黏液瘤样基质，表面有内皮细胞被覆。这种瘤有脱落引起栓塞的，故有认为它的行为不太良性。另一类纤维弹力瘤长在瓣环附近的心壁内，形态和行为方面都不同于乳头状纤维弹力瘤，是一种以胶原纤维为主，伴有弹力纤维的混合性肿瘤，不太大的肿瘤，一般不影响瓣膜的功能。阜外医院曾见一纤维弹力瘤位于右心室壁，并与三尖瓣环相连。此外，瓣叶和心内膜有时还可见一种乳头状纤维弹力瘤样增生物的病变，它与乳头状纤维弹力瘤有相似的显微形态表现，而其乳头的数量较少。

三、不同部位心脏瓣膜病的常见类型

心脏的4个瓣膜不仅部位和结构不同，功能也不全相同，各瓣的好发病种和同一病种在不同瓣膜部位的发生概率也不一样。

1. 二尖瓣

由瓣环、前后瓣叶、百余根腱索以及前后两组乳头肌组成，瓣膜位于左心房、左心室间，乳头肌附着在心室壁，因此左心房、左心室的功能对二尖瓣的病损也有很大影响。按瓣膜病损的功能类型可区分为二尖瓣狭窄和二尖瓣关闭不全两大类。

二尖瓣狭窄在我国的年轻人群中较为常见，且大多数由慢性风湿性心脏瓣膜炎和先天性二尖瓣发育异常造成。随着生活和医疗条件的改善，近年来风湿病的病例虽有减少，但风湿性心脏瓣膜病仍居首位。

二尖瓣的狭窄主要因瓣膜炎过程中的瓣叶间粘连以及炎症修复后的瓣叶和腱索的纤维组织增生、收缩及钙化等使瓣膜变硬，失去弹性。根据病损程度和形态，我国一般把二尖瓣的狭窄病变分成隔膜型和漏斗型。

（1）隔膜型的瓣膜主体基本正常，或病变较轻，瓣膜仍能活动。按其病损不同又分以下3种亚型。

1）边缘粘连型：瓣膜缘粘连，瓣口狭窄，一般无关闭不全。

2）瓣膜增厚型：除上型病损外，瓣膜有不同程度增厚，活动部分受限。可伴有轻度关闭不全。

3）隔膜漏斗型：后瓣及其腱索显著纤维化，僵硬；前瓣略有增厚，但仍可活动，腱索粘连、缩短，瓣膜边缘与后瓣形成漏斗状。可伴有较显著的关闭不全。

（2）漏斗型的前瓣和后瓣均有弥漫性纤维化，极度增厚，瓣的活动能力几乎消失。腱索和乳头肌间的距离显著缩短，甚至消失。整个瓣膜形如一个强直的漏斗，瓣口常呈新月形或鱼口状。常伴有显著的关闭不全。

先天发育异常造成的二尖瓣狭窄病例数远少于风湿性者。发育异常可以是瓣环、瓣叶，以及腱索、乳头肌的发育不良或降落伞型二尖瓣等先天异常。

二尖瓣狭窄伴有房间隔缺损者称为卢滕巴赫综合征。

除此以外，心内膜纤维弹力增生症，左心房黏液瘤脱入二尖瓣口等均可造成狭窄，但较少见。二尖瓣关闭不全可由多种病损引起，具体病种见表6-2。

表6-2　二尖瓣关闭不全的常见原因

二尖瓣环病损类

　　瓣环扩大：扩张型心肌病

　　瓣环钙化：环的原发性钙化或变性

　　左心室压力增高：高血压、主动脉瓣狭窄、肥厚型心肌病

　　糖尿病

　　马方综合征

　　慢性肾功能衰竭和高钙血症

二尖瓣瓣叶病损类

　　风湿性心脏病

　　二尖瓣脱垂：黏液瘤样变性

　　感染性心内膜炎

　　系统性红斑狼疮（Libman-Sacks病损）

　　创伤（包括经皮二尖瓣球囊扩张术）

　　急性风湿热

　　心房黏液瘤的影响

　　先天性瓣叶裂

二尖瓣腱索病损类

　　原发性腱索断裂

　　黏液瘤样变性和马方综合征

　　感染性心内膜炎

　　急性心肌梗死

　　急性风湿热

　　创伤（包括经皮二尖瓣球囊扩张术）

　　急性左心室扩张

乳头肌病损类

　　冠心病：急性可复性缺血、急性心肌梗死

　　其他少见原因：肉样瘤病、淀粉样物沉积病和肿瘤等浸润性疾病

　　　　　　　　　降落伞型二尖瓣等先天畸形

　　　　　　　　　高血压、心肌炎以及心肌病

　　　　　　　　　乳头肌局灶性纤维化

　　　　　　　　　创伤

当前我国的二尖瓣关闭不全主要由感染性心内膜炎和瓣膜组织的变性造成，前者多见于年轻患者，后者较多见于老年患者。其他病损引起的二尖瓣关闭不全虽有报道，但例数不多。

感染性心内膜炎对瓣叶和腱索的侵蚀性很大，它导致的瓣叶穿孔、腱索断裂以及瓣膜膨

胀瘤的形成均可使二尖瓣关闭不全。在二尖瓣上的感染性心内膜炎病变还可延及主动脉瓣。

瓣膜组织变性类中最多见的是黏液瘤样变性，病变可遍及瓣环、瓣叶和腱索，瓣膜组织的黏液瘤样变性使组织稀疏，脆弱，是造成二尖瓣脱垂的主要原因，病损还可致腱索断裂。

二尖瓣关闭不全的另一个原因是心肌供血不足引起的乳头肌纤维化、功能不全，甚至梗死和乳头肌断裂等。

2. 主动脉瓣

主动脉瓣由瓣环和3个半月瓣构成，主动脉瓣和二尖瓣间不但瓣环有共用，主动脉的左冠瓣与二尖瓣的基部间还直接相连，因此一些像变性和感染性病变常累及两瓣。主动脉瓣病以风湿性心脏瓣膜炎、感染性心内膜炎、先天性发育异常以及瓣膜的变性疾病最为常见，据阜外医院1956—1986年的125例主动脉瓣病的尸检材料，风湿性占57.6%，非风湿性中以先天性瓣膜畸形和感染性心内膜炎最多；据1986年后的换瓣病例材料，风湿性瓣膜病的比例进一步减少，非风湿性瓣膜病则有增加。

主动脉瓣狭窄多数由风湿性瓣膜炎、老年性钙化症以及先天性主动脉瓣二叶化引起。

风湿性瓣膜炎所致主动脉瓣狭窄已如前述，它以3个半月瓣的联合部粘连为特征。单独累及主动脉瓣的风湿性瓣膜炎虽有报道，但绝大多数病例与二尖瓣的风湿性病变同时存在。只有主动脉瓣病变，而没有二尖瓣病变时，需要小心鉴别。当瓣膜粘连不均时，可造成假性二叶畸形，这时要与先天性二叶瓣畸形相鉴别。

先天性二叶瓣畸形的两个瓣叶的大小不一定均一。由于瓣孔狭小、血流受阻，瓣叶因受血流冲击引起纤维性增厚，甚至钙化。患者多数在中青年时出现症状，但也有年龄高达70岁而无明显症状的病例。二叶瓣的较大瓣叶内有的可有不完全的纤维嵴状分隔，但只要组织结构损伤不明显，组织学上仍然可以和由三叶瓣融合而成的假性二叶化相区别。

老年性钙化症的瓣膜，瓣叶以纤维化和钙化为主。钙化结节常在瓣叶的窦侧。它与风湿性瓣膜的硬化和钙化的区别，一是前者多见于60~70岁或以上的老年人，二是前者瓣膜联合部的粘连一般不明显。

主动脉瓣关闭不全可由瓣环和瓣叶的多种病损引起，具体病种见表6-3。

表6-3　主动脉瓣关闭不全的常见原因

主动脉瓣变形类
　　风湿性心脏病
　　感染性心内膜炎
　　先天性主动脉瓣畸形（分叶不全、二叶瓣等）、室间隔缺损、瓣叶穿孔等
　　胸部严重创伤和主动脉瓣球囊扩张术等
　　系统性红斑狼疮和类风湿关节炎等结缔组织疾病
主动脉根部病变类
　　主动脉根部扩张
　　　原发性主动脉根部扩张
　　　继发于系统性高血压、黏液瘤样变性、结缔组织病和梅毒性主动脉炎
　　　马方综合征、先天性结缔组织发育不良（Ehlers-Danlos综合征）和成骨不良等的黏液瘤样变性
　　　强直性脊柱炎、类风湿关节炎、莱特尔（Reiter）综合征、有HLA-B27的肉样瘤病和巨细胞性主动脉炎等结缔
　　　组织病
　　创伤、高血压、马方综合征等引起的夹层动脉瘤
　　主动脉窦瘤破裂

主动脉瓣瓣叶损伤以感染性瓣膜炎瓣叶穿孔、瓣叶脱垂和风湿性瓣膜病的瓣叶硬化最为常见；主动脉根部扩张以梅毒性主动脉炎、主动脉根部动脉瘤、主动脉窦瘤（图6-12）以及黏液瘤样变性最为常见。

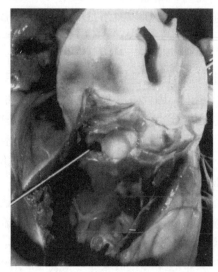

图6-12　主动脉窦部扩大

形成瘤样膨出称为窦瘤或膨胀瘤，瘤的位置不同，破裂后可穿入心包、心房或心室，本例为主动脉窦瘤破入右心室的标本

高位室间隔缺损患者的主动脉瓣关闭不全，可因主动脉瓣基部失去支持，瓣叶下垂引起。

各类主动脉瓣关闭不全的病理形态鉴别，有时比较困难。除临床特征外，主要根据瓣叶的病变，瓣膜联合部是否有粘连，瓣环扩张与否，以及升主动脉根部伴随病变的情况来综合判断。

3. 三尖瓣

三尖瓣的病损率远低于二尖瓣和主动脉瓣。病因多数是风湿性或先天性，但也有感染性心内膜炎或如类癌综合征等引起。

近几十年来，据国外报道，三尖瓣的感染性心内膜炎有增加趋势，患者多见于毒品成瘾人群，也有因安装起搏器、介入治疗、导管检查等引起的，致病菌以真菌和革兰阴性菌为多。

三尖瓣狭窄多见于风湿性瓣膜炎，其病理形态与二尖瓣的病变相似，但一般瓣膜增厚程度不很明显，瓣叶可有融合，腱索病变也较轻，瓣环病变不明显。三尖瓣先天性闭锁病例比较少见。

三尖瓣关闭不全较狭窄常见，多数是功能性的，且往往是心力衰竭和右心室扩张的结果。器质性的关闭不全可由风湿性瓣膜炎、瓣叶破裂和腱索断裂等引起。类癌综合征时，有时也可出现器质性关闭不全。

三尖瓣的先天性发育异常引起的关闭不全主要是三尖瓣下移征（Ebstein畸形）。它的病理改变是右心房室环位置正常，部分或全部三尖瓣叶下移附着于右心室的内壁。常见的多为隔叶及后叶的下移，而前叶一般仍在正常位置。下移的瓣叶常有变形、部分缺损或粘连等改变，也有伴乳头肌和腱索的发育异常。下移瓣叶附着部分以上的心室壁变薄，且心房化使右心房扩大，而其余部分发生代偿性肥厚。下移后的三尖瓣功能主要由前瓣行使，房化的心室不能与心房同步活动，造成关闭不全和心房压力增高。少数病例并发动脉导管未闭、肺动脉瓣狭窄等畸形。

4. 肺动脉瓣

肺动脉瓣病变以先天性发育异常为多见，风湿性瓣膜炎远少于二尖瓣和三尖瓣部，而且陈旧性病变远较急性病变少见，有肺动脉瓣急性瓣膜炎的多数伴有二尖瓣和主动脉瓣的陈旧性风湿病变或急性和陈旧性病变并存。

肺动脉瓣狭窄最多见的是二叶化和发育不良等先天性异常，有的还并发间隔缺损。类癌综合征常可致肺动脉瓣狭窄。

肺动脉瓣关闭不全通常继发于心力衰竭和右心室扩张，器质性的大部是先天性瓣叶发育缺陷或缺失。

（刘湘花）

第七章

消化系统疾病

第一节 胃炎

一、急性胃炎

（一）病因

急性胃炎的病因常比较明确：感染（败血症、脓毒败血症或胃外伤等）；刺激性食物（烈性酒、过热食物等）；腐蚀性化学毒物（强酸、强碱等）；药物（水杨酸、皮质激素等）。

（二）肉眼改变

胃黏膜红肿，表面被覆厚层黏稠的黏液，可有散在小的出血、糜烂灶，甚至形成急性溃疡。

（三）镜下改变

胃黏膜充血、水肿；大量中性粒细胞浸润，并可侵入腺上皮而进入腺腔；常呈多灶性或弥漫性出血；病变严重时黏膜可坏死脱落，形成糜烂或溃疡。根据病变特点可分为 4 种。①急性出血性胃炎：以胃黏膜出血为主要特点。②急性糜烂性胃炎：以胃黏膜多发性浅表性糜烂为主要特点。③急性蜂窝织炎性胃炎：较少见，是机体抵抗力极低下时，化脓菌感染引起的，胃壁全层大量中性粒细胞弥漫浸润。④腐蚀性胃炎：腐蚀性化学物质引发胃黏膜以至胃壁深层广泛性坏死、溶解。

二、慢性胃炎

慢性胃炎是指由多种原因引起的局限于胃黏膜的炎症性疾病，其病因目前尚未完全明了，大致可分为以下 4 类：幽门螺杆菌感染；长期慢性刺激；十二指肠液反流对胃黏膜屏障的破坏；自身免疫性损伤。多见于中老年人，常见临床症状是胃痛和胃部不适。

（一）慢性浅表性胃炎

1. 肉眼改变

病变胃黏膜充血、水肿，呈深红色；表面覆盖黏液样分泌物；可伴散在出血、糜烂。

2. 镜下改变

黏膜厚度正常，固有腺体无明显萎缩；炎症限于黏膜浅层，即胃小凹以上的固有膜内，固有膜浅层充血、水肿，有较多淋巴细胞、浆细胞及中性粒细胞浸润；黏膜表面和小凹上皮细胞可有不同程度的变性、坏死、脱落和修复、再生。

（二）慢性萎缩性胃炎

1. 临床特点和分类

慢性萎缩性胃炎多见于中老年人，常见胃酸分泌下降，好发于幽门和胃小弯区域，也可发生于胃体、胃底，可与胃、十二指肠溃疡病、胃癌或恶性贫血等并发。按病因、发病部位及临床表现等分为 3 类。①A 型胃炎（又称自身免疫性萎缩性胃炎）：少见；胃液、血清抗内因子、抗壁细胞抗体阳性；胃黏膜功能严重受损，胃酸分泌明显降低，维生素 B_{12} 吸收障碍，常伴恶性贫血；血清胃泌素水平高；主要累及胃体黏膜。②B 型胃炎：多见；与幽门螺杆菌感染相关；胃液、血清抗内因子、抗壁细胞抗体均阴性；胃黏膜功能受损轻，胃酸分泌中度降低或正常，很少发生维生素 B_{12} 吸收障碍和恶性贫血；血清胃泌素水平低；主要累及胃窦部。③C 型胃炎：较多见；与化学物质（胆汁反流、乙醇、阿司匹林等非固醇类抗炎药等）损伤相关。

2. 肉眼改变

胃黏膜变薄、平滑或颗粒状，皱襞减少甚至消失，色苍白；黏膜下血管清晰可见；可伴出血、糜烂。

3. 镜下改变

（1）胃黏膜固有腺体（胃体胃底腺、幽门腺和贲门腺）不同程度萎缩，表现为腺体变小、囊性扩张、减少以至于消失，仅残存小凹上皮；固有膜间质因而相应增宽；胃黏膜糜烂、溃疡边缘处固有腺体破坏、减少不列为萎缩。

（2）固有膜弥漫性淋巴细胞和浆细胞浸润；可有淋巴滤泡形成（胃窦部黏膜含少量淋巴滤泡不列为萎缩，胃体部黏膜出现淋巴滤泡时考虑萎缩）；可有数量不等的中性粒细胞浸润固有膜间质、腺体，提示为活动性慢性萎缩性胃炎。

（3）肠上皮化生或假幽门腺化生；肠上皮化生多见于胃窦部，胃黏膜固有腺（幽门腺、胃底腺）上皮被肠腺上皮取代，出现吸收上皮细胞、杯状细胞、潘氏细胞，也可出现纤毛细胞和内分泌细胞；假幽门腺化生多见于胃体和胃底腺区，胃黏膜固有腺（胃底腺）上皮（壁细胞和主细胞）被幽门腺样黏液分泌细胞取代。

（4）黏膜肌层增厚，平滑肌纤维可伸入固有膜浅层。

4. 组织学分级

按 5 种组织学变化（幽门螺杆菌、慢性炎症、活动性、萎缩和肠化）进行分级，分为轻度、中度和重度（ + 、 + + 、 + + + ）。

（1）幽门螺杆菌：观察胃黏膜黏液层、表面上皮、小凹上皮和腺管上皮表面的幽门螺杆菌。①轻度：偶见或者小于标本全长 1/3 有少数幽门螺杆菌。②中度：幽门螺杆菌分布超过标本全长 1/3 而未达 2/3 或连续性、薄而稀疏地存在于上皮表面。③重度：幽门螺杆菌成堆存在，基本分布于标本全长。

（2）活动性：慢性炎症背景上有中性粒细胞浸润。

1）轻度：黏膜固有层有少数中性粒细胞浸润。

2）中度：中性粒细胞较多存在于黏膜层，可见于表面上皮细胞、小凹上皮细胞和腺管上皮内。

3）重度：中性粒细胞较密集，或除中度所见外还可见小凹脓肿。

（3）慢性炎症：根据黏膜层慢性炎症细胞密集程度和浸润深度分级，两种均可以时，以前者为主。

1）轻度：慢性炎细胞较少并局限于黏膜浅层，不超过黏膜层的 1/3。

2）中度：慢性炎细胞较密集，不超过黏膜层的 2/3。

3）重度：慢性炎细胞密集，占据黏膜全层。计算密度程度时要避开淋巴滤泡及其周围的小淋巴细胞区。

（4）萎缩：萎缩是指胃黏膜固有腺体减少，分为两种类型。

1）化生性萎缩：胃黏膜固有腺体被肠化或被假幽门化生腺体所替代。

2）非化生性萎缩：胃黏膜固有腺体被纤维或纤维肌性组织替代，或炎细胞浸润引起固有腺体数量减少。

按胃黏膜固有腺体萎缩程度，慢性萎缩性胃炎可分为轻、中、重 3 级。①轻度：萎缩、消失的固有腺体 <1/3。②中度：萎缩、消失的固有腺体介于 1/3 ~ 2/3。③重度：萎缩、消失的固有腺体 >2/3。胃萎缩是指胃黏膜固有腺体全部或几近全部萎缩消失，固有膜内不见任何腺体，或仅含数量不等的肠型化生腺体，而炎症轻微。

（5）肠上皮化生。

1）轻度：肠化区占腺体和表面上皮总面积 1/3 以下。

2）中度：肠化区占腺体和表面上皮总面积的 1/3 ~ 2/3。

3）重度：肠化区占腺体和表面上皮总面积的 2/3 以上。

肠上皮化生可分为：①完全型肠上皮化生（Ⅰ型化生、小肠型化生），化生上皮含有吸收细胞（腔面具有刷状缘或纹状缘）、杯状细胞和潘氏细胞；②不完全型肠上皮化生（Ⅱ型化生、不完全型化生），仅有柱状上皮细胞和杯状细胞，又分为Ⅱa 型（胃型）化生，柱状细胞分泌中性黏液（似胃小凹上皮），杯状细胞分泌涎酸黏液；Ⅱb 型（结肠型）化生，柱状细胞分泌硫酸黏液（似结肠腺上皮），杯状细胞分泌涎酸黏液。一般认为Ⅱb 型化生与胃癌的关系密切。

（三）慢性肥厚性胃炎

1. 单纯性肥厚性胃炎

（1）肉眼改变：胃黏膜增厚，皱襞加深、变宽，呈脑回状。

（2）镜下改变：黏膜层增厚，黏膜腺体变长，但结构正常；固有膜内弥漫性淋巴细胞、浆细胞浸润。

2. 巨大肥厚性胃炎

巨大肥厚性胃炎又称 Menetrier 病、胃皱襞巨肥症等。

（1）临床特点：巨大肥厚性胃炎是一种少见的特殊类型的肥厚性胃炎，多见于中年男性，临床特点为消化不良、呕血，低胃酸或无胃酸，低蛋白血症。放射学和胃镜所见易与淋巴瘤和癌混淆。

（2）肉眼改变：胃底胃体部，特别是大弯侧黏膜弥漫性肥厚，形成巨大皱襞而呈脑回状，或形成息肉结节状巨块；胃窦部黏膜很少累及；病变黏膜与正常黏膜界限清楚；胃重量

［正常（150±25）g］明显增加，可达900~1 200 g，甚至2 000 g。

（3）镜下改变：胃黏膜全层增厚，呈乳头状；小凹上皮细胞增生致小凹延长加深，形成腺性裂隙，可达腺体基底部，甚至越过黏膜肌层；固有腺体相对减少，壁细胞和主细胞常减少，黏液细胞增多；可见假幽门腺化生，但无肠上皮化生；黏膜深部腺体可呈囊性扩张；固有层水肿伴淋巴细胞、浆细胞等浸润。

三、特殊性胃炎

（一）淋巴细胞性胃炎

1. 病因

淋巴细胞性胃炎的病因和发病机制尚不清楚，可能代表胃黏膜对于局部抗原（如幽门螺杆菌）的异常免疫反应。

2. 镜下改变

多累及胃窦，也可累及胃体。胃黏膜内大量淋巴细胞浸润，尤其表面上皮和小凹上皮内大量成熟T淋巴细胞浸润，淋巴细胞数目大于正常胃黏膜的5倍以上。黏膜固有腺体常不同程度萎缩。大量淋巴细胞增生、浸润，导致胃黏膜肥厚。

（二）嗜酸性胃炎

1. 病因和临床特点

病因不明，可能与过敏有关，25%的患者有过敏史，血嗜酸性粒细胞计数和血清IgE均升高。好发于胃远部和十二指肠，甚至累及空肠；常致幽门梗阻；浆膜明显受累时，可继发嗜酸性腹膜炎和腹腔积液；常伴外周血嗜酸性粒细胞增多和过敏症状。

2. 镜下改变

胃壁有大量嗜酸性粒细胞弥漫浸润，甚至有嗜酸性小脓肿形成，并有多少不等的其他炎细胞浸润及慢性炎症性间质增生；可出现血管炎、坏死性肉芽肿和溃疡。

（三）肉芽肿性胃炎

1. 病因和病变特点

此型胃炎较少见，病因上可分为感染性肉芽肿性炎（结核病、梅毒和真菌病等）和非感染性或原因未明肉芽肿性炎（Crohn病、结节病等）。其特点是肉眼上形成肿瘤样损害，组织学上有多少不等的肉芽肿形成。

2. 病理改变

（1）胃结核：病变常位于胃窦或小弯，形成溃疡或炎性肿物，局部淋巴结肿大，可见干酪样坏死。

（2）胃梅毒：初期为幽门部黏膜糜烂或溃疡，进而黏膜皱襞弥漫性增厚、增宽和弥漫性纤维化，可导致胃壁硬化和胃收缩，X线上形似革囊胃；镜下可见胃壁有大量淋巴细胞和浆细胞浸润及闭塞性动脉内膜炎等改变。

（3）胃真菌病：胃真菌病由念珠菌、曲霉菌、毛霉菌等多种真菌感染引起。真菌性溃疡一般较大，底部覆以较厚而污秽的脓苔。真菌性肉芽肿多有脓肿形成或含大量中性粒细胞的肉芽肿。溃疡底部肉芽组织和肉芽肿内可见相关的真菌菌丝、孢子。

（4）胃病毒感染：胃巨细胞病毒感染见于骨髓移植受体和免疫损害患者，多为全身感染的一部分；可并发穿孔和瘘管形成；需要依靠免疫细胞化学和原位杂交来诊断。

（5）胃血吸虫病：胃血吸虫病多发生于重症血吸虫病患者，幽门部病变明显，主要累及黏膜和黏膜下层，形成含虫卵的肉芽肿和结缔组织增生。部分病例可伴发溃疡病或胃癌。

（6）胃软斑病：胃软斑病为灶性胃黏膜病变。病变处有大量嗜酸性颗粒状胞质的巨噬细胞浸润，胞质内有 PAS 阳性含铁的钙化小球（Michaelis-Gutmann 小体）。

（7）胃 Crohn 病：胃是少见部位。病变处胃黏膜呈颗粒状，有时也可见鹅卵石样改变。胃壁因水肿和纤维化而增厚、变硬，胃腔变小，严重者如革囊胃。局部淋巴结大。光镜下与小肠 Crohn 病改变相同。

（8）胃结节病：罕见。需排除胃结核病和胃 Crohn 病等肉芽肿疾病后，才能结合临床资料考虑结节病的诊断。大体上与胃 Crohn 病和胃结核相似，光镜下显示有非干酪样坏死性肉芽肿形成。

（赵高阳）

第二节　胃溃疡和应激性溃疡

一、胃溃疡

（一）病因和临床特点

胃溃疡的病因与发病机制复杂，尚未完全清楚，目前认为与以下因素有关：幽门螺杆菌感染；黏膜抗消化能力降低；胃液的消化作用；神经、内分泌功能失调；遗传因素。本病多见于成年人（尤其青壮年），表现为周期性上腹部疼痛、反酸、嗳气等，病程长，慢性经过，常反复发作。餐后 2 小时内上腹痛，下次餐前消失。

（二）肉眼改变

大多数位于胃窦部小弯侧，少数位于胃窦前壁、胃体小弯、胃移行部和贲门部等。多为单发性，仅5%多发。溃疡直径0.5~5.0 cm，多数<2 cm，可形成巨大溃疡。典型的溃疡常呈圆形或椭圆形，边缘整齐，底部平坦，多较深，常累及黏膜下层、肌层以至浆膜层。切面上小的溃疡常呈漏斗状，稍大的溃疡贲门侧陡峻而幽门侧呈坡状。溃疡周围黏膜皱襞常呈轮辐状向溃疡处集中。

（三）镜下改变

在病变活动期时，溃疡底部由4层构成，从表面向深部为炎性渗出物、坏死组织、肉芽组织和瘢痕组织。溃疡底部瘢痕组织的中、小动脉常呈血栓闭塞性动脉内膜炎，致管壁增厚、管腔狭窄，血管壁也可发生纤维素性坏死。溃疡底部神经纤维常变性、断裂，形成微小创伤性神经瘤。溃疡边缘黏膜肌层和肌层断裂，两者的游离端常粘连融合。溃疡周围黏膜常呈不同程度的炎症、肠上皮化生或假幽门腺化生，以及腺上皮不典型增生。愈合期时，溃疡缺损由纤维瘢痕组织填充，周边的胃黏膜上皮增生，覆盖于溃疡瘢痕表面。

（四）并发症

1. 出血

几乎所有的溃疡都有不同程度的出血，当侵蚀中型动脉时可引起大出血，尤其是老年并发动脉硬化和高血压的患者。

2. 穿孔

穿孔多发于胃前壁溃疡；穿孔过程可分为急性和慢性，前者可引起急性腹膜炎，后者穿孔前常与邻近器官有粘连，可穿入胰腺、脾、胆管、肝及结肠等形成瘘管。

3. 幽门狭窄

幽门前区的溃疡和十二指肠溃疡，由于瘢痕收缩和括约肌痉挛致幽门狭窄。

4. 癌变

癌变率≤1%，发生于胃溃疡周边黏膜。

二、胃应激性溃疡

（一）病因

能引起急性胃炎的物理、化学和生物因素都可引起急性胃溃疡，某些严重内外科疾病也可诱发急性胃溃疡。其中继发于休克、严重烧伤、皮质激素治疗或阿司匹林摄入等的急性胃溃疡，称为 Curling 溃疡；因中枢神经系统疾病或损伤诱发的称为 Cushing 溃疡。

（二）肉眼改变

胃应激性溃疡常多发，可发生在胃的任何部位。溃疡一般较浅，界限清楚，偶尔破坏肌层，甚至发生穿孔。

（三）镜下改变

溃疡底部无肉芽组织和瘢痕组织形成，仅有散在淋巴细胞和中性粒细胞浸润，溃疡周边黏膜水肿。

（李迎春）

第三节　胃肿瘤和瘤样病变

一、胃癌

胃癌是胃黏膜呈腺样分化的一种恶性上皮性肿瘤。贲门下胃癌发生的最常见部位是远端胃，即胃窦幽门区。胃部癌主要分布于大弯侧或小弯侧。

（一）早期胃癌

早期胃癌是指发生于胃黏膜下层以上（未侵犯肌层）的癌，可有淋巴结转移。

早期胃癌分为隆起型、表浅型和凹陷型，其中表浅型又分为表浅隆起型、平坦型和表浅凹陷型。

1. 隆起型

息肉状病变较明显高于周围的正常胃黏膜（大于正常黏膜厚度的 2 倍），常为有蒂或广基性胃息肉的早期恶变。癌细胞常限于黏膜层内。

2. 表浅型

病变较平坦，又再分为以下 3 型。

（1）表浅隆起型：病变稍微隆起于周围正常黏膜，呈平盘状。

（2）表浅平坦型：病变处黏膜无明显异常，可稍显粗糙。

（3）表浅凹陷型：病变处黏膜浅表凹陷，深度限于黏膜层内，形成癌性糜烂。

3. 凹陷型

病变处黏膜明显下陷，形成深达黏膜下层的溃疡，最多见。

（二）进展期胃癌

进展期胃癌指癌侵及胃的黏膜下层以下。

1. 形态学分类

进展期胃癌分为息肉型、蕈伞型、溃疡型和浸润型。弥漫型（浸润型）肿瘤在黏膜层及黏膜下层中表浅扩散，形成扁平状、斑块状病变，伴有或无浅表性溃疡。广泛浸润的结果就形成了革囊胃或"皮革胃"。黏液腺癌呈胶冻样。

2. 镜下改变

胃腺癌可形成恶性腺样结构：管状、腺泡状或乳头状，也可由黏附力差、孤立的且有多种形态的细胞混合构成，这些细胞有时联合成腺样、管状或小泡状实性结构。

（1）WHO 分类：主要是基于占优势的组织学形态。

1）管状腺癌：存在显著扩张或呈裂隙样和分枝状的管状结构，管腔大小各异。也可存在腺泡状结构。瘤细胞呈柱状、立方状或被腔内黏液压成扁平状，也可见到透明细胞。实体癌是一种分化差的亚型；而髓样癌是存在显著淋巴间质的癌，也被称作伴有淋巴间质的癌。间质增生程度也不同，有时会非常显著。

2）乳头状癌：乳头状癌为高分化的外生性癌，具有伸长的指状突起，突起表面被覆圆柱状或立方细胞，轴心为纤维血管结缔组织。细胞极向尚存。一些肿瘤显示管状分化（乳头状管状）。极少数情况下，可见到微乳头结构。肿瘤的浸润边缘与周围组织有明确界限，肿瘤中可见急性或慢性炎细胞浸润。

3）黏液腺癌：瘤组织 50% 以上成分包含有细胞外黏液池。有两种主要生长方式：①腺体由黏液柱状上皮组成，间质腔隙中存在黏液；②细胞呈链状或不规则串状散在漂浮于黏液湖内。腺内间质中也可见到黏液。

4）印戒细胞癌：瘤组织主要成分（超过 50%）是由孤立的或呈小团的、包含有细胞内黏液的恶性细胞组成的一种腺癌。瘤细胞有 5 种形态：①核被推至细胞膜，形成经典的印戒细胞形态，胞质因扩张而呈球形，光镜下透亮；②其他弥漫性癌，细胞核位于细胞中央，类似于组织细胞，有少量或无核分裂象；③细胞小并且呈强嗜酸性，但胞质内含有明显且微小的中性黏液颗粒；④细胞小，有少量或无黏液；⑤退行发育的细胞有少量或无黏液。这些细胞类型混杂在一起，以不同比例存在。印戒细胞癌也可形成花边状或纤细的梁状腺样结构，可呈带状或实性排列。印戒细胞癌癌细胞数量相对较少但间质纤维化非常显著。特殊染色包括黏液染色（PAS，黏蛋白卡红或阿辛蓝），或用抗角蛋白抗体进行免疫组织化学染色，可以用于检测间质中稀少且分散排列的肿瘤细胞。运用角蛋白进行免疫组织化学染色要比黏液染色更敏感，可以检测到更多的肿瘤细胞。鉴别诊断包括印戒细胞淋巴瘤、固有层中的黏液吞噬细胞、黄色瘤及与胃炎有关的接近死亡的脱落细胞。

（2）Lauren 分类：分为 2 种主要类型，即肠型和弥漫型。肠型和弥漫型比例大致相同的肿瘤称作混合性癌。

1）肠型胃癌：肿瘤内的腺体结构可以辨认，肿瘤分化范围从高分化到中分化，有时在肿瘤扩展区边缘可见到低分化癌，典型者发生在有肠上皮化生的背景中。这些癌的黏液表型是肠型、胃型及胃肠型。

2）弥漫型胃癌：弥漫型胃癌由黏附力差的细胞弥漫性地浸润胃壁构成，可见少量腺体或无腺体形成。细胞常成小圆形，或排列成印戒细胞形态，或呈中断的花边状腺样或网状结构。这些肿瘤类似于 WHO 分类中的印戒细胞癌。弥漫型胃癌中的核分裂象与肠型胃癌相比更少见，可存在少量的间质黏液。肠型胃癌比弥漫型胃癌出现更明显的结缔组织和炎症反应。

（3）罕见亚型。

1）腺鳞癌：腺鳞癌由腺癌和鳞状细胞癌混合构成，在数量上均不占优势，两者间存在移行。一个肿瘤中的两种成分如果存在明确的边界可能是碰撞瘤。若肿瘤中存在不连续的、形态呈良性的鳞状上皮化生时应被称为腺癌伴有鳞状上皮分化（又称腺棘皮癌）。

2）鳞状细胞癌：鳞状细胞癌极少见，只有肿瘤周围全为胃黏膜的病例才能接受这一诊断。组织学与发生在身体其他部位的鳞状细胞癌类似。

3）未分化癌：这些病变除了存在上皮表型以外（如表达角蛋白），缺乏任何分化特征。

4）伴有淋巴细胞间质的癌（髓样癌）：这种富于细胞的肿瘤边界一般清楚，呈膨胀性生长，主要由大的嗜酸性癌细胞形成的实性巢构成，腺管状分化相对不明显或缺乏，肿瘤中混杂有密集、弥漫性浸润的成熟淋巴细胞和浆细胞，有时形成淋巴滤泡和少数巨细胞。免疫表型通常显示，在反应性淋巴细胞成分中 CD8 + 的 T 细胞明显多于 B 细胞。网状纤维染色显示间质中网状纤维呈细丝状分布，但无纤维组织增生性反应。

5）肝样腺癌：少数原发胃癌含有免疫反应阳性的甲胎蛋白，还常表达癌胚抗原，有些表达清蛋白和 α-1-抗糜蛋白酶。其中某些肿瘤在形态学与肝细胞癌相似，有些具有透明胞质腺管乳头状结构，另一些显示这两种结构混合存在。这些不同的结构可能是消化系统胚胎内胚层分别向胎儿肝和肠分化发育的重复。这种癌预后差。

6）其他少见的肿瘤：包括壁细胞癌、绒毛膜癌、内胚窦瘤、胚胎性癌和富于潘氏细胞腺癌等。

（4）间质反应：4 种常见的胃癌间质反应是显著纤维化、淋巴细胞浸润、嗜酸性粒细胞增多及肉芽肿反应。肉芽肿反应的特点是存在单个或融合性的小结节样肉芽肿，常伴有中等密集的单核细胞浸润。淋巴细胞浸润与预后密切相关。

3. 分级

（1）高分化：腺癌具有规则的腺体结构，常与化生的肠上皮极为相似。

（2）中分化：介于高分化与低分化之间的腺癌。

（3）低分化：腺癌由难以辨认的、高度不规则的腺体组成，或单个细胞孤立排列，或多个细胞形成或大或小的实性条索，其中可见黏液分泌或形成腺泡状结构。

它们也可分为低度恶性（高或中分化）或高度恶性（低分化）。注意，这种分级系统主要用于管状腺癌。其他类型的癌不分级。

4. 癌前病变

（1）胃炎和肠上皮化生：慢性萎缩性胃炎和肠上皮化生一般发生在癌之前和（或）伴有肠型腺癌。幽门螺杆菌相关性胃炎是胃最常见的癌前病变。自身免疫性胃炎也与癌变的危险性增加有关。如果胃炎持续存在，就会出现伴有肠上皮化生的胃萎缩，启动一系列变化并可能导致癌变，尤其是肠型胃癌。有两种主要肠上皮化生类型：完全型（也被称为小肠型或Ⅰ型）和不完全型（Ⅱa型和Ⅱb型）化生。不同的黏液表达方式决定了化生的特点：完全型化生表现为胃（MUC1，MUC5AC和MUC6）的黏液表达减少，表达一种小肠黏液MUC2；不完全肠上皮化生则共同表达胃黏液和MUC2。

（2）腺瘤：腺瘤通常位于胃窦部，一般单发，体积较大，可以有蒂或无蒂，约占胃息肉样病变的10%，可分为绒毛状腺瘤、管状—绒毛状腺瘤和绒毛状腺瘤。

大体所见腺瘤通常位于胃窦部，肿瘤大小不等，直径一般 >2 cm，多呈绒毛状，广基性。

光镜下多呈绒毛状、管状—绒毛状，单纯管状者很少见，形同大肠的腺瘤。增生的腺上皮常存在不同程度的非典型增生（低级别和高级别上皮内瘤变）。绒毛状腺瘤和管状—绒毛状腺瘤继发上皮内瘤变（尤其高级别）者易恶变。

（3）家族性腺瘤病：①家族性大肠腺瘤病（常染色体显性遗传）可累及胃和小肠，常位于胃体（占2/3病例）和（或）幽门部，呈多发性；②胃体腺瘤病，好发于30岁左右，多为胃底腺增生（壁细胞和黏液细胞为主）；③幽门部腺瘤病，多<40岁，伴幽门腺增生和腺体囊性扩张，可恶变(8%~10%)。

（4）上皮内瘤变：上皮内瘤变（异型增生）可以源自胃上皮自身或肠化的胃上皮。幽门腺腺瘤是一种上皮内肿瘤形式，源于胃黏膜自身。在胃癌发生的多阶段理论中，上皮内瘤变位于萎缩化生性病变与浸润性癌之间。

1）不确定的上皮内瘤变：有时区分一个病变是肿瘤还是非肿瘤（即反应性的或再生性的）会产生困惑，尤其在一些小的活检标本中更是如此。对于这些病例，通过对组织块进行深切，再获得更多的活检材料，或去除造成细胞过度增生的可能根源，常是解决困境的方法。对于那些难以明确诊断为上皮内瘤变的病例，应诊断为"不确定的上皮内瘤变"。在胃黏膜固有层，小凹过度增生可出现不能确定的异型增生，表现为不规则和扭曲的管状结构，细胞缺乏上皮内黏液、核浆比增大且丧失极向。不确定上皮内瘤变的肠上皮化生区域表现为过度增生的化生性上皮，腺体紧密排列，组成腺体的细胞的胞核大且深染，呈圆形或棒状，位于细胞基底部。核仁并不总能见到。从腺体的基底部到浅表区，细胞结构的改变逐渐减轻。

2）腺瘤：生长方式呈扁平形、息肉样或轻度凹陷状。在西方国家，当增生成为一个外观独立且突出生长的病变时，用腺瘤一词来表示。而在日本，腺瘤包括所有肉眼类型（即扁平型、隆起型、凹陷型）。①低级别上皮内瘤变，黏膜结构轻度改变，出现芽状或分支状的管状结构，管腔内可见乳头，隐窝延长呈锯齿状，并有囊性变。腺体由增大的柱状细胞排列而成，无或有极少黏液。胞质蓝染，核圆形或卵圆形，常排列成假复层。②高级别上皮内瘤变。腺体密集且结构扭曲增多，导管形态不规则，常可见分支和折叠，无间质浸润。黏液分泌缺乏或仅有极少量。细胞有明显的不典型性，排列成假复层，极性紊乱，细胞核形态多样、深染，通常呈雪茄形，常见突出的双嗜性核仁，异常核分裂象增加。③上皮内瘤变进展为癌。当瘤细胞浸润至固有层或穿透黏膜肌层就可以诊断为癌。在一些胃活检中，当存在孤立的细胞、腺样结构或乳头状隆起时，常提示可能浸润。如果对一个浸润性恶性肿瘤的组织学标准还存在疑问时，就使用"可疑浸润"一词。80%以上的上皮内瘤变可进展为浸润性癌。事实上，已存在高级别上皮内瘤变但无明确肿块的患者可能已经存在浸润性癌。肠上皮化生的范围与上皮内瘤变有关，也和肠化黏膜（Ⅱb型肠上皮化生）的硫酸黏液分泌表型有关，与癌进展的危险性增加有关。

3）上皮内瘤变诊断的相关问题：有关胃上皮内瘤变诊断的问题有3个。①必须能够区别上皮内瘤变与非典型再生性改变。②能够分清高级别与低级别上皮内瘤变。③应将上皮内瘤变与浸润癌区分开。非典型再生性改变常伴有活动性炎症，没有显著的结构或分化异常。相反，异型增生的细胞出现一种或多种细胞核的异常（增大、深染、形状不规则、异常核分裂象），并形成有分支的异常腺体，偶尔出现背靠背的结构。免疫组织化学检测，p53过度表达和Ki-67染色检测向黏膜表面扩展的细胞增生，以及肿瘤抑制基因功能异常可能有助于区分异型增生和非典型再生性改变。

二、神经内分泌肿瘤

（一）组织学分类

2010年版消化系统肿瘤WHO分类将消化系统神经内分泌肿瘤分成5类：神经内分泌肿瘤1级（NETG1），神经内分泌肿瘤2级（NETG2），神经内分泌癌（NEC），混合性腺癌神经内分泌癌（MANEC）和产生特异激素的神经内分泌肿瘤。

大部分胃内分泌肿瘤为高分化非功能性肠嗜铬样（enterochromaffin-like，ECL）细胞神经内分泌瘤，它发生于胃体或胃底的泌酸性黏膜上皮。有3种不同类型：①Ⅰ型，与自身免疫性慢性萎缩性胃炎有关；②Ⅱ型，与多发性内分泌肿瘤Ⅰ型和Zollinger-Ellison综合征有关；③Ⅲ型，散在性分布，与高胃泌素血症或ACAG无关。

（二）部位

Ⅰ、Ⅱ、Ⅲ型嗜铬样细胞神经内分泌瘤均分布于胃体及胃底黏膜，而少见的G细胞肿瘤分布于幽门上区。小细胞神经内分泌癌多发生于胃体/底区，但也可发生于胃窦部。

（三）肉眼改变

Ⅰ型嗜铬样细胞神经内分泌瘤常多发，表现为黄褐色的小结节或息肉，病变局限于黏膜层或黏膜下层。大部分肿瘤最大直径<1 cm。仅极少数病例存在肌层浸润。

Ⅱ型嗜铬样细胞神经内分泌瘤表现为胃增大、胃壁增厚（0.6~4.5 cm）。黏膜—黏膜下多发结节较Ⅰ型神经内分泌瘤大，但一般<1.5 cm。

Ⅲ型嗜铬样细胞神经内分泌瘤常呈单一性病变，多浸润肌层，甚至浸润浆膜层。

（四）镜下改变

1. 神经内分泌瘤

神经内分泌瘤在形态学表现为高分化的神经内分泌系统肿瘤。典型的肿瘤是由小而一致的多边形或立方形细胞构成，胞质微嗜酸性，细颗粒状，细胞核规则，圆形或卵圆形，染色质点彩状，核分裂象罕见，核有轻度多形性。肿瘤细胞常为混合性生长，细胞排列呈巢状或小梁状，由疏松的结缔组织间质分隔，偶尔肿瘤细胞质形成玫瑰花形团、小管状或腺泡状结构。肿瘤发生于胃黏膜，常浸润黏膜下层，但很少有更深层的浸润。肿瘤细胞团周围收缩造成的人为假象，可能给人以淋巴血管浸润的印象，必须与具有预后意义的真正的脉管浸润相鉴别。

（1）嗜铬样细胞神经内分泌瘤：大部分Ⅰ型和Ⅱ型ECL细胞神经内分泌瘤组织学特点

为，排列规则的细胞（镶嵌样）聚集成小梁状结构。瘤细胞核形态单一，常无明显核仁，胞质较丰富且红染，核分裂象少，常有血管浸润。

（2）EC细胞—5-羟色胺生成性神经内分泌瘤：胃中极少见。它由小肿瘤细胞紧密排列成圆形巢状，肿瘤周边常呈栅栏状。瘤细胞亲银，强嗜银，CgA及抗5-羟色胺反应阳性。电镜检查可证实EC细胞的本质，可见到特征性的类似于正常胃EC细胞的多形性强嗜铈颗粒。

（3）胃泌素生成性神经内分泌瘤（胃泌素瘤）：大部分分化好的胃泌素瘤表现为黏膜及黏膜下的小结节，在内镜检查时或胃切除标本中偶然发现。瘤细胞排列呈纤细的小梁状或实性巢状，细胞大小一致，胞质少，免疫组织化学染色胃泌素呈强阳性。

2. 小细胞神经内分泌癌

胃的小细胞神经内分泌癌与肺内的小细胞癌相似，是一种具有高度侵袭性的恶性肿瘤。组织学上，肿瘤呈实性或片块状生长方式，偶尔伴有腺泡状或小梁状结构，基底呈栅栏状排列。间质血管丰富，坏死十分常见。细胞小或中等大小，圆形或梭形，胞质稀少，核形态相当规则，深染，核仁不明显，常有明显的核分裂象和凋亡活性。

3. 大细胞神经内分泌癌

大细胞神经内分泌癌发病率极低，是一种由大细胞组成的恶性肿瘤，瘤细胞排列成类器官样、巢状、小梁状、玫瑰花环样及栅栏状。瘤细胞的胞质丰富，核空泡化明显，核仁明显，核分裂象易见。

4. 混合性腺神经内分泌癌

此类肿瘤相对少见，是指其既有普通腺癌成分又有神经内分泌癌的成分，每一个成分都必须超过30%。如没有达到这个比例就不能诊断为混合性腺神经内分泌癌，只能诊断腺癌伴神经内分泌分化。

三、胃淋巴瘤

胃淋巴瘤起源于胃及邻近淋巴结的淋巴瘤。只占胃恶性肿瘤的一小部分，但有证据表明其发病率在上升。肿瘤主体在胃，大部分胃淋巴瘤是高度恶性B细胞淋巴瘤，其中一部分是由低度恶性的黏膜相关淋巴组织（mucosa associated lymphoid tissue，MALT）发展而来。低度恶性病变几乎全部是B细胞MALT淋巴瘤。

（一）MALT淋巴瘤

1. 肉眼改变

MALT淋巴瘤最常位于胃窦部，黏膜增厚，皱襞粗大，可伴有糜烂或溃疡，有时呈结节状或息肉状突起。MALT淋巴瘤也可表现为多发性病灶。可有局部淋巴结肿大。

2. 镜下改变

淋巴瘤的结构与正常的MALT相似，细胞的形态学及免疫表型在本质上属于边缘区B细胞。瘤细胞浸润于先前存在的淋巴滤泡之间，最初定位在滤泡帽部外边缘区内。当病变继续进展，瘤细胞侵蚀并最终超出淋巴滤泡，形成模糊的结节状或弥漫性浸润。瘤细胞中等大小，胞质淡染，核不规则，瘤细胞形态与滤泡中心细胞相似，所以常用"中心细胞样（CCL）"一词来描述；但有时CCL细胞更像成熟的小淋巴细胞。瘤细胞也可呈单核细胞样形态，胞质丰富且淡染，细胞界限清楚。可见典型的浆细胞分化。还可见Dutcher小体。

CCL 细胞浸润并破坏邻近的胃腺体，形成典型的淋巴上皮病变。MALT 淋巴瘤典型的淋巴—上皮病变是指肿瘤性的淋巴细胞聚集并侵犯腺体，腺上皮结构破坏，并引起上皮细胞的形态变化。肿瘤出现簇状转化的"母细胞性"大 B 细胞反映其向高度恶性淋巴瘤的转化。最终，这些区域的细胞汇合成片状，这些细胞与弥漫性大 B 细胞淋巴瘤细胞难以区别。只要低度恶性的成分依然存在，这些肿瘤可命名为"高度恶性 MALT 淋巴瘤，处于进展期"。

3. 免疫表型

CCL 细胞的免疫表型与边缘区 B 细胞相似，可表达全 B 细胞抗原如 CD20 和 CD79a，并可表达更成熟的 B 细胞标志物 CD21 和 CD35，不表达 CD10，它们一般 Bcl-2 蛋白阳性，表达 CD43，但不表达 CD5 和 CD23。少数细胞表面以及胞质可表达免疫球蛋白（常为 IgM 和 IgA，极少为 IgG），并且只表达轻链。抗角蛋白抗体进行免疫组织化学染色对显示淋巴上皮性病变非常有用。

4. 鉴别诊断

旺炽性胃炎与低度恶性 MALT 淋巴瘤的区别可能很困难。必须有足够的活检材料、完好地保存形态以及正确地对活检标本固定。在反应性和肿瘤性病例中，淋巴滤泡可以存在，并可见活动性的炎症、隐窝脓肿及反应性上皮变化。胃炎中，固有层内围绕淋巴滤泡浸润的主要是浆细胞；而 MALT 淋巴瘤中，主要是具有 CCL 形态的淋巴细胞群浸润，浸润可穿过固有层并围绕腺体。对于某些病例，很难明确区分是反应性淋巴细胞增生还是淋巴瘤，这种情况下可将这些病例诊断为"不确定性质的不典型性淋巴浸润"。

（二）套细胞淋巴瘤

套细胞淋巴瘤常是胃肠道多发性淋巴瘤性息肉病的一部分，循环血液通常可检测到肿瘤细胞。肉眼上，胃黏膜和黏膜下广泛受累有时表现为多发性息肉，更常见的是胃黏膜弥漫性增厚、黏膜皱襞苍白粗大，形成脑回样改变。镜下，瘤细胞在形态学及免疫表型上与淋巴结内套细胞淋巴瘤很难区分，细胞呈弥漫单一性淋巴细胞增生，呈模糊的结节状、弥漫性、套区或罕见的滤泡等生长方式。多数病例由小到中等大小的淋巴细胞组成，核形轻微至显著不规则，非常类似于中心细胞，核仁小而不明显。常见玻璃样变性的小血管、散在的上皮样组织细胞和滤泡树突状细胞。瘤细胞表达 B 细胞标志物、CD5 和 CyclinD1。

（三）滤泡性淋巴瘤

滤泡性淋巴瘤的组织形态学和淋巴结内的滤泡性淋巴瘤类似，但其肿瘤性滤泡需与低级别 MALT 淋巴瘤中的肿瘤性中心细胞样细胞植入的反应性滤泡相鉴别。免疫组织化学检查除了特征性的 Bcl-2（+）外，CD20、CD10 和 Bcl-6（+），CD5、CyclinD1（-）。

（四）弥漫性大 B 细胞淋巴瘤

弥漫性大 B 细胞淋巴瘤通常见于 50 岁以上的患者，可有大且可触及的肿块，但其身体状况仍然很好。肿瘤容易发生在胃的远侧 1/2，但一般不侵犯幽门部。肉眼上，肿瘤通常表现为大的分叶状或息肉样肿块，并常出现浅表性或深在溃疡，与癌很难区别。这种淋巴瘤在形态学上与结内原发弥漫性大 B 细胞淋巴瘤无法区分。瘤细胞浸润并破坏胃黏膜结构，细胞大，核呈泡状，核仁明显。另外，胃还可发生浆母细胞淋巴瘤。

（五）Burkitt 淋巴瘤

Burkitt 淋巴瘤少见，其与发生在其他部位的 Burkitt 淋巴瘤形态相同。瘤细胞弥漫成片，中等大小，胞质少，核呈圆形或卵圆形并有小核仁。在成片瘤细胞中有很多巨噬细胞分布，呈"满天星"外观。核分裂象多见。瘤细胞表达 CD10 及全 B 细胞标志物，几乎 100% 的瘤细胞核 Ki-67 免疫反应阳性。

（六）T 细胞淋巴瘤

胃的原发性 T 细胞淋巴瘤是罕见的侵袭性淋巴瘤。大部分病例分布于地方流行性人 T 细胞白血病/淋巴瘤病毒（human T-cell leukemia/lymphoma virus 1，HTLV-1）感染地区，患者可出现成人 T 细胞白血病/淋巴瘤（adult T-cell leukemia/lymphoma，ATLL）时胃的临床表现。这些地区的 T 细胞淋巴瘤可占胃淋巴瘤的 7%。大部分为外周 T 细胞淋巴瘤，偶尔也可见到 NK 细胞淋巴瘤。肿瘤由小、中等到大多形性细胞组成，其细胞谱系只能通过免疫组织化学或克隆性 T 细胞受体基因重排证实。

（七）霍奇金淋巴瘤

霍奇金淋巴瘤可累及胃肠道，但常继发于淋巴结病变。原发性胃霍奇金淋巴瘤极其罕见。

（八）其他类型的淋巴瘤和相关病变

包括间变性大细胞淋巴瘤、浆细胞瘤、粒细胞肉瘤和朗格汉斯细胞增生症等。

四、间叶性肿瘤

大部分胃肠道间叶性肿瘤是胃肠间质瘤（gastrointestinal stromal tumour，GIST）或平滑肌肿瘤。病变主要发生于胃。

（一）胃肠间质瘤

1. 部位

GIST 可发生于胃肠道的各段，并可原发于网膜和肠系膜。胃最常见（60%~70%），其次是小肠（20%~30%）、结肠和食管（总共<10%）。

2. 肉眼改变

小的胃 GIST 可为浆膜、黏膜下或胃壁内结节，常在腹腔手术或内镜检查时偶然发现。有些肿瘤有溃疡形成，尤其是上皮样间质瘤。较大的肿瘤突入腔内或突出于浆膜侧，有时胃外成分巨大，掩盖了肿瘤由胃起源的真相。腔内肿瘤常被覆完整的黏膜，但 20%~30% 的病例伴溃疡形成。肿瘤可直接浸润到胰腺或肝组织。GIST 切面呈黄褐色，常伴灶状出血，质地从稍韧到软。体积较大肿瘤可出现大片出血坏死及囊性变。恶性肿瘤可形成复杂的囊性肿块。多结节腹膜种植是恶性 GIST 的典型表现。

3. 镜下改变

（1）形态学：GIST 在组织学及大体上很像平滑肌瘤。大部分 GIST 为梭形细胞肿瘤，组织学形态多样。肿瘤中胶原丰富，细胞稀少，常见核旁空泡。部分肿瘤具有中等量细胞且细胞核灶性栅栏状排列，形态类似于神经鞘瘤。瘤组织可出现血管周玻璃样变及伴黏液样变。约 1/3 的胃 GIST 表现为上皮样型肿瘤，相当于过去命名的上皮样平滑肌肉瘤。有些上皮样型 GIST 可呈中度的多形性。

（2）免疫表型：大部分 GIST 呈 CD117（KIT）阳性，表现为膜阳性、弥漫性胞质阳性或核旁浓积。70%~80% 的 GIST 呈 CD34 阳性（典型为膜阳性方式）。30%~40% 呈灶状或

弥漫性 α 平滑肌肌动蛋白阳性。少数病例呈结蛋白阳性（<5%）及 S-100 阳性（<5% 且常为弱阳性）。

（3）恶性程度及分级判定：恶性程度的组织学评估必须基于核分裂象的数量以及病变的大小（表7-1）。

（4）预后：GIST 的预后与核分裂率、肿瘤大小、浸润深度及是否存在转移密切相关。

1）决定性指标：肿瘤大小、核分裂象计数。

2）非决定性指标：瘤细胞异型性、微血管密集排列、黏膜层和浆膜层浸润、脉管和神经浸润、瘤栓形成、坏死、Ki-67 标记指数、基因突变位点和方式等。

表7-1　GIST 危险程度评估（Fletcher CDA 等）

危险程度	肿瘤直径（cm）	核分裂象计数（/50HPF）
极低	<2	<5
低	2~5	<5
中等	<5	6~10
	5~10	<5
高	>5	>5
	>10	不计
	不计	>10

（二）平滑肌瘤和平滑肌肉瘤

传统上在胃和小肠诊断为平滑肌瘤和平滑肌肉瘤的间叶性肿瘤，现证明大多数为胃肠间质瘤。只有免疫组织化学显示结蛋白和平滑肌肌动蛋白弥漫阳性，而 CD34 和 CD117（KIT）阴性才可诊断。目前经证实的平滑肌瘤和平滑肌肉瘤并不多，因此，在人口统计学、临床特点或大体特点上缺乏有意义的资料。

1. 平滑肌瘤

由少量或中等量的温和梭形细胞组成，核分裂象少见，可能存在局部细胞的异型性，细胞呈纤维状，可呈丛状排列，细胞胞质嗜酸。

2. 平滑肌肉瘤

常发生于老年患者，主要发性于胃窦，多呈直径 1~4 cm 的胃壁内肿块。肿瘤核分裂象一般 >10 个/10HPF。

（三）血管球瘤

胃是皮肤外血管球瘤最常见的部位之一，主要发生在胃窦，表现为小的胃壁内肿块（直径 1~4 cm，平均 2 cm）。该肿瘤多发生在老年患者（平均 60 岁），无性别差异。1/3 为溃疡，1/3 为出血性病变，1/3 可无症状。镜下病变周围常围绕有增生的平滑肌，瘤细胞呈圆形或上皮样，细胞界限明显，片状分布，外围为境界清楚的基底膜，可用 PAS 染色或用基底膜蛋白（如层黏连蛋白或Ⅳ型胶原）免疫染色显示基底膜。

（四）神经鞘瘤

神经鞘瘤在胃肠道中少见，但在消化系统中，胃是最常见的发生部位。本病与Ⅰ型或Ⅱ

型神经纤维瘤病无关，主要发生于老年人，大体表现及临床特点类似于 GIST。神经鞘瘤表面常被覆完整的黏膜，基本上位于黏膜肌层。肿瘤直径 0.5～7.0 cm（平均 3 cm），呈球形或卵圆形，偶尔为丛状多结节样。组织学上，胃肠神经鞘瘤常由梭形细胞构成，类似细胞型神经鞘瘤，肿瘤细胞核不呈明确的栅栏状排列。肿瘤中常见散在淋巴细胞和结节状淋巴套。神经鞘瘤和 GIST 的鉴别非常重要，因为即使前者巨大且核分裂象很多时，它仍是良性肿瘤。神经鞘瘤 S-100 蛋白为阳性，结蛋白、肌动蛋白及 CD117 为阴性。

（五）脂肪瘤

脂肪瘤起源于胃壁，可以突向胃腔，放射学检查时呈现典型的充盈缺损改变；有时其临床表现类似于消化性溃疡。镜下肿瘤由成熟的脂肪组织组成。

（六）颗粒细胞瘤

胃颗粒细胞瘤与外周软组织颗粒细胞瘤相似，胃中偶发。病变主要表现为小的黏膜下结节，少数肿瘤发生在胃壁内或浆膜下。多发生在中年患者，黑色人种易发。病变多伴有胃溃疡症状。

（七）丛状纤维黏液瘤

胃丛状纤维黏液瘤少见，多位于胃窦，可浸润至胃外软组织或十二指肠球部。肿瘤直径 3～15 cm（平均 5.5 cm）。组织学特征性表现为瘤细胞少至中等量的多灶微结节在胃壁内丛状生长，结节内还包括胶原、黏液样和纤维黏液样肿瘤成分。丛状毛细血管结构有时很显著。浸润至胃外（包括浆膜下结节）的瘤组织中，梭形瘤细胞有时更丰富，呈实性非丛状生长。瘤细胞椭圆形至梭形，不典型性不明显，核分裂象 <5 个/50HPF。溃疡、黏膜浸润和血管侵犯常见，但这些与预后无关。免疫组织化学，瘤细胞表达 α-SMA，CD10 表达不定，不表达 CD117、DOG1、CD34、Desmin 和 S-100 蛋白。丛状纤维黏液瘤是胃窦部一种独特的良性肿瘤，不应与 GIST、神经鞘瘤和其他纤维黏液样肿瘤相混淆。

（八）Kaposi 肉瘤

胃 Kaposi 肉瘤表现为黏膜病变或不常见的胃壁肿块，病变一般发生在 HIV 阳性患者，其病理特征与发生在其他部位的 Kaposi 肉瘤相似。

五、胃继发性肿瘤

胃继发性肿瘤是胃内存在的肿瘤，但肿瘤起源于胃外，或肿瘤与胃其他部位的原发性肿瘤不相连。

（一）起源

肺癌、乳腺癌及恶性黑色素瘤是最常见的胃转移癌，较少见的还有卵巢、睾丸、肝、结肠以及腮腺的癌转移至胃。

胃内转移并无优先部位。任何部位的癌都可经过血行扩散发生胃转移。胰腺、食管以及胆囊的病变可以直接扩散或部分病例经淋巴管扩散至胃。卵巢腺癌常经过腹膜和淋巴管扩散至胃。但卵巢癌也可经血行转移至胃。

（二）肉眼改变

胃转移性病变可表现为溃疡、革囊胃或息肉。黏膜下浸润情况以及转移范围可能会比内镜下或放射影像学观察到的范围大得多。

（三）镜下改变

胃转移性肿瘤的组织学形态与原发性癌相似。免疫组织化学和分子标志物可协助区分胃转移癌和原发癌。原发性乳腺癌胃转移常为小叶癌而非导管癌。

（四）预后

发生胃转移表示肿瘤已经到了扩散期，常可同时见到其他部位的血行转移。患者预后较差。在一项系列研究中，患者的平均生存时间为 11 个月，范围从 3 个月到 5 年不等。

六、瘤样病变

（一）胃息肉

1. 增生性息肉

增生性息肉来自增生的胃小凹上皮，是对黏膜损伤的再生性反应，最多见（约占胃息肉的 85%），常见于老年人。

增生性息肉好发于胃体与胃窦交界处，常多发，直径 0.5～2.5 cm，表面光滑或略呈分叶状，小息肉多无蒂，大息肉具有短而宽的蒂。

镜下改变主要由伸长、扭曲、扩张和分支的胃小凹组成，固有层水肿和炎细胞浸润；胃小凹上皮细胞肥大、无异型，有或无肠化。息肉可包括幽门腺、主细胞及壁细胞。在少数病例，息肉的肠上皮化生及异型增生区可发展成癌。

2. 胃底腺息肉

胃底腺息肉又称为胃底腺增生，多见于中年人，无恶变倾向。

本病胃底或胃体黏膜多发性、小的息肉样隆起，平均大小为 2.3 mm。偶尔可弥漫散在数百个息肉，称为胃底腺息肉病。

镜下见由单个或成群的囊性扩张胃体腺组成，含壁细胞和主细胞；息肉表面被覆单层柱状上皮，胃小凹短浅或缺如。零星存在的胃底腺息肉没有恶变潜能，但在那些家族性息肉病患者，其胃底腺息肉可发展成异型增生和癌。

3. 炎性纤维样息肉

炎性纤维样息肉见于胃肠道的任何部位，主要发生于胃（约占 75%），特别是胃窦。平均发病年龄 53 岁，无性别差异。组织来源未明。

大体检查：肉眼观，病变隆起，一般无蒂，大小不等，直径可达数厘米。

镜下可见病变集中在黏膜下层，血管和成纤维细胞增生，散在炎细胞（淋巴细胞、浆细胞和嗜酸性粒细胞等），可伴溃疡形成。有的息肉含有大量嗜酸性粒细胞，不伴有外周血嗜酸性粒细胞增多，与嗜酸细胞性肠炎或嗜酸性肉芽肿病无关。

4. 息肉病综合征

一些胃息肉（和肠息肉）常作为遗传性综合征的组成部分。例如：Peutz-Jeghers 综合征的 Peutz-Jeghers 息肉病；Cronkhite-Canada 综合征的 Cronkhite-Canada 息肉病；Cowden 综合征的胃肠息肉。

（1）Peutz-Jeghers 息肉病：最常见于儿童或青春期，被认为是错构瘤性息肉。大小多为 1～3 cm，表面呈粗分叶状，有一个短而粗的蒂。镜下见表面被覆正常胃黏膜上皮，常排列紊乱，其内而见由来自黏膜肌层的纤细分支状平滑肌束构成的轴心。

（2）Cronkhite-Canada 息肉病：弥漫性胃肠道息肉病，息肉无蒂，由增生性水肿性黏膜组成，伴有上皮囊肿形成。

（3）Cowden 综合征的胃肠息肉：一般为无蒂的息肉，直径约数毫米，息肉含有过多的固有膜，黏膜基底的黏膜肌束向上不规则地展开并分割固有膜。

（二）其他瘤样病变

其他瘤样病变包括：①疣状胃炎；②嗜酸性肉芽肿；③结节病；④软斑；⑤胃溃疡病等。

（杨晓林）

第四节　肠道炎症和溃疡

一、十二指肠溃疡

（一）病因和临床特点

幽门螺杆菌感染和非甾体抗炎药的应用是本病最重要的两个病因。十二指肠溃疡是中青年人的常见病，约占消化道溃疡的 80%，其发病率是胃溃疡的 2~3 倍，男性明显高于女性，为（3~10）∶1。

（二）肉眼改变

溃疡常为单发，且大多位于十二指肠球部，距幽门 2 cm 以内，以前壁为多见。溃疡大多 <1 cm，圆形，边界清楚。病程较长的溃疡，其周边黏膜因瘢痕收缩可呈现放射状皱褶。如前后壁同时存在溃疡，称吻合溃疡。十二指肠溃疡也可多发，可同时伴有空肠溃疡，此时应考虑 Zollinger-Ellison 综合征及 I 型多发性内分泌肿瘤可能，此类溃疡大多发生于十二指肠第 3、第 4 段。

（三）镜下改变

溃疡底部可见少量炎性渗出物和坏死物覆盖，深部为肉芽组织及瘢痕组织，肌层大多消失为瘢痕所取代，周围中小动脉呈血栓闭锁性内膜炎改变。在胃溃疡边缘处常见的黏膜肌层与固有肌层融合的现象，在十二指肠溃疡往往不能见到。溃疡周边的黏膜呈急性活动性十二指肠炎改变，且患者多同时有慢性胃窦炎。

（四）并发症

十二指肠溃疡并发穿孔者远较胃溃疡为多。约 15% 患者可并发严重的出血。溃疡所致的瘢痕可造成十二指肠狭窄或形成继发性憩室。与胃溃疡不同，十二指肠溃疡极少发生癌变。

此外，空肠及回肠偶见原因不明的特发性溃疡，单发或多发。溃疡界限清楚，常伴有明显的淋巴组织增生及组织细胞反应，其他炎细胞很少。

二、肠结核

（一）分类和临床特点

肠结核分为原发性及继发性两类。临床上所见到的大多为继发性肠结核，以中青年患者为多见。80%以上的肠结核发生于回肠末段及回盲肠区淋巴组织丰富的肠段，空肠及近端回肠受累十分罕见，这种选择性的解剖部位可能与结核杆菌容易通过淋巴组织侵入肠壁，以及肠内容在该段肠管停留时间较长等诸多因素有关。根据肠结核的病理形态，通常可分为溃疡型和增殖型两种类型。

（二）病理改变

1. 溃疡型肠结核

大多数肠结核属于此型。溃疡可单发或多发，且大多呈横行，若累及肠管全周，则形成环形溃疡。溃疡边缘大多不整齐，呈不同程度的潜行状。病程较长的患者，因反复纤维化可致肠管狭窄。有时，在溃疡底部相对应的浆膜面常可见到纤维蛋白性渗出物及粟粒大小的灰白色结核结节，或因纤维化致浆膜面粗糙，并与周围组织粘连。镜下干酪样坏死明显，溃疡形成，周围可见上皮样细胞和朗格汉斯巨细胞聚集。

2. 增殖型肠结核

肉眼观肠壁增厚，肠腔狭窄，黏膜皱襞变粗、变平或不规则，有时可呈鹅卵石样外观或假息肉病样。黏膜表面大多完整，或仅见浅表溃疡。镜下以肠壁各层出现多量上皮样细胞构成的结核结节及结核性肉芽组织增生为特征，干酪样坏死较少。

上述两型肠结核均可并发区域肠系膜淋巴结结核。临床所见的肠结核有时呈混合型，兼有上述两型的特点。

（三）并发症

急性结核性溃疡易穿孔而导致结核性腹膜炎。增殖性肠结核的主要并发症是肠狭窄所引起的肠梗阻。

三、Crohn 病

Crohn 病又称克罗恩病、克隆病。

（一）病因

尚未完全明了。多数学者认为携带遗传易感基因的宿主在外源性病原体的参与下，出现免疫功能紊乱，最终导致疾病的发生。目前已明了的易感基因包括 NOD2、ATG16L1 和 IR-GM。

（二）临床特点

本病发病呈逐年上升的趋势，尤以欧美等国家为多，近年来亚洲的发病率也明显增加。可发生于各种年龄，尤以青壮年为多，60~70 岁也是一个发病小高峰，男性略多于女性。本病可累及整个消化道的任何部位，但以小肠最为好发，其次为结肠。约60%的 Crohn 病发生于回肠末段，30%~60%同时累及小肠及结肠。此外，Crohn 病还可累及消化系统以外的部位，例如皮肤（尤其是肠造口术周围的皮肤）、外阴、骨和关节等。Crohn 病累及肠外总的发生率为 25% ~ 40% 。

（三）肉眼改变

（1）病变可累及一处或多处肠段，且病变肠段与正常肠管分界清楚，故又称"节段性肠炎"，是本病的重要特征之一。

（2）病变肠段早期黏膜可出现点状溃疡，称为"口疮样溃疡"。此类早期改变如不仔细观察，甚易被忽略。溃疡继续扩大，形态渐不规则，其边缘呈匍行性。溃疡与溃疡互不相连，其间的黏膜正常，呈现"跳跃式"的病变。溃疡常纵行排列或连接成条，称为纵行溃疡。有时需将肠壁展平才能发现，此种裂隙样溃疡也是 Crohn 病的重要特征之一，见于约 30% 的病例。

（3）纵行溃疡可呈分支状，或藉横行的小溃疡而互相连接，将溃疡间的黏膜分隔呈岛状。此岛状黏膜因黏膜下水肿、纤维化及炎细胞浸润等而隆起，形成具有特征性的鹅卵石样外观。约 1/4 病例可见到此种具有诊断意义的肉眼观病变。

（4）黏膜上皮及固有层、黏膜下层的纤维组织增生或结节状淋巴管扩张，可形成多个大小不等的炎性息肉。

（5）病程较长者，肠壁因水肿及广泛纤维化而明显增厚，并致肠腔狭窄、僵直如软水管状。狭窄段近端的肠管扩张，管壁因肌纤维肥大而不同程度地增厚。

（四）镜下改变

（1）不连续的全层炎，以黏膜下层及浆膜下的病变最为明显。

（2）结节性肉芽肿形成，是 Crohn 病镜下最具有特征性的病变，但检出率仅约 60% ，且易见于病变早期。结节可见于肠壁各层及肠系膜淋巴结。有时仅表现为疏松排列的上皮样细胞和巨细胞集聚，而不形成明确的结节，称为微小肉芽肿，有助于诊断。

（3）裂隙样溃疡，呈刀切样纵行裂隙，可深入黏膜下、肌层，甚至周围脂肪组织。这是 Crohn 病并发肠瘘的病理基础。

（4）肠壁全层可见结节性或弥漫性淋巴细胞聚集，可伴有淋巴滤泡形成，以黏膜下层和浆膜层最常见。

（5）黏膜下及浆膜下高度水肿、纤维化。

此外，肠腺可呈幽门腺化生，肠壁血管炎，溃疡底部可见到末梢神经呈簇状增生。病程较长的病例，溃疡周围黏膜上皮出现异型增生。值得注意的是，有一种浅表型 Crohn 病，其炎症仅局限于黏膜和黏膜下层，并且其肉芽肿可能与见于许多其他病变的肉芽肿无法鉴别。

（五）并发症

1. 肠梗阻

由于肠管狭窄或肠袢粘连造成，一般为不完全性肠梗阻。

2. 肠瘘

约 10% 的患者可因溃疡慢性穿孔而形成多种内瘘、肠—皮肤瘘和肛门瘘。

3. 吸收不良

因肠黏膜广泛炎症和溃疡，造成营养素的吸收不良。

4. 与肿瘤的发生有一定的相关性

Crohn 病患者肠癌的发生率可高达正常人群的 6 ~ 20 倍。特点是以年轻男性为多，以小肠远端为好发，且病灶可为多个，组织学上以黏液腺癌为常见。除肠癌外，Crohn 病还可并发肠道淋巴瘤、类癌等，其中并发类癌的发病率是正常人的 15 倍。

（六）鉴别诊断

1. 肠结核

肠结核时肉芽肿数量较多，大小不一，可互相融合，结节中央有多少不等之干酪样坏死，这是两者最重要的不同之处。此外，肠结核时肠浆膜面可见粟粒性结节，病变肠管无明确的节段性，黏膜下层及浆膜下的水肿不如 Crohn 病时明显等特点，也有助于两者的鉴别。

2. 溃疡性结肠炎

溃疡性结肠炎是以结肠形成多发性溃疡病变为主要特征。病变多始于远端结肠，仅约 10% 侵犯回肠，这与 Crohn 病主要发生于回肠末段有所不同。溃疡性结肠炎病变多限于黏膜及黏膜下层，而 Crohn 病是肠壁全层炎症。前者以隐窝脓肿为特点，继而黏膜坏死，形成连续成片的不规则性溃疡，缺少病变的跳跃性、裂隙样溃疡及黏膜鹅卵石样外观等特点。此外，也没有肉芽肿性结节形成。

四、嗜酸性胃肠炎

（一）肉眼改变

好发部位是胃及近段小肠，也可累及回肠及结肠，肠壁因水肿而增厚，黏膜呈不规则颗粒状隆起。

（二）镜下改变

以肠壁全层高度疏松水肿，大量嗜酸性粒细胞弥漫性浸润为特征；黏膜上皮可出现变性、坏死、增生等损伤和修复性改变。嗜酸性粒细胞的密度 ≥20 个/HPF 即有诊断意义。可分为 3 型：黏膜—黏膜下层型、肌层型和浆膜型，其中以黏膜—黏膜下层型最常见。

五、耶尔森肠炎

（一）肉眼改变

病变主要侵犯回肠淋巴组织，形成纵行溃疡。肠系膜淋巴结肿大，切面可见灰黄色病灶。

（二）镜下改变

病灶区充血水肿，大量中性粒细胞浸润，组织细胞聚集。溃疡形成后，其表面覆以大量中性粒细胞及纤维蛋白性渗出物，底部可找见革兰染色阴性的菌丛。随病程进展，病灶区可出现上皮样细胞和巨细胞构成之肉芽肿。淋巴结内可见化脓性肉芽肿病灶。

六、膜性肠炎/难辨梭形芽孢杆菌肠炎

（一）病因

机体的免疫机制削弱和肠道菌群失调是引起伪膜性肠炎的病因，它的发生与长期大剂量应用广谱抗生素相关。

（二）肉眼改变

病变主要累及右半结肠且病变最严重，乙状结肠及直肠病变通常很轻，有时末端回肠也可受累。病变呈节段性，受累肠段因全层高度充血水肿而致管壁增厚、僵硬，肠黏膜表面见多发性、境界清楚的黄色斑块，大小不一，斑块间为正常黏膜。严重者伪膜可融合成片。

（三）镜下改变

轻者仅表现非特异性急性炎性改变，重者出现坏死性假膜性炎，黏膜坏死，溃疡形成，表面可见假膜，假膜由坏死的黏膜、纤维蛋白、黏液及炎细胞组成。坏死一般限于黏膜下层，严重时肌层平滑肌可呈不同程度的坏死。

七、缺血性肠病

（一）病因和临床特点

缺血性肠病是一组由动脉、静脉闭塞以及各种血管炎造成肠管急性或慢性供血不足而发生的肠道病变。本质上该病起因于缺血，而感染和炎症反应系继发性改变。多发生在 60 岁以上患者，表现为腹痛及血性腹泻，慢性期可发生肠狭窄。

（二）肉眼改变

缺血性肠病可发生于小肠和（或）大肠，以大肠为多见。急性完全性血管闭塞常引起肠梗死，肠壁广泛出血、水肿、坏死，外观呈紫绿色，肠管变粗，肠壁变脆。血管的非完全性闭塞引起的肠壁病变较多限于黏膜层，以黏膜出血、溃疡形成为主要表现。慢性缺血可导致梭形缩窄，其境界清楚并常发生于脾曲（上下肠系膜动脉供血区交界处）。

（三）镜下改变

急性缺血性肠病黏膜不同程度坏死，深浅不一的溃疡形成，黏膜下出血、水肿。黏膜肌及固有肌层也可出现程度不同的凝固性坏死。严重病变时肠壁全层可呈广泛性出血，甚至坏死，血管内血栓形成，进而发生坏疽，继发性感染。

慢性肠缺血以大小不一、深浅不同的溃疡，肠壁肉芽组织生长和纤维化为主要改变。

在动静脉血管本身病变引起的病例，除上述肠管的改变外，往往可见到血管的各种病变。

八、放射性肠炎

小肠的放射性损伤可分为急性损伤及迟发性损伤。肉眼观，急性损伤表现为黏膜水肿、发红、脆性增加，触之易出血，也可出现浅表溃疡；慢性损伤则表现为黏膜发红、溃疡以及肠腔缩窄。镜下，放射损伤所引起肠道病变为非特异性，与其他原因引起的黏膜损伤有时难以区分。表现为肠黏膜深浅不一的溃疡，炎细胞很少。黏膜下层高度水肿，肠壁全层见不同程度的纤维化及核异型、深染的成纤维细胞。溃疡周边的黏膜上皮可异型增生。较具特征性的是肠壁血管内膜增生、变厚，内膜下泡沫状细胞集聚形成脂质斑块，常伴有血栓形成，血管闭塞。

九、移植物抗宿主病

移植物抗宿主病（graft-versus-host disease，GVHD）的肠道病变多累及回肠和结、直肠。急性病例肠镜下见广泛性、连续性的肠黏膜充血、水肿、糜烂坏死和出血，镜下表现与重症溃疡性结肠炎极为相似。肠腺的增生区细胞是急性 GVHD 的主要靶组织，表现为局限性的单个或几个腺上皮细胞发生凋亡。凋亡的细胞呈空泡状，内有固缩的核或碎片状核，称为"隐窝爆炸细胞"，具有诊断意义。淋巴细胞常围绕腺体周围浸润，形成"局灶性腺周浸润"，具有一定的特征性。慢性 GVHD 较少累及消化道。某病理改变主要表现为黏膜层大量浆细胞样淋巴细胞浸润，继而扩展至黏膜下层及浆膜层。

十、AIDS 肠病

HIV 本身所致的肠道病变并无特征性，仅表现为肠黏膜萎缩，腺上皮增生能力降低，纹状缘各种消化酶的活性降低等。由于 AIDS 肠病患者免疫功能低下，故常伴有各种继发感染：①不典型性分枝杆菌病和肠结核；②隐孢子虫病；③小孢子虫病；④病毒感染；⑤真菌感染。

十一、其他

如肠伤寒、病毒性肠炎、真菌性肠炎。

（李　婷）

第五节　小肠肿瘤和瘤样病变

按照 2010 年小肠肿瘤 WHO 分类可分为上皮性肿瘤、间叶性肿瘤、淋巴瘤和转移性肿瘤。

一、上皮性肿瘤

（一）腺瘤和息肉（病）

1. 腺瘤

腺瘤是小肠最常见的真性肿瘤，占小肠全部良性肿瘤的 1/3，最常发生于十二指肠，其次为空肠及回肠。

病理改变与大肠腺瘤相似，可分为管状腺瘤、绒毛状腺瘤和管状绒毛状腺瘤等主要类型。腺上皮呈不同程度的异型增生（上皮内瘤变）。有时可见到杯状细胞、潘氏细胞及内分泌细胞分化。小肠腺瘤也可发生癌变。

2. Brunner 腺腺瘤

Brunner 腺腺瘤实为错构瘤，十二指肠头部最常见。

（1）肉眼改变：肿瘤可表现为弥漫性增生、局限性结节状增生或息肉样增生，直径通常 <3 cm。

（2）镜下改变：Brunner 腺结节状增生，主要位于黏膜下层，保有 Brunner 腺原有的分叶状结构，叶间有来自黏膜肌层的平滑肌束包围。表面覆盖的黏膜常伴有慢性炎或溃疡。

3. Peutz-Jeghers（P-J）息肉和息肉病

此息肉属于错构瘤性息肉，绝大多数是 P-J 综合征的一部分，多见于儿童及青年人。该综合征是家族性常染色体显性遗传病，其特点除了胃肠道的错构瘤性息肉外，还有唇、颊黏膜、手掌、足底及指（趾）的色素沉着斑。色素斑多见于青春前期和青春期，青春期后变浅或逐渐消退是其特点。少数错构瘤性息肉为孤立性、散发性，不具有 P-J 综合征的其他特点。

（1）肉眼改变：小肠是 P-J 息肉最好发的部位（＞90%），尤多见于空肠。息肉通常为多发性，集簇分布于某一肠段，1~3 cm 大小，蒂大多粗短，或广基，表面呈粗大分叶状。

（2）镜下改变：特征性的是黏膜肌层的平滑肌呈树枝状伸入息肉的中心索，息肉表面覆以与该肠段相同的正常黏膜上皮及腺上皮形成绒毛状结构。息肉浅表部位以柱状吸收细胞及杯状细胞为主，而潘氏细胞及内分泌细胞则多位于息肉腺体的基底部。上述细胞分化成熟。约 10% 的息肉上皮可伸入肠壁肌层，如浸润状，甚至在侵入的肌层内形成黏液湖，上述改变易被误诊为癌。

（3）预后：P-J 息肉本质属错构瘤性息肉，不是癌前病变；但部分 P-J 息肉上皮可出现异型增生甚至癌变。P-J 综合征患者胃肠道和非胃肠道癌的发生率是一般人群的 10~18 倍，并随着年龄的增大，发病率明显增加。

4. 幼年性息肉和息肉病

幼年性息肉和息肉病是结肠最常见的息肉，少数也可发生于小肠。患者以小儿为多见，但成年人也不少见。幼年性息肉病是一种家族性癌综合征，具有常染色体显性遗传的特征。

（1）肉眼改变：息肉大小以 1~3 cm 居多，常有蒂，表面光滑。切面可见大小不等囊腔，内充满黏液。

（2）镜下改变：息肉内腺体大多分化成熟是其特点，但位于深部的腺体可略具异型性。部分腺体扩张呈囊状，内衬上皮扁平或消失，囊内为黏液，混有多少不等的炎细胞。息肉表面被覆上皮大多脱落，可见肉芽组织生长。间质充血、水肿、疏松，常伴有大量急、慢性炎细胞浸润或纤维组织增生。

（3）预后：幼年性息肉属错构瘤性病变，不会恶变；如伴有其他腺瘤成分，则可以恶变。幼年性息肉病患者发生结直肠癌的危险性为 30%~40%，发病年龄 34~43 岁，发生上消化道癌的危险性为 10%~15%、此外，幼年性息肉病患者发展为胆管和胰腺肿瘤的危险性也有所增加。

5. 其他

如 Cronkhite-Canada 综合征和 Cowden 病（综合征）均可累及小肠，两者系多发性错构瘤性息肉。Gardner 综合征时的腺瘤也可能发生于小肠。

（二）小肠癌

小肠癌是小肠最常见的恶性肿瘤，占小肠全部恶性肿瘤的 30%~50%。但相对大肠癌而言，发病率仅为其 1/50。慢性炎症，尤其是多年 Crohn 病或乳糜泻是小肠癌发生的重要因素。肿瘤可发生于小肠的任何肠段，约 50% 发生于十二指肠，尤以壶腹部为多见；其次为距屈氏韧带 30 cm 以内的近段空肠。回肠腺癌多位于末段。小肠癌也可发生在 Meckel 憩室。

1. 大体类型

可分为息肉型、浸润型和狭窄型，并以后两者为常见。位于十二指肠的腺癌以息肉状或乳头状多见，且大部分病例发现有腺瘤成分，提示为腺瘤癌变所致。

2. 组织学类型和特点

（1）小肠癌主要是各种分化的腺癌，形态与大肠腺癌相似，但低分化癌所占比例更高。部分癌细胞呈潘氏细胞分化。腺癌也常出现或多或少的内分泌细胞分化，尤以回肠段的腺癌为多见。小肠腺癌和大肠腺癌在 CK 的表达有所差异：前者 CK7 和 CK20 的阳性率分别为 50% 和 40%，而后者的阳性率为 0 和 100%。

（2）其他类型的癌如黏液腺癌、印戒细胞癌、腺鳞癌、鳞状细胞癌及肉瘤样癌均可发生在小肠。

（三）神经内分泌肿瘤

1. 组织学分类

根据 2010 年版 WHO 将神经内分泌肿瘤（neuroendocrine tumors，NETs）分为 5 类：神经内分泌瘤 1 级（NETG1）、神经内分泌瘤 2 级（NETG2）、神经内分泌癌（NEC）、混合性腺癌神经内分泌癌（MANEC）和产生特异激素的神经内分泌肿瘤。神经内分泌癌也称神经内分泌瘤 3 级（NETG3）。

NETsG1、NETsG2 和 NETsG3 分级除了细胞的异型性，主要依据 HE 切片的核分裂象和 Ki67 指数来区分。NETsG1，核分裂象 < 2 个/10HPF，Ki67 指数 ≤2%；NETsG2，核分裂象 2 ~ 20 个/10HPF，Ki67 指数 3% ~ 20%；NETsG3，核分裂象 > 20/10HPF，Ki67 指数 > 20%。在计数核分裂象时至少要计 50 个/HPF；确定 Ki67 指数时至少要计数 500 ~ 2 000 个细胞。

NETs 大多数是一种分化好的内分泌肿瘤，其中 NETsG1 又称类癌。神经内分泌癌，一般肿瘤分化比较差，细胞异型性很明显，常有不同程度的坏死。依据细胞形态分大细胞和小细胞两型。MANEC 既有普通腺癌成分又有神经内分泌癌的成分，每一种成分都必须超过 30%。如没有达到这个比例就不能诊断为 MANEC，只能诊断腺癌伴神经内分泌分化。NETs 免疫组织化学染色常可以鉴定内分泌激素，但一般在临床上没有激素综合征。如临床上出现相应的激素综合征就可以诊断内分泌肿瘤，如胃泌素瘤等。

2. 免疫表型和电镜表现

不同程度表达神经内分泌标志物：铬粒素 A（chromograninA，CGA）、触突素（synaptophysin，SYN）、促泌素（secretagogin）和神经细胞黏附分子（neural cell adhesion molecule，N-CAM，CD56）。此外，部分肿瘤还表达多肽类激素，如胃泌素、生长抑素等。电镜下，瘤细胞内可见到高电子密度的颗粒，周围有空晕及界膜包绕。

小肠是消化道 NETs 的第一好发部位，且绝大多数是 NETG1（类癌）。根据部位可分为十二指肠和近端空肠的 NETs 及远端空肠和回肠的 NETs 两类。

（1）十二指肠和近端空肠的 NETs：主要发生于十二指肠的第 1、第 2 两段，尤以壶腹部周围为多见。根据核分裂象和 Ki67 标记指数可分为上述五大类，其中 NETsG1、NETsG2 占大多数。按产生的激素可分为胃泌素瘤、生长抑素生成性 NET、神经节细胞性副神经节瘤、NEC 和 MANEC、远端空肠和回肠的 NETs。

1）胃泌素瘤：最常见。按功能分为 Zollinger-Ellison 综合征和无功能性 G 细胞肿瘤。肿瘤大多 <1 cm，光镜下瘤细胞具有空胞质，排列成宽的脑回小梁状和血管假玫瑰花结构。肿瘤没有坏死，Ki67 标记指数 2% ~ 10%，故为 NETsG2。瘤细胞除神经内分泌标记（+）外，胃泌素（+）。

2）生长抑素生成性 NET：本瘤较少见，一般发生于老年女性，部分患者有糖尿病、腹泻、脂肪泻、低胃酸及贫血等症状。肿瘤常发生于壶腹部附近。镜下瘤细胞形态一致，主要呈腺管状或腺泡状，并混有不同比例的岛屿状和小梁状区域。腺腔内可见砂粒体。免疫组织化学除生长抑素外，其他激素也可能出现。

生长抑素生成性 NET 常为恶性，可呈浸润性生长并发生淋巴结和肝转移。

3）神经节细胞性副神经节瘤：绝大多数病例都发生在十二指肠壶腹的近端，多数病变较小，有蒂，位于黏膜下浸润性生长。镜下由 3 种细胞混合组成，即梭形细胞、内分泌细胞和神经节样细胞。梭形细胞常为主要成分，本质为神经，免疫组织化学 S-100（+）；内分泌细胞呈上皮样，排列成带状，实性巢或假腺样结构。

此瘤常表现为良性，个别报道发生局域淋巴结转移，转移肿瘤以内分泌细胞成分为主。

4）NEC 和 MANEC：两种都少见。前者可分为大细胞和小细胞两型。镜下细胞核分裂象 >20/10HPF，有坏死，深层肠壁、血管和神经浸润。小肠大细胞内分泌癌病例约 50% 周围伴随有腺瘤。MANEC 多数发生在十二指肠壶腹部，除了腺癌和内分泌癌的组合外，少数是鳞癌和内分泌癌的组合。

（2）远端空肠和回肠的 NETs：肿瘤大多为单发，15% ~35% 为多发性。近 50% 的瘤体 < 2 cm。肿瘤多数位于肠系膜对侧之肠壁，瘤体位于黏膜深层或黏膜下层，向表面隆起或形成有蒂的息肉；也可向肠壁及周围扩展，导致肠管环形狭窄。肿瘤经甲醛溶液定后，切面多呈灰黄色或浅棕黄色。瘤细胞排列呈多种形态，但以实性团巢状为多见，巢周细胞呈栅栏状。细胞核一致，无异型性及核分裂象，Ki67 标记指数 0 ~2%，故属于 NETG1（类癌）。主要包括 EC 细胞、5-羟色胺生成性 NET、L 细胞、胰高糖素样肽和 PP/PYY 生成性 NETs。

NEC 和 MANEC 在远端空肠和回肠罕见。

二、淋巴瘤

原发性的小肠淋巴瘤约占胃肠道淋巴瘤的 30%，在小肠的恶性肿瘤中发病率位居第二。但在中东地区，小肠淋巴瘤的发病率占小肠恶性肿瘤的首位。

在组织学类型上，胃肠道淋巴瘤中大多数为 B 细胞淋巴瘤，少数为 T 细胞淋巴瘤，而原发性霍奇金病十分罕见。

（一）B 细胞性淋巴瘤

组织学分类包括 MALT 淋巴瘤、免疫增生性肠病和 α-重链病、套细胞淋巴瘤、Burkitt 淋巴瘤、弥漫性大 B 细胞淋巴瘤、介于弥漫大 B 和 Burkitt 淋巴瘤间的不能分类的 B 细胞淋巴瘤及滤泡性淋巴瘤。

1. MALT 淋巴瘤

MALT 淋巴瘤可发生于小肠任何一段，以回肠相对多见，黏膜增厚，皱襞粗大，可伴有糜烂或溃疡，有时呈结节状或息肉状突起。MALT 淋巴瘤也可表现为多发性病灶。

镜下改变：本质上属于边缘区 B 细胞淋巴瘤。肿瘤细胞最先浸润于淋巴滤泡的边缘区内。当病变进展，肿瘤细胞侵蚀并最终超出淋巴滤泡，形成一个模糊的结节或弥漫性浸润。浸润常始于黏膜固有层和黏膜下层，随病程进展可侵入肌层。大多病例细胞中等大小，核形不规则，胞质中等量；部分病例像成熟的小淋巴细胞；另一些呈单核细胞样形态，胞质发白，细胞界限清。有时可见典型的浆细胞分化。与胃相比，淋巴上皮病变（lymphoepithelial lesion，LEL）并不显著。

2. IPSID 和 α-HCD

又名地中海淋巴瘤/中东淋巴瘤。

（1）临床特点：此型淋巴瘤是中东地区最常见的小肠恶性肿瘤，也是该地区小肠淋巴瘤中最常见的类型。主要发生在 20~30 岁的青壮年。

因瘤细胞质内及患者的血、尿中可检出单克隆性异常 α-重链免疫球蛋白，并常无轻链合成，即使有，又为单轻链限制性表达，故又名 α-HCD。

（2）病理改变：IPSID 本质是 MALT 淋巴瘤的一种亚型，常伴明显的浆细胞分化。病变多始于十二指肠及空肠近端，向远端扩展。典型的发展过程可分为 3 个阶段：A 期——内镜检查正常，镜下表现为黏膜固有层内淋巴细胞、浆细胞弥漫性浸润，致绒毛变粗，可见反应性淋巴滤泡、LEL 和小的滤泡旁透明细胞簇，此阶段病变对抗生素治疗有反应；B 期——大体上可见黏膜皱襞增厚，镜下在固有层深处及黏膜下层浅处可见到不成熟的多形性 B 细胞呈结节状或带状浸润，MALT 淋巴瘤的形态学特征已经明显，临床上特征性的是用抗生素治疗病变不可逆；C 期——大体上形成大的肿块。镜下黏膜及黏膜下层出现大量体积较大的多形性淋巴样细胞和免疫母细胞，即已转化为明显的大细胞淋巴瘤。瘤细胞常侵入肌层，致肠壁增厚。此时常伴有肠系膜淋巴结受累。

（3）预后：本病病程较长，很少向腹腔外器官扩散，故存活年限较长。早期抗生素能治愈，晚期出现向高度恶性淋巴瘤转化，则预后较差。

3. 套细胞淋巴瘤

胃肠道的套细胞淋巴瘤较少见。

（1）肉眼改变：本病可发生于各段胃肠道，以回肠最为多见。病变范围较广，常累及大段肠管或累及不同肠段。病变黏膜可见密集成片或稀疏分布的有蒂或无蒂息肉状结节，大小 0.2~2.0 cm，或更大。有时，密集增生的小息肉可使黏膜增厚，皱襞变粗，呈脑回样外观。约 50% 的患者可伴有回盲部局限性瘤块形成。绝大多数患者在诊断时已有局部肠系膜淋巴结受累、增大。需要注意的是，大体表现为淋巴瘤样息肉病的除了套细胞淋巴瘤外，部分滤泡性淋巴瘤和 MALT 淋巴瘤也都可以出现这种形态。

（2）镜下改变：瘤细胞形态单一，小或中等大，胞质较少、较空，核形不甚规则，可见裂沟，核仁小而不明显，核分裂象多见。常见玻璃样变性的小血管、散在的上皮样组织细胞和滤泡树突状细胞。大部分呈弥漫性，也可见到结节样和真正的套区样，但后者少见。

（3）免疫表现和分子遗传学：瘤细胞 CD20（+），但 CD10 和 Bcl-6（-）；特征性的 CD43、CD5 及细胞周期蛋白 CyclinD1（Bcl-1）（+）；Bcl-2 100%（+）。遗传学上套细胞淋巴瘤特征性的是染色体 t（11；14）（q13；q32）bcl-1 基因的重组。

（4）预后：套细胞淋巴瘤是一种侵袭性淋巴瘤，典型表现为进展期病变伴肠外扩散，累及肝、脾、骨髓及外周淋巴结，甚至可出现白血病。患者一般生存期仅 2~3 年。

4. Burkitt 淋巴瘤

非地方流行性和散发性 Burkitt 淋巴瘤常表现为原发于肠的淋巴瘤，相对常见于小肠，最多见于回盲部区域，与 EB 病毒感染无关。Burkitt 淋巴瘤也见于 HIV 感染时，称免疫缺陷相关 Burkitt 淋巴瘤，常累及胃肠道，25%~40% 的患者 EBV（+）。

（1）病理改变：瘤细胞中等大，核圆，胞质少，嗜碱性，染色质颗粒粗大，核仁明显，核分裂象多见。肿瘤细胞常发生凋亡，凋亡的核碎屑被吞噬细胞吞噬而呈明显的"星空状"。肿瘤细胞常广泛侵入肠壁，通常不破坏肠壁组织，但易向腹腔内扩散。

（2）免疫表型和分子遗传学：瘤细胞 B 细胞表型，且有 60% ~ 80% 的病例 CD10 和 Bcl-6（+），典型者 Ki-67 > 90%（+）。遗传学上特征性的 8q24 上 MYC 基因的染色体异位重排，最常见的是 t（8；14）（q24；q32）。

（3）预后：Burkitt 淋巴瘤是一种高度侵袭性的肿瘤，临床病程进展迅速，患者诊断时往往已是Ⅲ、Ⅳ期，因此预后差。

5. 弥漫性大 B 细胞淋巴瘤

此瘤为高度恶性。和胃相比，小肠内的大 B 细胞淋巴瘤比 MALT 淋巴瘤更多见，占小肠淋巴瘤的 50% 以上，且部分肿瘤中还存在 MALT 淋巴瘤的成分。大体上，除了局限性肿块外，也可出现多灶性病灶。组织学类型和其他部位一样，可表现为不同细胞亚型。

6. 介于弥漫性大 B 细胞淋巴瘤和 Burkitt 淋巴瘤间的不能分类的 B 细胞淋巴瘤

可表现为 Burkitt 淋巴瘤与大 B 细胞淋巴瘤的形态学重叠，瘤细胞为中大细胞混合，或类似 Burkitt 淋巴瘤，但多形性更明显。免疫表型和 Burkitt 淋巴瘤相似。此型淋巴瘤多见于成年人的胃肠道，也发生于 HIV 感染者中。遗传学也有 MYC 基因的异位重排。

7. 滤泡性淋巴瘤

滤泡性淋巴瘤好发于回肠末端和十二指肠。部分病例表现为整个肠管散布着无数息肉样小肿块。组织形态学和淋巴结内的 FL 类似，且大多为Ⅰ级、Ⅱ级。免疫组织化学检查除了特征性的 Bcl-2（+）外，CD20、CD10 和 Bcl-6（+），CD5（-）。分子学检查大约 3/4 的病例有 Bcl-2 基因重排，t（14；18）（q32；q21）。原发性小肠的 FL 生物学行为惰性，往往病变切除即可治愈，一般不复发，常不需要进一步治疗。

（二）T 细胞淋巴瘤

肠 T 细胞淋巴瘤（ILT）相对少见，起源于肠道上皮内 T 细胞，可分为肠病相关性 T 细胞淋巴瘤（Ⅰ型）和 CD56 + 的肠 T 细胞淋巴瘤（Ⅱ型）。

1. 肠病相关性 T 细胞淋巴瘤（EATL，Ⅰ型）

EATL 占 ILT 的 80% ~ 90%，且 50% 以上的患者有乳糜泻病史，是大多数西方国家 ITL 的主要类型。最常发生于空肠，并以近端多见，也有少数发生于胃或大肠。

（1）肉眼改变：病变往往较广泛且多发，病灶呈斑块状分布，并以溃疡形成为特点，溃疡可以为单发性或多发性，以后者为多见。

（2）镜下改变：瘤细胞常侵犯并破坏肠上皮，形成溃疡。瘤细胞形态多样，以多形性中到大细胞型最常见，自溃疡底部散在或成片浸润肠壁全层，甚至肠系膜。也可单个或成簇侵入肠腺上皮，形成 LEL。溃疡周围有大量反应性的中性、嗜酸性粒细胞和组织细胞及明显的纤维化。此外，部分病例瘤细胞可出现间变。

周围肠黏膜显示乳糜泻的特点：形态正常的上皮内淋巴细胞增多，绒毛萎缩及囊性增生。

（3）免疫表型和分子遗传学：肿瘤细胞 CD3（+）、CD5（-）、CD4（-）、CD8（-/+）、CD7（+）、TCRβ（+/-）、CD103（+）、TIA（-/+）、穿孔素（+）、粒酶 B（+）、CD56（-）。当出现间变时，瘤细胞 CD3（-）、CD4（-）、CD8（-）、

CD30（＋）。瘤细胞 TCRβ 和 TCRγ 单克隆重排。患者常出现 HLA-DQ2/DQBI 和 HLA-DQ8 表型。

2. CD56＋的肠 T 细胞淋巴瘤（Ⅱ型）

Ⅱ型 ITL 是南美洲、中美洲和亚洲国家的常见类型。患者大多无乳糜泻病史。

（1）镜下改变：肿瘤细胞单一，小到中等大小，包含有不规则的核伴中等大小的核仁，胞质黯淡或透亮，呈致密堆积，几乎不存在任何可辨认的间质，特征性缺乏纤维化和炎症背景。弥漫性向肠黏膜和肌层浸润。

（2）免疫表型和分子遗传学：瘤细胞除了 CD56（＋）外，CD3（＋）、CD4（－）、CD8（＋）、TCRαβ（＋）。与结外 NK/T 淋巴瘤不同的是 EBER（－）。肿瘤细胞 TCRβ 和 TCRY 单克隆重排。两种 ITL 临床免疫表型和遗传学比较见表7-2。

表7-2 两种 ITL 临床、免疫表型和遗传学比较

项目	Ⅰ型	Ⅱ型
发生率	80%～90%	10%～20%
好发人群	仅白种人	白种人，亚洲
乳糜泻	32%～80%	0
CD56＋	＜10%	＞90%
CD8＋	＜20%	＞80%
＋9q31or-16q12	86%	83%
＋8q24（MYC）	27%	73%
＋1q32-q41	73%	27%
＋5q34-q35	80%	20%
HLA-DQ2/-DQ8	＞90%	30%～40%

（3）预后：虽然Ⅰ型和Ⅱ型 ITL 有诸多的不同，但两者的预后都很差。全部患者的中位生存时间仅为 3～5 个月，5 年存活率仅 8%～25%。

（三）其他类型的小肠淋巴瘤和相关异常

1. 淋巴组织增生

淋巴组织增生（LH）可表现为小肠淋巴组织的局限性反应性增生，此种增生多见于儿童，好发部位为回盲部。LH 也可表现为小肠的淋巴组织呈广泛性结节状增生，多见于各种原发性免疫缺陷综合征患者。

病理改变为增生的淋巴组织限于黏膜层，少数可及黏膜下层，有明显的生发中心，细胞分化成熟，免疫组织化学呈多克隆性。

值得注意的是，过去单纯依靠形态学诊断为 LH 的许多病例已经证实是低度恶性淋巴瘤，因此在诊断 LH 时应慎重。

2. 移植后淋巴组织增生性异常

移植后淋巴组织增生性异常（PTLD）是实性器官移植或骨髓移植后，由于受者的免疫

抑制及 EB 病毒感染而发生的淋巴组织增生或淋巴瘤。PTLD 的好发部位主要是淋巴结、移植器官、胃肠道和中枢神经系统,其中胃肠道发生的占 34%,可以表现为以小肠受累为主。与其他部位一样,发生在小肠的 PTLD 淋巴细胞形态从多形性到单一形态,而且细胞群体可以是多克隆或单克隆来源,且大于 90% 的 PTLD 为 B 细胞来源。

三、间叶性肿瘤和瘤样病变

小肠的间叶组织肿瘤发生率较胃及大肠为低,其中部分原因与小肠的解剖部位使肿瘤难以及时发现有关。

(一) 胃肠道间质瘤

胃肠道间质瘤(gastrointestinal stromal tumor,GIST)是小肠最常见的间叶性肿瘤。

(二) 脂肪源性肿瘤

1. 脂肪瘤

以结肠最为多见,其次为小肠,尤以回肠好发,占小肠良性肿瘤的 20%。肿瘤可位于黏膜下或浆膜下。位于黏膜下者呈结节状或息肉状突向肠腔,当瘤体 >2 cm 时,可导致肠梗阻或诱发肠套叠。肿瘤大多单发,球形,质软,切面黄色为脂肪组织,边界清楚,有包膜。镜下见由成熟的脂肪细胞构成。若伴有黏膜溃疡,可继发感染,脂肪细胞可呈多形性,以致误诊为脂肪肉瘤。

2. 脂肪肉瘤

原发在小肠的脂肪肉瘤十分罕见。

(三) 血管源性肿瘤

1. 血管瘤

血管瘤占小肠良性间叶瘤的 10% 左右。小肠是最好发的肠段,约 90% 发生于空肠及回肠,约 60% 为多发性。主要分为海绵状血管瘤、毛细血管瘤和混合性血管瘤。

2. 血管肉瘤和 Kaposi 肉瘤

两者原发于小肠的少见。形态学与其他部位相似,但往往有多灶性的倾向,有时显示上皮样特征。

(四) 平滑肌肿瘤

1. 平滑肌瘤

平滑肌瘤少见,约是 GISTs 的 1/10。形态似胃平滑肌瘤。

2. 平滑肌肉瘤

平滑肌肉瘤罕见。当分级低和核分裂象少时,预后尚可。

(五) 神经源性肿瘤

1. 神经纤维瘤

神经纤维瘤发生在小肠者可以是神经纤维瘤病的一部分,也可以是孤立性的病变,前者多位于空肠,后者多见于回肠。此瘤有时可与其他类型的肿瘤同时存在。

2. 副神经节瘤

副神经节瘤几乎均发生于十二指肠,大多单发,肿瘤全部由副神经节细胞构成。

（六）炎性纤维性息肉

炎性纤维性息肉以回肠多见，大多单发。其肉眼观及镜下所见与胃的炎性纤维性息肉相似，但在组织学上，纤维组织围绕血管呈旋涡状排列的结构不若胃的息肉明显，有时还有明显的组织细胞积聚。此外，因肠壁较薄，有时息肉可同时向肠腔内及浆膜侧突出形成哑铃状。肠梗阻和肠套叠是本病两个重要的并发症。免疫组织化学染色 CD34 表达（＋）。

（七）其他

多种软组织的良恶性肿瘤也都可以发生于小肠，如淋巴管瘤、横纹肌肉瘤、恶性外周神经鞘瘤等，但均十分罕见。胃肠道透明细胞肉瘤罕见，相对多见于小肠，也可发生在胃和结肠。常见于年轻人。不同于软组织透明细胞肉瘤，瘤细胞呈假器官样结构不明显，肿瘤细胞圆形至短梭形，呈弥漫性分布；瘤巨细胞可见；且瘤细胞仅 S100（＋），而 HMB45 和 Mela-nA 均（－）。

四、转移性肿瘤

小肠并非肿瘤的常见转移部位，但相对于原发性恶性肿瘤，继发性肿瘤占的比例有 50% 之多，这主要是因为前者在小肠的发病率低的缘故。在小肠的恶性转移性肿瘤中，以恶性黑色素瘤，肺、乳腺、结肠及肾肿瘤最为常见。当肠黏膜无溃疡，且肿瘤主要位于肠壁外或存在多个中心时，就应警惕有无转移性可能。

（娄 阁）

第六节 肝硬化

肝硬化是各种原因所致的肝的终末性病变。其特点为：①弥漫性全肝性的小叶结构破坏；②弥漫的纤维组织增生；③肝细胞再生形成不具有正常结构的假小叶（图7-1）。纤维组织增生导致肝脏的弥漫纤维化。其形成原因包括肝窦内星状细胞的激活分泌大量胶原，汇管区肌成纤维细胞的激活也产生大量胶原。此机制可解释为什么大胆管阻塞时可短期内形成肝硬化。肝实质的破坏是肝纤维化的前提。肝实质的破坏主要与血管的阻塞或闭塞有关，包括门静脉系统、肝静脉系统及肝动脉系统。较小的血管主要因炎症而阻塞，而较大血管的阻塞则主要为血栓形成所致。纤维化如能去除病因，在某种程度上可逆转或吸收。血管的重建和改建在肝硬化中是非常重要的。正常肝窦内皮细胞无基底膜，其开窗区占内皮面积的 2%~3%。肝硬化时则开窗区逐渐缩小，肝窦内因胶原的沉积使肝细胞和血浆之间的物质交换困难。很多营养血流通过血管短路而未到达肝窦，加之血管内的血栓形成和闭塞，更加重了肝细胞的损伤。再生的肝细胞结节也压迫血管系统，进一步造成缺血和肝细胞坏死。肝硬化时，再生结节和残存的肝细胞也无正常肝的功能分区。谷胱甘肽合成酶也大大减少。这些被认为是肝性脑病发生的重要原因。

肝硬化尚无统一的分类，传统上按病因分类有酒精性肝硬化、肝炎后肝硬化、坏死后性肝硬化、胆汁性肝硬化、心源性肝硬化及其他原因所致的肝硬化，如血色病性肝硬化、Wilson 病时的肝硬化、血吸虫性肝硬化等。有些病因不清称为隐源性肝硬化。形态上分为细结节性肝硬化、粗结节性肝硬化和混合型肝硬化。

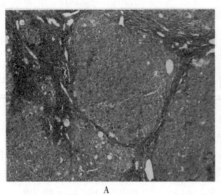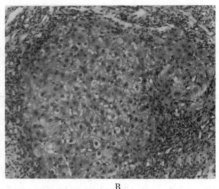

图 7-1　肝硬化

A. 病毒性肝炎后肝硬化：明显的界面性肝炎，小叶间出现纤维间隔；B. 自身免疫性肝炎后肝硬化：炎细胞中可见较多浆细胞浸润

一、细结节性肝硬化

细结节性肝硬化结节直径一般小于 3 mm。纤维间隔很细，一般不足 2 mm，比较均匀。结节的均一性说明病变经历着一致的病理过程。酒精性肝硬化和胆汁性肝硬化通常倾向于此型。偶尔结节内可见有汇管区或肝静脉。

二、粗结节性肝硬化

粗结节性肝硬化结节大小不一，多数结节直径在 3 mm 以上，甚至达到 2~3 cm。纤维间隔粗细不一，有的很细，有的呈粗大的瘢痕。实质结节内可含有汇管区或肝静脉。结节的不规则性说明肝脏损害和实质细胞再生的不规则性。大片肝细胞坏死后或慢性肝炎后多发展成此型。所谓不完全分隔型，实为粗结节性肝硬化的早期改变。此时可见到纤细的纤维间隔从汇管区伸向汇管区、互相连接而分隔肝实质形成较大的结节。有时因穿刺活检取不到足够大的范围而造成诊断困难。

三、混合型肝硬化

混合型肝硬化是指粗细结节的含量差不多相等。肝硬化通常不是静止的病变，而是炎症，肝细胞变性、坏死、纤维化和肝细胞再生改建原有结构的动态过程，这些变化常使细结节性肝硬化变成粗结节性肝硬化。纤维间隔和实质结节交界处的坏死（碎片状坏死）为病变进展的重要指征。有时在肝活检中见到 Mallory 小体、毛玻璃样肝细胞、过多的铁或铜、透明的 PAS 阳性滴状物等可提示原来疾病的线索，以利于进行特异的治疗。

肝硬化应注意同结节状再生性增生（肝结节变）鉴别。后者在大体和镜下均与细结节性肝硬化相似。病变由分布整个肝脏的再生肝细胞小结节构成。与肝硬化不同的是，这些再生的肝细胞结节没有纤维间隔包绕，但结节边缘可见到受压的网状纤维。临床表现为门静脉高压症，某些患者可伴有风湿性关节炎、Felty 综合征和其他脏器的肿瘤。

（刘英杰）

第七节 肝肿瘤和瘤样病变

一、肝囊肿

肝脏的孤立性非寄生虫性囊肿少见，尸检中有时可发现肝单房性囊肿。可为胆管来源的潴留性囊肿，也可为先天性囊肿。囊内衬覆单层柱状上皮。孤立性囊肿一般无症状，有时可迅速增大、扭转或破裂，也可阻塞胆管引起阻塞性黄疸。

前肠纤毛囊肿是由假复层柱状上皮衬覆的一种单房性孤立囊肿，囊壁有丰富的平滑肌。

肝表皮样囊肿在儿童及成人中均有报道。肝内子宫内膜异位囊肿也偶有报道。

二、肝细胞局灶性结节性增生

肝细胞局灶性结节性增生少见。多见于 20～40 岁的成人，其他年龄的患者偶尔也可见到。女性为男性的 2 倍，儿童女性为男性的 4 倍。病变一般为单发，多发者占成人病例的 20%。原因不明，推测部分与口服避孕药有关，男性患者与酗酒有关。临床上，80% 无明显症状。多发者常伴有其他改变，如肝血管瘤，颅内病变包括血管畸形、脑膜瘤、星形细胞瘤和大的肌型动脉发育不良。

1. 肉眼观

大多数为单个，质较硬，分叶状，偶尔可有蒂，直径可达到 15 cm。切面灰白，中心为纤维性瘢痕，向外周呈放射状。

2. 镜下观

肝细胞局灶性结节性增生具有规则的由动脉供血所界定的结构，动脉的终末分支位于 1 mm 结节的中心。纤维间隔中常有厚壁血管。纤维间隔常将病变分成小叶状，很像肝硬化。较大动脉的中膜常有变性，内膜常有偏心性纤维化。纤维间质中常仅见动脉而无汇管区静脉和胆管。结节性增生的肝细胞形态与正常肝细胞无区别（图 7-2）。在纤维间隔和肝细胞之间可见有小胆管增生，增生的小胆管 CK7、CK19 阳性，这有助于诊断。免疫组织化学染色也可见由外周肝细胞（仅表达 CK8 和 CK18）向小叶中心小的肝细胞和增生的小胆管细胞（CK9 和 CK19 阳性）的过渡。在肝局灶性结节性增生中通常正常肝细胞中不表达 Ras 基因产物 P21 的也有报道。某些肝细胞中糖原和脂肪含量增多，很多病例中肝细胞内 α_1-抗胰蛋白酶阳性。淤胆和小胆管增生及中性粒细胞浸润可很明显。罕见的毛细血管扩张型肝细胞局灶性结节性增生的动脉分布与一般病例相似，但可见明显扩张的血窦。

肝细胞局灶性结节性增生的发病机制尚有争论，一般推测与肝硬化的增生/再生过程相似。有些与肝硬化的结节也非常相似。

此病应同肝细胞腺瘤（表 7-3）和分化好的肝细胞癌以及结节性再生性增生（肝结节变）鉴别。肝结节变时，整个肝脏均呈结节状，结节中心无瘢痕。

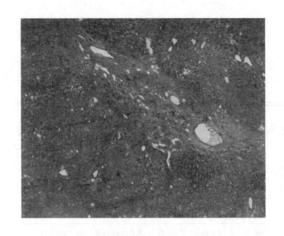

图 7-2　肝细胞局灶性结节性增生

肝细胞正常，可见中心瘢痕，纤细的纤维条索呈放射状向周围延伸，纤维间隔中可见厚壁血管

表 7-3　肝细胞局灶性结节性增生和肝细胞腺瘤的鉴别

特征	肝细胞局灶性 结节性增生	肝细胞腺瘤
年龄	所有年龄	20~40 岁多见
性别	85% 女性	几乎全为女性
口服避孕药	偶尔	几乎全有
腹腔出血	极少	约25%
血管造影	多血管性病变	少血管性病变
血肿形成	罕见	常见
坏死	罕见	常见
包膜	无	部分
星状瘢痕	有	无
其他肝实质	结节状	均质
出血坏死	罕见	常见
肝细胞	形态正常	糖原丰富、空泡状
小胆管	有	无
库普弗细胞	有	无
血管	厚壁大血管	薄壁血窦

三、结节性再生性增生（肝结节变）

　　结节性再生性增生（肝结节变）又称部分肝结节变。常见于无肝硬化的肝脏，以小的增生结节和无纤维化为特征，病变多弥漫累及整个肝脏，也可局限于肝门周围。结节以汇管区为中心，由 1~2 层肝细胞排列的肝细胞索构成。周围肝细胞萎缩，萎缩的肝细胞变小，排列成纤细的细胞索，血窦扩张，无纤维化。但很多小门静脉分支可见闭塞性病变，所以目

前认为门静脉小分支的改变是导致部分肝细胞供血不足进而萎缩、部分肝细胞再生的原因。结节内偶尔可见到不典型增生的肝细胞，表现为肝细胞增大、核异型和多核肝细胞。肝细胞结节变原因不清，有人推测与口服避孕药或雄性激素、肝外胆管感染、肿瘤和慢性炎症有关。临床上近70%出现门静脉高压症。

四、肝细胞腺瘤

肝细胞腺瘤少见。常见于20~40岁的妇女，推测与口服避孕药有一定关系，也有报道与使用雄性激素治疗和糖原沉积病有关。70%肝细胞腺瘤为单发，偶尔有10多个肿瘤（肝腺瘤病）的报道。家族性病例为肝细胞核因子1α（TCF1/HNF1α）基因的生殖细胞突变所致。

1. 肉眼观

质软、黄褐色，常伴有灶性出血、坏死和纤维化。颜色与周围肝组织不同，但无局灶性结节性增生时的中心瘢痕。

2. 镜下观

肿瘤由分化好的肝细胞构成，细胞有丰富的嗜酸性胞质，排成1~2层肝细胞厚的肝索。大多数情况下，细胞大小形态一致，偶见轻度异型，但无核分裂象。肝细胞胞质内常有脂褐素、脂肪和糖原积聚，故常为透明状（图7-3）。可见出血、梗死、纤维化和肝紫癜样病变。肿瘤内没有汇管区和中心静脉，库普弗细胞的数量和分布正常。有时有大嗜酸颗粒性细胞、Mallory透明小体和继发性肉芽肿反应。免疫组织化学75%的病例ER、PR阳性，雄性激素受体仅20%阳性。

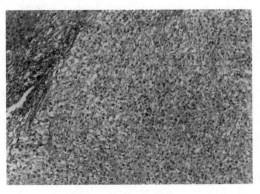

图7-3 肝细胞腺瘤

肿瘤由分化好的肝细胞构成，排成1~2层肝细胞厚的肝索；细胞大小形态一致，胞质透明，无核分裂象；肿瘤内没有汇管区和中心静脉

目前依分子改变可将肝细胞腺瘤分为4型。①有HNF1α突变，占30%~50%。特点为HNF1α仅基因的双等位基因失活突变（均为体细胞性突变或一个为生殖细胞性，另一个为体细胞性突变）。形态表现为明显的脂肪变，无细胞的异型性，也无炎细胞浸润。②有CTNNB1突变，占10%~15%。特征为β-catenin的激活突变，此型有细胞的异型性，并呈假腺样生长，转化成肝细胞性肝癌的比率较高。③无HNF1α或CTNNB1突变，但伴有炎症。此型约占35%。这些病例常有毛细血管扩张。④无HNF1α或CTNNB1突变，也无特殊征象。

此型占 5% ~15% 。

肝细胞腺瘤与分化好的肝细胞癌有时很难鉴别。临床有口服避孕药或合成类固醇的病史，对诊断腺瘤非常重要。有时肝细胞腺瘤中可隐含肝细胞癌灶，偶尔肝细胞腺瘤和肝细胞癌在同一肝内。可见核分裂象、核浆比较高和肝索两层以上细胞厚度应提示为肝细胞癌。肝细胞癌时由于毛细血管化而 CD34 阳性，而腺瘤阴性或仅为局灶弱阳性。应多切片仔细检查有无肝细胞癌的病灶，血管浸润的有无尤为重要。有时需结合临床病程决定良性或恶性。肝细胞腺瘤与局灶性结节性增生不同，临床常有症状，并可出现严重甚至致命的腹腔出血。

五、肝细胞性肝癌

肝细胞性肝癌为发生于肝脏的常见恶性肿瘤。常见于亚洲和非洲。在东亚男性发病率可高达 20.1/10 万。肝细胞性肝癌多见于 50 岁左右，但也可见于青年人甚至儿童，男性比女性多见。临床上常表现为腹痛、腹腔积液、黄疸和肝脏肿大，有时可有全身表现如低血糖、高胆固醇血症、红细胞增多症、高钙血症、类癌综合征、血脯胺酸羟化酶升高，异位绒毛膜促性腺激素、前列腺素分泌以及低纤维蛋白原血症等。在高发区，75% 以上肝细胞性肝癌患者甲胎蛋白阳性，通常要比正常含量高出 100 倍以上。甲胎蛋白在恶性生殖细胞瘤时可为阳性，偶尔在肝转移癌、肝炎和外伤后肝再生时出现阳性，但一般均明显低于肝细胞性肝癌。

肝细胞性肝癌的发生与下列因素有关。

（1）肝硬化：70% ~90% 的肝细胞性肝癌发生在肝硬化的基础上，绝大多数为粗结节性，继发于酒精性肝病、血色病和胆汁性肝硬化者可为细结节性。

（2）乙肝病毒：乙肝病毒感染与肝细胞性肝癌的发生关系密切，慢性乙肝病毒感染的人群肝细胞性肝癌的发生率是正常人群的 100 倍。目前认为乙肝病毒 DNA 可整合到肝细胞的染色体 DNA 中，乙肝病毒 X 基因可与 p53 结合并使 p53 功能失活。此外，应用乙肝疫苗可有效降低肝细胞性肝癌的发生率，这些都直接或间接证明乙肝病毒与肝细胞性肝癌发生的密切关系。

（3）丙肝病毒：丙肝病毒与肝细胞性肝癌也有密切关系。目前认为丙肝病毒突变率较高，至少有 6 种基因型。某些基因型与肝细胞性肝癌的关系可能更为密切，但目前尚无证据表明丙肝病毒整合到细胞基因组，故认为丙肝病毒可能通过其他途径促进肝细胞性肝癌的发生。

（4）二氧化钍：二氧化钍曾作为肝造影剂使用。用此造影剂的患者中已见到很多肝细胞性肝癌，但平均潜伏期为 20 年。

（5）雄性激素：长期服用雄性激素或合成代谢激素可导致肝细胞腺瘤，部分可导致肝细胞性肝癌。

（6）孕激素：孕激素与肝细胞腺瘤关系密切，如服用避孕药的妇女，也有发生肝细胞性肝癌的报道。

（7）黄曲霉素 B_1：黄曲霉素 B_1 常出现在发霉的谷物，尤其是花生等。发霉食物中黄曲霉素的含量增高，尤其在慢性乙肝感染的个体中可使肝细胞性肝癌的发生率增高 50 倍。黄曲霉素 B_1 可引起 P53249 密码子 G：C 到 T：A 的突变，导致氨基酸序列的改变，影响 P53 的功能。

（8）遗传学上的易感性：几种少见的遗传代谢性疾病易发生肝细胞性肝癌。①糖代谢疾病：糖原贮积病，尤其是 I 型，在原来腺瘤性增生的基础上可发生肝细胞性肝癌。糖原贮积病相关性肝细胞性肝癌常为高分化。结节内结节和 Mallory 小体等不典型病变也常见于糖原贮积病相关的腺瘤，但一般无肝硬化。②蛋白代谢性疾病：α_1-抗胰蛋白酶缺乏症中男性纯合子易发生肝细胞性肝癌，甚至可无肝硬化。遗传性高酪氨酸血症中有 18% ~ 35% 发生肝细胞性肝癌。有报道称约 14% 成人发作的高瓜氨酸血症发生肝细胞性肝癌。③卟啉代谢疾病：在迟发性皮肤卟啉病（PCT）中肝细胞性肝癌的发生率为 7% ~ 47%，几乎所有的病例均发生在以前有肝硬化和长期有症状的 PCT 的 50 岁以上男性。④慢性淤胆综合征：肝细胞性肝癌可并发有肝内胆管的减少、胆管闭锁、先天性肝纤维化和 Byler 综合征。⑤金属贮积病：主要为遗传性血色病，Wilson 病仅偶尔发生肝细胞性肝癌。⑥肝血管畸形：肝细胞性肝癌偶尔见于遗传性毛细血管扩张症和共济失调—毛细血管扩张症的患者。⑦其他肝外遗传性疾病：家族性结肠腺瘤性息肉病、神经纤维瘤病、Soto 综合征和内脏异位也有发生肝细胞性肝癌的报道。

1. 肉眼观

肝细胞性肝癌可表现为单个巨块状（巨块型）、多发结节状（结节型）或弥漫累及大部分甚至整个肝脏（弥漫型）。偶尔可呈悬垂状，这些患者通常为女性，认为是发生于肝副叶的肿瘤，外科切除后预后较好。肝细胞性肝癌一般质软，常有出血、坏死，偶尔可有淤胆而呈绿色，有的肿瘤可有包膜。肿瘤大小变化很大，一般小于 3 cm 的肿瘤称为小肝癌。肿瘤常侵入门静脉系统形成门静脉瘤栓。在晚期病例几乎均有门静脉瘤栓。

2. 镜下观

瘤细胞可排列成小梁状、实性巢状、假腺样或腺泡样结构（图 7-4），有时可有乳头状结构。瘤细胞间有丰富的血窦样腔隙，与正常肝窦不同，此血窦样腔隙的内皮细胞 CD34 和第 8 因子相关抗原阳性，更像毛细血管，故称毛细血管化。某些窦状隙由瘤细胞衬附，一般来说，肿瘤间质稀少，偶尔见有间质丰富者，称为硬化性肝细胞性肝癌，尤其见于治疗后，个别病例伴有 PTH 样蛋白的分泌。

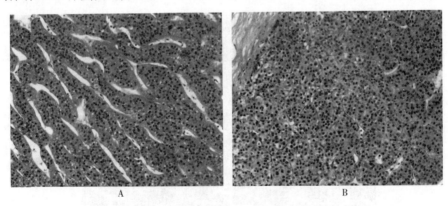

图 7-4　高分化肝细胞性肝癌
癌细胞排列成小梁状（A）及腺泡状（B）结构

肝细胞性肝癌的瘤细胞内常见到以下改变。

（1）脂肪变：弥漫性脂肪变最常见于早期直径小于 2 cm 的肿瘤。随肿瘤增大，脂肪变逐渐减少，到晚期脂肪变已不明显。

（2）胆汁产生：偶尔在扩张的胆小管或假腺腔内见到胆栓。

（3）Mallory 小体：肝细胞性肝癌内也可见到。

（4）小球状透明小体：小球状透明小体为位于胞质内的圆形嗜酸性小体，PAS 阳性，免疫组织化学α_1-抗胰蛋白酶阳性。

（5）淡染小体：淡染小体为胞质内圆形或卵圆形由无定形嗜酸性淡染物质构成的小体。位于扩张的内质网内，免疫组织化学染色纤维蛋白原阳性。淡染小体最常见于纤维板层型或硬化型。

（6）毛玻璃样包涵体：毛玻璃样包涵体偶尔见于乙肝表面抗原阳性的肿瘤，改良的地衣红、维多利亚蓝、醛复红和乙肝表面抗原的免疫组织化学染色均可显示乙肝表面抗原。

肝细胞性肝癌可分为高分化、中分化、低分化和未分化型。①高分化肝细胞性肝癌最常见于小的早期肿瘤，通常直径 < 2 cm。细胞多排列成细小梁状并常有假腺样或腺泡状结构。常有脂肪变。如肿瘤大小达 3 cm，高分化区域常在肿瘤结节的外周，中心部癌细胞的核浆比例增大，但异型性不大。②中分化肝细胞性肝癌为直径大于 3 cm 的肿瘤中最常见的组织学类型。细胞排列成 3 ~ 4 层厚的小梁或细胞索。癌细胞胞质丰富、嗜酸性，核圆形，核仁清楚。也常见假腺样排列，其中常含胆汁或蛋白性液体。③低分化肝细胞性肝癌主要见于实性生长类型的肝细胞性肝癌，其间很少血窦样腔隙，仅见裂隙样血管。癌细胞核浆比例明显增大，常见明显的异型性。瘤细胞大小不一，形态怪异，包括奇形的瘤巨细胞，染色深浅差别明显，可为单核或多核，又称多形细胞癌，偶见破骨细胞样巨细胞。低分化癌在早期的小肿瘤中极其罕见。

肝细胞性肝癌即使在一个癌结节中亦有不同的分化区域。目前认为，大多数 < 1 cm 的肿瘤均由一致的高分化癌构成。约 40% 的 1 ~ 3 cm 的肿瘤既有高分化癌，又有分化较差的部分，而高分化部分常在结节的外周（图 7-5）。当肿瘤达到 3 cm 以上时，高分化部分逐渐由分化较差的癌所取代。结节内结节的现象较常见。

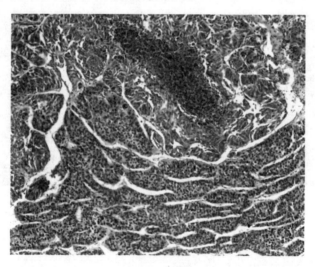

图 7-5　肝细胞性肝癌恶性转化

肿瘤内既有高分化癌的成分，又有分化较差肉瘤样的成分

六、癌前病变

1. 不典型腺瘤样增生

不典型腺瘤样增生也称为交界性结节，指网织染色减少的小细胞异型增生病灶。病灶内可见 Mallory 透明小体、孤立散在的腺样结构"假腺体"，肝板达 3 个肝细胞厚，边缘不规则。有时交界性结节呈多发性。有时这些结节内可含有高分化癌灶。

2. 肝细胞异型增生

肝细胞异型增生分为大细胞性异型增生和小细胞性异型增生。

（1）大细胞性异型增生：特点为细胞增大，核多形或多核，核仁明显，但核浆比与正常肝细胞相似。这些增生的细胞可成团出现或占据整个结节，此种改变的发生率在正常的肝中仅为 1%，在肝硬化患者中为 7%，在肝硬化同时伴有肝细胞癌患者的肝中为 65%。大细胞性异型增生与血清乙肝表面抗原阳性关系密切，有大细胞性异型增生的患者具有发生肝细胞性肝癌的高度危险，故应密切监测其 αFP 的水平。

（2）小细胞性异型增生：与大细胞性异型增生不同，核浆比例增高，其程度介于正常肝和肝癌之间，小细胞性异型增生倾向于形成圆形病灶。通过形态学和形态计量学研究，Watanabe 认为，小细胞性异型增生在人类是真正的癌前病变。

3. 大再生结节

大再生结节也称普通型腺瘤性增生，指结节≤0.8 cm，通常网状结构尚存，肝板不超过 2 个肝细胞厚，无浸润性边缘。结节内可见大细胞异型增生、铁沉积、脂肪变、透明细胞癌、Mallory 透明小体及胆汁淤积。此种大再生结节的恶变率并不比肝硬化的小结节高。

七、肝内胆管癌

肝内胆管癌可发生于肝内任何一级胆管，约占原发性肝癌的 20%。一般发生在 60 岁以上的老年人，两性无明显差别。泰国、日本、中国香港等国家、地区因肝寄生虫感染率高而发病率较高。相关的发病因素有肝寄生虫尤其是华支睾吸虫、肝胆管结石、炎症性肠病、原发性硬化性胆管炎、EB 病毒感染、丙肝病毒感染、二氧化钍和胆管畸形等。临床上主要表现为全身无力、腹痛、消瘦，如肿瘤侵及肝门部胆管，则出现梗阻性黄疸，甚至胆汁性肝硬化。CT、B 超等影像学检查在临床发现肿瘤及明确胆管累及情况方面具有重要价值。

1. 肉眼观

肝内胆管癌可累及任何部位的肝内胆管，发生于较小胆管者称为外周型胆管细胞癌。肿瘤通常色灰白、实性、硬韧，有时可以向腔内生长为主或突向腔内形成息肉样肿物，但大多数表现为肝内灰白色结节或融合的结节，结节切面常见坏死和瘢痕。累及肝门者（肝门型），主要表现为肝脏明显的淤胆、胆汁性肝硬化和继发性胆管感染，有时胆管内可见结石或寄生虫。

2. 镜下观

肝内胆管癌大多数为分化不同程度的腺癌，像其他部位的腺癌一样，可分为高分化、中分化和低分化。发生于较大胆管者，可为乳头状。肿瘤常有丰富的间质反应，甚至出现局部钙化。大多数肿瘤均可见多少不等的黏液，黏卡、淀粉酶消化后的 PAS 和奥辛蓝染色均可阳性，黏液核心蛋白（MUC）1、2、3 也可阳性。免疫组织化学肝内胆管癌不仅 CAM5.2 阳性，CK7、CK19 也阳性。CEA、上皮膜抗原、血型抗原阳性。肝内胆管癌常为 CK7$^+$/CK20$^+$，而肝外胆管癌多为 CK7$^+$/CK20$^-$。Claudin-4 在几乎所有胆管癌为阳性，它在正常肝细胞和肝细胞性肝癌中为阴性。癌细胞常侵及汇管区、汇管区血管内或神经周围，可循淋巴引流途径形成肝内转移或转移至局部淋巴结。晚期可循血行转移至肺、骨、肾上腺、肾、脾和胰腺等。胆管癌的治疗以手术切除为主，预后不良，平均存活率不足 2 年。

胆管细胞癌中可见高频率的 KRAS 突变。其他常见的分子改变为 cyclin D1 和 P21 过表达。常见 DPC4 的失活突变（肝门和肝内的胆管癌为 13%～15%，肝外胆管癌可达 55%）。约 1/3 的病例有 TP53 突变。

除腺癌外，肝内胆管癌也可有其他组织学类型，如腺鳞癌、鳞癌、黏液癌、印戒细胞癌、梭形细胞癌或称肉瘤样癌、淋巴上皮瘤样癌、透明细胞癌、黏液表皮样癌、伴有破骨细胞样巨细胞癌等。肝细胞性肝癌与胆管细胞性肝癌的鉴别见表 7-4。

表 7-4　肝细胞性肝癌和胆管细胞性肝癌的鉴别

特征	肝细胞性肝癌	胆管细胞性肝癌
细胞起源	肝细胞	胆管细胞
地理分布	东方多	无差别
年龄	比较年轻	老年人多见
性别	男性多	无差别
肝硬化	常有	偶尔有
肝细胞不典型增生	可有	无
αFP	阳性	阴性
产生胆汁	有	无
黏液	无	有
大体形态	质软、出血	色灰白、质硬韧
转移途径	静脉	淋巴系统

八、混合型原发性肝癌

混合型原发性肝癌是指具有肝细胞性肝癌和胆管细胞性肝癌两种成分的肝癌，此型仅占肝癌的不足 1%。与同时有肝细胞性肝癌和胆管癌的碰撞瘤不同，实际上是肝细胞性肝癌伴有局灶性管状分化。肝细胞性肝癌表达 CK8、CK18 和 Hep-par-1，而胆管癌可用多克隆 CEA 或 CK19 染色证实，黏液染色在胆管癌区域为阳性。管状分化区与肝 Herring 管相似，即所谓的小胆管细胞癌。

九、肝母细胞瘤

肝母细胞瘤主要发生于 3 岁以下的婴幼儿，年龄较大儿童和成人中偶有报道。此病与很多先天性异常，例如心肾先天畸形、偏身肥大、巨舌症等关系密切。可与肾脏的 Wilms 瘤及糖原沉积病同时发生。肝母细胞瘤 αFP 常为阳性。某些肿瘤可产生异位激素而出现多毛。肝血管造影和 CT 可较准确地定位肿瘤。

1. 肉眼观

肿瘤为实性，边界清楚。常为单发，直径可达 25 cm。

2. 镜下观

大部分肿瘤均由不成熟的肝细胞构成称为上皮型肝母细胞瘤。依据分化程度分为胎儿型和胚胎型。胎儿型与胎肝相似，由排列不规则的两个肝细胞厚度的肝细胞板构成。胚胎型分化更低，主要为实性细胞巢，也可有条带状、菊形团和（或）乳头状形成。某些肿瘤主要由分化不良的小细胞构成。胚胎型中可见有较多核分裂象。胎儿型中常有髓外造血灶。产生异位激素的肿瘤中有时可见到多核巨细胞。胎儿型和胚胎型之间常有某些过渡型，某些以类似小胆管的管状结构为主，称为胆管母细胞性肝母细胞瘤。偶尔瘤细胞可排成宽条带状，与肝细胞性肝癌相似，两者的鉴别见表 7-5。某些原发性恶性肝细胞肿瘤发生在年龄较大的儿童和青年人，形态上介于肝母细胞瘤和肝细胞性肝癌之间，有人将此称为过渡型肝细胞肿瘤。

约 1/4 肝母细胞瘤由上皮细胞成分和间叶成分混合构成（混合型肝母细胞瘤）。间叶成分可为未分化间叶成分或有骨和软骨形成，这提示肝母细胞瘤起源于多能分化的胚芽。

表 7-5　上皮型肝母细胞瘤和肝细胞性肝癌的形态比较

组织学所见	肝母细胞瘤	肝细胞性肝癌
肿瘤	单个	单个或多个
假包膜	有	通常无
小梁	通常两层细胞厚	通常多层细胞厚
胆小管	有	有
明暗相间	有	无
瘤细胞与正常肝细胞比	小	大
多形性	无或轻微	有
病理细胞与多核瘤细胞	无	有
胆汁产生	有	有
糖原	有	有或无
脂肪	有	有或无
胞质透明或其他包涵体	无	有或无
髓外造血	有	无
肝硬化	无	多数有

小细胞未分化型肝母细胞瘤完全由类似神经母细胞瘤、尤因瘤或淋巴瘤的小细胞构成，约占肝母细胞瘤的 3%。瘤细胞多呈实性排列。细胞坏死常见，核分裂象多见。

（一）伴有畸胎样特征的混合型肝母细胞瘤

此型除以上间叶成分外，还出现横纹肌、黏液上皮、鳞状上皮和黑色素等畸胎瘤的成分。此时应注意与真正的畸胎瘤鉴别。畸胎瘤不具有胎儿型或胚胎型上皮型肝母细胞瘤的区域。

1. 电镜表现

上皮性瘤细胞具有不成熟肝细胞的特征。

2. 免疫组织化学

瘤细胞中细胞角蛋白、EMA、Vimentin、多克隆 CEA、Hep-par-1、αFP、$α_1$-抗胰蛋白酶、CD99、CD56 及 Delta 样蛋白、HCG 及转铁蛋白受体阳性。β-catenin 为核阳性，Glypican-3 在几乎所有病例中均为阳性。TP53 常过表达。可见局灶性神经内分泌分化。某些病例可见黑色素细胞或 HMB45 + 细胞。

3. 细胞遗传学

多数改变为 2、8、20 染色体三体和 1q 的重排。约 80% 的病例可见 CTNNB1 （β-catenin）基因的体细胞突变。这是免疫组织化学核异位表达的原因。

4. 流式细胞术

胎儿型多为二倍体，而 50% 的胚胎型和小细胞未分化型多为异倍体。CGH 分析是高频率的 X 染色体获得。

肝母细胞瘤恶性程度较高，可局部浸润或转移至局部淋巴结、肺、脑等器官。有些患者肾球囊可出现腺瘤样病变，原因尚不清楚。此瘤的治疗以手术切除为主，辅以化疗。预后明显好于肝细胞性肝癌，胎儿型比胚胎型要好，分化不良者预后较差。

（二）肝钙化性巢状间质上皮性肿瘤

肝钙化性巢状间质上皮性肿瘤罕见，主要发生在儿童和年轻人。特征为梭形或上皮样细胞形成巢状结构，有时有明显的间质反应。上皮样细胞巢中的细胞像不成熟的、CK8⁻ 和上皮膜抗原阳性的嗜酸性胞质的肝样细胞。这些细胞巢外围以波形蛋白和 SMA⁺ 的梭形细胞，可见钙化或骨化。此肿瘤与混合型肝母细胞瘤可能有一定关系，但现在尚无定论。像肝母细胞瘤一样，肿瘤巢中的上皮样细胞核呈 β-catenin 阳性，提示 β-catenin 基因突变可能在发病中起重要作用。

十、胆管错构瘤

胆管错构瘤又称 von Meyenberg 或 Moschcowitz complex 或胆管板畸形，可发生在正常肝脏或并发先天性肝纤维化、Caroli 病或成人型多囊肝。

1. 肉眼观

表现为多发性白色结节，散布于整个肝脏。由针尖大至 1 cm 大小，常为 1~2 mm 大小，临床常误诊为转移癌。此病为更小的外周小叶间胆管的胆管索畸形，胆管在汇管区呈秃柳状分支。

2. 镜下观

结节由局灶性紊乱排列的胆管或小胆管构成，周围有丰富的纤维间质包绕（图 7-6），细胞无异型性。原因不清，有人推测是肝脏缺血、炎症或基因异常的结果。在一组报道中，97% 的多囊肾患者伴有此病，偶尔有继发胆管细胞癌的报道。

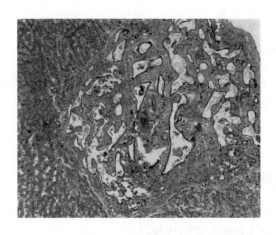

图7-6 胆管错构瘤

肝汇管区可见局灶性紊乱排列的胆管或小胆管，周围有丰富的纤维间质包绕，细胞无异型性

十一、胆管腺瘤

胆管腺瘤为发生在肝内胆管的良性肿瘤，80% 以上为单发。有人将它归为良性胆管增生。

1. 肉眼观

呈分界清楚的楔状白色肿块，有时中心有凹陷，多位于包膜下，直径一般在 1 cm 以下。

2. 镜下观

肿瘤呈小管状结构，管腔很小或无管腔，常伴有炎症和（或）纤维化。类似转移性肾细胞癌的透明细胞型胆管腺瘤也有报道。有的有明显的纤维间质，称为胆管腺纤维瘤。CEA、EMA 和角蛋白免疫组织化学阳性。偶尔可见到类似于肺微小瘤的神经内分泌成分。约7% 有 KRAS 突变。

十二、胆管囊腺瘤和囊腺癌

胆管囊腺瘤和囊腺癌常见于肝，其次为肝外胆管系统。多数发生在成人，女性多见。其发生可能与胆管的先天性畸形有关。治疗以手术切除为主。

1. 肉眼观

呈多中心性囊性肿物，内含黏液或透明液体。

2. 镜下观

良性者衬覆单层立方或高柱状黏液上皮，恶性者多衬覆肠型上皮，包括杯状细胞和潘氏细胞，有程度不等的异型性和多少不等的核分裂象，可出现间质浸润。无论良性还是恶性均可见散在内分泌细胞。偶见嗜酸性细胞分化。良恶性区域可同时存在，应多切片仔细检查。偶可见囊腺癌的瘤细胞呈梭形假肉瘤样结构。在有些女性病例中，上皮下的间质可很致密，与卵巢的间质相似。

3. 免疫组织化学

角蛋白、CEA 和 CA19-9 阳性。卵巢样间质为 Vimentin、SMA、激素受体和抑制素阳性。

十三、胆管的导管内乳头状黏液肿瘤

胆管的导管内乳头状黏液肿瘤与胰腺的导管内乳头状黏液肿瘤相似，可以为明显的乳头状、分支状，或以黏液为主，或以嗜酸性颗粒状胞质为主。偶尔伴有胆石。罕见的情况下可见肝硬化。瘤细胞常 CDX2 和 MUC2 阳性，提示有肠化生。胆管乳头状瘤病可能为此类肿瘤的较好分化的类型。

十四、鳞状细胞癌

鳞状细胞癌原发于肝脏者非常少见，临床上易与硬化性胆管炎混淆。大多数发生在先天性胆管肿瘤的基础上，或作为畸胎瘤的成分。

十五、神经内分泌肿瘤

肝脏的神经内分泌肿瘤原称肝脏类癌，多半由胃肠道类癌转移而来。可单发或多发。在排除了胃肠道类癌后才可诊断为原发肝类癌。真正的肝原发性神经内分泌肿瘤少见，可能来源于胆管的内分泌细胞。

镜下观：形态与其他部位的神经内分泌肿瘤相似。电镜及免疫组织化学均可见有 NSE、Serotonin 及其他肠道激素的分泌，如胃泌素或血管活性肠肽，偶尔可伴有 Zollinger-Ellison 综合征。预后明显较其他肝脏恶性肿瘤要好。

十六、副神经节瘤

副神经节瘤偶见于肝脏，易与肝癌混淆。

十七、间叶肿瘤及瘤样病变

1. 血管性肿瘤

（1）血管瘤：为肝脏最常见的良性肿瘤，小者可无症状，大者可出现明显的肝肿大，偶尔可破裂出血或导致血小板减少而出现紫癜。

1）肉眼观：肿瘤为分界清楚的肿块，略高于肝表面，偶尔有蒂。切面多为海绵状，黯褐色。

2）镜下观：肿瘤由扩张的血管构成，内衬扁平内皮细胞。管腔内可见机化的血栓。

淋巴管瘤通常见于婴儿或儿童，肝脏累及常作为多发性淋巴管瘤或淋巴管瘤病的一部分。

（2）良性血管内皮细胞瘤：主要发生在儿童，约90%病例年龄在6个月以下。肿瘤单发或多发。多发者常同时伴有其他脏器如皮肤的血管瘤，或为 Beckwith-Wiedemann 综合征的一部分。

1）光镜和电镜表现：肿瘤的管腔由一层至数层肥大的内皮细胞衬附，外面有明显的周细胞围绕。管腔一般很小，有时可有海绵状区域，局部可有分叶状结构。

2）免疫组织化学：瘤细胞 GLUT-1 阳性。患者血清 αFP 可升高。常因肝功能衰竭或充血性心力衰竭或高消耗性凝血（Kasabach-Merritt 综合征）而导致很高的死亡率。

（3）血管网状细胞瘤：肝的血管网状细胞瘤可见于 von Hippel-Lindau 综合征，形态与小脑的血管网状细胞瘤相似。

（4）上皮样血管内皮瘤：上皮样血管内皮瘤也称组织细胞样血管内皮瘤。主要见于成年妇女，可能与口服避孕药有关。临床上，表现可与 Budd-Chiari 综合征相似。

1）肉眼观：肿瘤常为多发，并常累及左右两肝。

2）光镜表现：肿瘤性血管内皮细胞浸润肝窦和静脉呈丛状血管内生长或呈纤维血栓性闭塞。瘤细胞大，胞质嗜酸，常呈空泡状。间质丰富，可为黏液样、硬化性甚至可有钙化。

3）免疫组织化学：血管内皮标记阳性，如 D2-40。

4）电镜表现：可见到 Veibel-Palade 小体。

此瘤预后较血管肉瘤好得多，文献报道中不足 30% 发生肝外转移。转移至肺时其形态与原发于肺的上皮样血管内皮瘤相似，以前称为血管内细支气管肺泡瘤，应注意鉴别。

（5）血管肉瘤（恶性血管内皮瘤）：血管肉瘤主要见于成人，婴幼儿中偶见。一般认为与肝硬化，尤其是粗结节性，特别是血色病性肝硬化有关。与某些致癌物如氯化乙烯、二氧化钍、砷等有密切接触的人群发病率高。长期接触的患者中有 1/3 伴有肝硬化。据统计在生产氯化乙烯的工人中发生血管肉瘤者的平均接触时间为 16.9 年。用二氧化钍造影剂者，从出现包膜下和汇管区纤维化、肝窦扩张和内皮增生发展至血管肉瘤的潜伏期为 20 ~ 40 年。某些患者可同时伴有肝细胞性肝癌和（或）胆管细胞性肝癌。

镜下观：特点为散乱而又相互吻合的血管腔，衬覆管腔的内皮细胞通常有明显的异型性。但肿瘤分化程度变异很大。分化好者可似肝紫癜症，分化差者则容易与转移至肝的上皮性肿瘤混淆。有些则具有上皮样的特点，瘤细胞有明显的异型性，核分裂象常见并可见坏死。免疫组织化学除分化极差者外，第Ⅷ因子相关抗原和其他内皮的标志通常阳性。此病预后差。可发生广泛转移。

（6）Kaposi 肉瘤：胎儿 HIV 感染的病例中发生的 Kaposi 肉瘤有时可累及肝脏。通常累及汇管区并可侵入肝实质。

1）肉眼观：为散布于整个肝脏不同大小的不规则的红褐色病灶。

2）镜下观：与发生在其他部位的 Kaposi 肉瘤相同。肿瘤细胞为梭形，核长形或卵圆形、泡状，核仁不明显，胞质内可见嗜酸性、PAS 阳性小球。瘤细胞间为裂隙状的血管腔隙，其中可见成堆含铁血黄素颗粒。梭形细胞 CD31、CD34 阳性。

2. 淋巴造血系统疾病

（1）恶性淋巴瘤：恶性淋巴瘤原发于肝脏者极少见，应除外其他脏器的恶性淋巴瘤转移至肝的可能。原发于肝脏者多为弥漫性大 B 细胞淋巴瘤、霍奇金淋巴瘤、外周 T 细胞淋巴瘤、滤泡中心性淋巴瘤、MALT 型边缘区 B 细胞淋巴瘤。大 B 细胞淋巴瘤的一种亚型——富于 T 细胞的大 B 细胞淋巴瘤，因其中有丰富的非瘤性 T 细胞和组织细胞，容易与肝炎症性疾病混淆，应注意鉴别。某些肝原发性恶性淋巴瘤与丙肝病毒感染有关。

肝脾 γ-δT 细胞淋巴瘤为一种特殊类型的淋巴瘤。临床特点为年轻男性、肝肿大、发热、体重减轻、外周血淋巴细胞减少、外周淋巴结不肿大，临床发展迅速。病理特点为脾红髓、肝窦和骨髓窦内有大量淋巴样细胞浸润。α-β 型则女性多见，肝脏的淋巴瘤细胞主要在汇管区周围。

（2）移植后淋巴增殖性疾病：移植后淋巴增殖性疾病通常为 B 细胞型并常伴有 EB 病毒

感染，一般在移植后 6～17 个月出现，霍奇金淋巴瘤累及肝脏常在第Ⅳ期。

（3）滤泡树突状细胞肿瘤：滤泡树突状细胞肿瘤偶可发生于肝脏，易与肝炎性假瘤混淆。此瘤以梭形细胞为主，但滤泡树突状细胞的标志，如 CD21 和 CD35 阳性可帮助诊断。

（4）朗格汉斯细胞组织细胞增生症：细胞组织细胞增生症偶尔可累及肝脏，但多为全身性疾病的一部分。

（5）白血病：白血病常累及肝脏，其中以慢性粒细胞性白血病和慢性淋巴细胞性白血病尤为常见。慢性粒细胞性白血病的瘤细胞主要浸润肝窦，慢性淋巴细胞性白血病主要在汇管区。

（6）淀粉样变性和轻链沉积病：虽然全身淀粉样变性常累及肝脏，但肝脏症状很少。淀粉样物为均质嗜酸性细胞外物质，在刚果红染色后偏光显微镜下呈苹果绿色双折光。原发性骨髓瘤相关性淀粉样变性（AL）和反应性淀粉样变性（AA）单从形态分布上无法区别。高锰酸钾处理后的刚果红染色仅能排除 AA。用轻链抗体做免疫组织化学 AL 阳性。

淀粉样物通常沉积于肝动脉分支周围或在肝窦的 Diss 腔内，导致肝细胞索萎缩、肝窦变窄，偶尔可引起肝内淤胆和门静脉高压症。轻链在窦周及汇管区的沉积与淀粉样变性一样，免疫组织化学以 K 轻链多见，但刚果红染色阴性，偏光显微镜下无苹果绿色的双折光。少数病例中，轻链沉积和淀粉样变性可见于同一患者。轻链沉积常有肾脏症状。

3. 其他间叶性肿瘤

（1）间叶错构瘤：推测为来源于汇管区结缔组织的少见的良性肿瘤，主要见于 2 岁以内的婴幼儿，成人偶有报道。多数病例无症状，偶尔可出现腹胀或表现为明显的腹部肿块。

1）肉眼观：多为单发，圆形，红色，可有囊性区域。

2）镜下观：主要为血管丰富的成熟结缔组织之中掺杂着分支状的胆管。结构很像乳腺的纤维腺瘤。电镜下为成纤维细胞样的形态，推测起源于汇管区的结缔组织，可能与缺血有关。但偶可见 19 号染色体的移位，提示其为肿瘤性，偶可见恶变为未分化肉瘤。

（2）血管肌脂肪瘤：血管肌脂肪瘤可发生于肝脏，与发生在肾脏者相似。发病年龄30～72 岁，平均 50 岁。肿瘤通常单个，60% 在肝右叶，30% 在肝左叶，2% 累及两叶，8%在尾叶。

1）肉眼观：分界清楚，但无包膜，均质，淡黄色或黄褐色。

2）镜下观：肿瘤由排列紊乱的厚壁血管、平滑肌和脂肪组织构成，目前认为此瘤属于血管周上皮样细胞增生性病变。其中平滑肌或为梭形或为上皮样，排列成束，部分较大平滑肌细胞核可增大、深染，出现清楚的核仁，易于同平滑肌肉瘤、恶性纤维组织细胞瘤和肝细胞癌混淆。但血管肌脂肪瘤可含有明显的造血成分，并表达 HMB45 和 Melan A、S-100、MSA 及 SMA。肿瘤可有坏死和多形的上皮样平滑肌细胞成分。平滑肌成分可含一定量的黑色素。此瘤一般为良性，偶有恶性肝血管肌脂肪瘤的报道。

（3）平滑肌瘤：平滑肌瘤可在肝脏表现为孤立的结节，需与转移性高分化平滑肌肉瘤鉴别。有些可为多发性，瘤内常有淋巴细胞浸润。某些肝平滑肌瘤发生在 HIV 感染后或器官移植后。

（4）肝血管平滑肌肉瘤：肝血管平滑肌肉瘤多伴有 Budd-Chiari 综合征，推测起源于肝血管平滑肌组织。

（5）脂肪瘤：脂肪瘤表现为圆形黄色肝实质内肿块，应与假性脂肪瘤鉴别。假性脂肪瘤为附着于肝纤维囊的脂肪结节。

（6）孤立性纤维性肿瘤：孤立性纤维性肿瘤过去称纤维性间皮瘤。病因不清，发病年龄 32~83 岁，平均 57 岁。

1）肉眼观：单发结节，大小为 2~20 cm 不等，切面浅褐色或灰白色，质实，与周围分界清楚，但通常无包膜。

2）镜下观：可见细胞丰富区和无细胞区交替存在，细胞丰富区由散乱排列或呈车辐状排列的梭形细胞构成，有时可有血管外皮瘤样排列。细胞核较一致，无异型性。相对无细胞区则以大量胶原为主。此瘤通常 CD34、Bcl-2 和 Vimentin 阳性。孤立性纤维性肿瘤恶变时则出现坏死、明显的细胞异型性，核分裂数达 2~4/10HPF。

（7）炎性假瘤：炎性假瘤又称炎性肌成纤维细胞瘤。少见，有些可能为肝脓肿愈合的结果，有些可能与 EB 病毒感染有关。发病年龄很宽，3~77 岁，平均 57 岁。约 70% 为男性。81% 为单发。通常位于肝内，偶尔可累及肝门部。

1）肉眼观：质实，浅褐色、黄白色或灰白色，肿瘤可为 1 cm 大小的小结节，也可占据整个肝叶。

2）镜下观：与发生于其他部位的炎性假瘤相同，主要为肌成纤维细胞、成纤维细胞和胶原束。其中有大量炎细胞浸润，以成熟浆细胞为主，杂有数量不等的淋巴细胞、嗜酸性粒细胞和中性粒细胞、巨噬细胞。偶见淋巴滤泡形成、肉芽肿和门静脉及肝静脉分支的静脉炎。

（8）畸胎瘤：肝脏的畸胎瘤极少见，主要见于儿童。应注意与混合型肝母细胞瘤鉴别。肝内胚窦瘤和原发性滋养细胞肿瘤也偶有报道。

（9）恶性间叶瘤：恶性间叶瘤也称未分化肉瘤或胚胎性肉瘤。主要见于儿童，发病年龄一般在 5~20 岁，偶见于中年甚至老年人。病因不清。临床上以腹部膨胀、发热、消瘦和非特异性胃肠道表现为主。偶可见肿瘤侵入右心房而貌似心脏肿瘤。

1）肉眼观：肿瘤通常位于肝右叶，大小为 10~20 cm。分界清楚，但无包膜，切面颜色混杂、囊实性，常有出血坏死。

2）镜下观：主要由巢片状或散乱排列的恶性星状或梭形细胞和黏液样基质构成。瘤细胞常呈明显的核大小不等和深染，可见瘤巨细胞或多核瘤巨细胞。瘤细胞胞质内见不同大小的嗜酸性小体为其特征之一，此小体可为多个，淀粉酶消化后 PAS 阳性，α_1-抗胰蛋白酶阳性。肿瘤的外周常可见残存的胆管和肝细胞。超微结构和免疫组织化学研究表明，大多数瘤细胞具有未分化间叶细胞、成纤维细胞和肌成纤维细胞。其他可有向平滑肌、横纹肌或上皮细胞分化的迹象，故可为 Vimentin、α_1-抗胰蛋白酶、α_1-抗糜蛋白酶、溶菌酶、SMA、肌结蛋白和清蛋白阳性。此瘤预后不良，平均存活期不足 1 年。

（10）促纤维增生性巢状梭形细胞肿瘤：促纤维增生性巢状梭形细胞肿瘤又称钙化性巢状间质—上皮性肿瘤。为新近描述的主要发生在儿童和青年的原发肝脏肿瘤。

1）肉眼观：肿瘤分界清楚，白色分叶状，直径可达 30 cm。

2）镜下观：特点为梭形或上皮样细胞排成巢状或条索状，周围由丰富的纤维性间质包绕。常见钙化（砂粒体）或骨化。

3）免疫组织化学：CK、Vimentin、CD57 和 WT1 阳性。一般不表达神经内分泌标志。个别病例有异位 ACTH 分泌而出现 Cushing 综合征。大多数病例手术切除效果好，偶见术后复发者。

其他间叶性良、恶性肿瘤如良性多囊性间皮瘤、神经鞘瘤、恶性外周神经鞘瘤、恶性纤维组织细胞瘤、横纹肌肉瘤、纤维肉瘤、破骨细胞样巨细胞瘤、骨肉瘤等也有个别报道。在儿童，胚胎性横纹肌肉瘤和横纹肌样瘤也有报道。

十八、转移性肿瘤

肝脏的转移瘤比原发瘤常见得多。胃肠道癌、乳腺癌、肺癌、胰腺癌和恶性黑色素瘤为最易形成肝转移的肿瘤。肝转移癌可为单个结节，也可为多发，甚至整个肝脏广泛被转移癌所占据。在一组 8 455 例尸检的报道中，39% 有肝转移，其中仅 6% 为单个结节。据报道，肝硬化的肝脏中很少有转移癌。转移瘤形态一般与原发瘤相同，也可出现某种程度的分化或去分化。临床上常见肝肿大、体重下降、门静脉高压症及消化道出血的表现。胆管的梗阻和肝细胞的严重破坏可出现黄疸。

（商家炜）

第八章

乳腺疾病

第一节　乳腺反应性和瘤样病变

一、导管扩张症

导管扩张症又称导管周围性乳腺炎，是一组以导管扩张为基础的乳腺慢性炎症，在疾病发展的不同阶段各有不同的临床表现及病理特点，包括浆细胞性乳腺炎、阻塞性乳腺炎、化学性乳腺炎及粉刺性乳腺炎等。

临床多见于中老年妇女，常累及一侧乳腺。早期可有疼痛，乳头溢液，为浆液性、血性或脓性，病程可持续数年。晚期乳晕下可触及肿块，可出现乳头凹陷或偏斜，溃破瘘管形成，也可有腋下淋巴结肿大。常与乳腺癌难以鉴别。影像学检查可有钙化，与导管原位癌类似。

1. 肉眼观

乳头及乳晕下肿块，质地较硬，界限不清，直径多在 1~3 cm，可见多少不等扩张的导管或小囊，内含棕黄色黏稠物，管周有灰白色厚壁，与粉刺型导管原位癌类似。

2. 镜下观

早期病变局限于乳晕下输乳管及大导管，后期可累及乳腺区段导管。导管有不同程度扩张，内衬上皮呈扁平、立方状或消失。管腔内有脱落上皮、脂质性分泌物、胆固醇结晶和（或）钙化物，以及泡沫状组织细胞，也可累及导管上皮。管壁及其周围不同程度纤维化和多少不等的浆细胞、淋巴细胞、嗜酸性粒细胞浸润及泡沫状组织细胞。部分病例可见到含有脂褐素的组织细胞（褐黄细胞），黄瘤样和（或）肉芽肿改变。也可有脂肪坏死。少数情况可见急性炎细胞浸润，并可形成融合性病变，有脓肿和（或）溃破形成瘘管。晚期导管周围纤维化可十分明显，可导致纤维化性管腔闭塞，其周围常可见一圈或几个被覆上皮的小管。

3. 鉴别诊断

因其他原因手术切除的 50 岁以上妇女乳腺标本中，常可见到小叶外导管有不同程度的扩张，此种情况不足以诊断为乳腺导管扩张症。①原位癌/浸润性癌：管腔内容物及残留或脱落的上皮细胞有时和肿瘤性坏死和癌细胞不好区分。浆细胞可聚积成堆或呈条索状排列，特别是冷冻切片，其核浆结构不清，容易和浸润癌混淆。两者的核浆比例、核形态及背景不同。②肉芽肿性小叶性乳腺炎：可伴有导管扩张症，病变主要在小叶，常有微脓肿形成。少数融合性病变不易区别。③结核性乳腺炎：肉芽肿伴干酪样坏死，可查见结核杆菌。④脂肪坏死：缺乏沿输乳管、大导管分布特点。⑤乳汁潴留性囊肿：通常见于哺乳期，囊肿内为乳汁，周围常有泌乳性腺泡。⑥囊肿病：位于终末导管小叶单位，常有上皮增生、化生性改变，浆细胞浸润不是特点，缺乏弹力纤维（弹力纤维染色）。

二、脂肪坏死

脂肪坏死最常发生于物理性损伤（如外伤、手术、细针穿刺、放疗等），但约一半病例没有明确的损伤史。多发生在成年人，一侧乳腺多见，早期乳房区皮下肿块，直径 2~5 cm，边界不清，质地硬。晚期肿块可与皮肤粘连，皮肤下陷和（或）乳头变形。也可有乳头溢液和腋下淋巴结肿大。

1. 肉眼观

取决于病变持续时间，脂肪组织内圆形硬块，边界不清，质韧，黄白间黯红色，有时可有小囊腔，内含黄白黏稠或血性液体。晚期形成界限较清楚的硬性结节或放射状瘢痕。

2. 镜下观

脂肪细胞变性坏死，融合成大小不等的空泡。空泡周围有纤维母细胞、脂肪母细胞和上皮样细胞增生及单核细胞、淋巴细胞和浆细胞浸润，也可见泡沫状噬脂细胞。后期形成肉芽肿（脂性肉芽肿）和纤维化伴胆固醇结晶和钙盐沉着。少数病例可有鳞状上皮化生。

膜状脂肪坏死：主要为大小不等的囊腔，囊腔有纤维性囊壁，腔面被覆嗜酸性均质膜状物，可出现假乳头状结构，油红 O、PAS 染色阳性（图 8-1）。

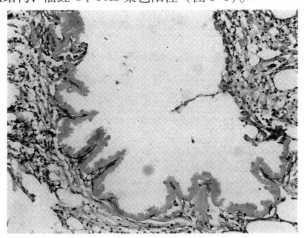

图 8-1 自体脂肪隆乳后膜状脂肪坏死

脂肪坏死囊腔表面衬覆均质嗜酸性膜状物，有假乳头形成，周围有炎症反应

3. 鉴别诊断

脂肪坏死临床与影像学检查非常类似于乳腺癌，而且往往选择术中冷冻检查，其肉眼观常呈放射状，组织质硬，有黄色坏死条纹也和乳腺癌类似，而且常难以获得满意的冷冻切片，冷冻切片中可出现许多印戒样及不典型细胞，容易和乳腺癌混淆。①浸润性癌（富脂细胞癌和组织细胞样癌等）：特别是冷冻切片，区别两者有时是很困难的，注意其临床病史

及组织学背景特点有助于鉴别。HE 切片，经验不足者易误诊，黏液染色及免疫组织化学染色（包括 CK、CD68、GCDFP-15 等）有助区别。②寄生虫病（如猪囊虫病等）和膜状脂肪坏死：前者有寄生虫的结构特点。③颗粒细胞瘤：具有嗜酸性颗粒状胞质，缺乏炎细胞及多核巨细胞，S-100 阳性，CD68 阴性。④感染性肉芽肿病：可查见病原体和典型病变。⑤其他肉芽肿病变：脂肪坏死是伴发病变，有其他病变的特点。

三、乳汁潴留性囊肿

乳汁潴留性囊肿又称积乳囊肿和乳汁淤积症等。多见于哺乳期或哺乳后妇女，多位于乳晕下区，常出现单侧囊性肿块，圆形或椭圆形，界限清楚，与皮肤无粘连。

1. 肉眼观

囊性肿块圆形或椭圆形，表面光滑，界限清楚，直径为 1～2 cm，切面为单房或多房，内容为稀薄乳汁或黏稠炼乳样物。

2. 镜下观

囊肿壁由薄层纤维组织构成，内衬扁平上皮，囊内容为红染无定形物质和泡沫状细胞。囊肿周围有多少不等的单核细胞、淋巴细胞、浆细胞、上皮样细胞和异物型多核巨细胞。可见扩张的小导管和泌乳期小叶。急性感染可形成急性炎症或脓肿。

3. 鉴别诊断

①导管扩张症。②单纯性囊肿：和哺乳无关，无分泌改变。③其他肉芽肿病变：无乳汁潴留性囊肿。④囊性高分泌增生/癌：囊内为甲状腺样胶质分泌物。

四、乳腺梗死及出血性坏死

乳腺梗死及出血性坏死多见于妊娠、哺乳期妇女和未婚女青年，常伴有良性肿瘤（如导管内乳头状瘤、纤维腺瘤等），也可发生在恶性肿瘤（如浸润癌等）。少数有引流淋巴结肿大。乳腺广泛出血性坏死极为少见，通常发生在抗凝治疗后。

1. 镜下观

梗死通常为较一致的凝固性坏死，坏死区常见有核残影，也常有出血和（或）含铁血黄素沉着。边缘可有程度不同的肉芽组织长入、炎细胞浸润和纤维化，可有鳞状上皮化生。也可见原发病变组织（如泌乳腺、导管内乳头状瘤、纤维腺瘤、浸润癌等）。梗死区残留细胞（如泌乳腺细胞）可出现排列紊乱、细胞不典型性和核分裂象增多。出血性坏死有广泛出血和组织细胞坏死，可见急性坏死性血管炎和多发性血栓。

2. 鉴别诊断

良性病变的梗死远较恶性病变常见。①恶性肿瘤的梗死/坏死：有残留的肿瘤细胞。少数病例几乎完全梗死，此时癌的诊断较为困难，网织染色可显现癌的结构特点。②肿瘤性坏死：有核和胞质的碎片。③梭形细胞癌：可类似梗死后机化的肉芽组织，两者的鉴别可出现困难，梭形细胞癌上皮性标志物阳性。④导管内癌：常有肿瘤性坏死，具有恶性细胞学特点。

五、错构瘤

错构瘤是由异源性乳腺组织构成的病变，通常有包膜。肿物圆形或椭圆形，一般直径

2~8 cm，质软，可推动。临床容易误诊为纤维腺瘤和乳腺囊性增生等。

1. 肉眼观

肿瘤圆形或椭圆形，有薄而完整的包膜，质地较软。切面根据纤维和脂肪组织的多少，呈灰白色到黄色。

2. 镜下观

肿瘤为异源性，主要有纤维结缔组织、脂肪组织和腺体，有时可以出现透明软骨、平滑肌等组织，最常见的组织学类型是透明变性的纤维结缔组织分隔导管和小叶，而且混有不同数量的脂肪。①腺脂肪瘤：脂肪组织占绝大部分（图8-2）。②软骨脂肪瘤：脂肪组织内有岛状透明软骨，腺体成分少。③平滑肌错构瘤：有明显的平滑肌成分。

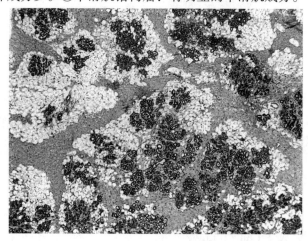

图8-2　腺脂肪瘤
肿瘤主要由乳腺小叶和大量脂肪组织构成

3. 鉴别诊断

①正常青春期乳腺：有正常乳腺结构和成分。②纤维腺瘤：通常无脂肪组织，腺管受压。③青春期乳腺肥大：无包膜，上皮和间质都增生。④男性乳腺发育：无包膜，管周有黏液水肿带。⑤腺病：一般没有包膜及大量脂肪组织，软骨化生也少见。

六、淀粉样瘤

淀粉样瘤多发生在45~79岁妇女，右侧乳腺多见，通常为孤立性肿块，质地比较硬。病变表浅者可出现皮肤皱缩。临床容易误诊为癌。

七、褐黄病

乳腺褐黄病只有个例报道。是一种尿黑酸氧化酶缺乏的遗传性疾病，表现为尿黑酸尿和软组织中色素沉积的临床综合征。可有其他部位（如耳、鼻、指甲等）黑变或有家族史。患者有乳腺内肿物。

1. 肉眼观

肿物切面呈棕黑色。

2. 镜下观

上皮萎缩，间质纤维化，间质细胞、平滑肌细胞、血管内皮细胞及其周围组织内有大量黄棕色细颗粒状色素沉着。此色素可能是细胞酪氨酸代谢产物，和黑色素类似。

（胡曦文）

第二节　良性肌上皮增生性病变

一、肌上皮细胞增生

肌上皮细胞（肌上皮）增生见于许多乳腺良性增生性病变，如腺病、囊肿病、复杂硬化性增生和导管内乳头状瘤等。

镜下观：肌上皮数目增多，胞体增大，呈圆形或卵圆形或短梭形，胞质透明或嗜酸性。核卵圆形或梭形，深染或空淡。当肌上皮和腺上皮均呈单层增生时，细胞密度增加，腺管清楚地呈现双层细胞图像，单纯肌上皮明显增生时，腺管可狭小，腺上皮不明显或残留少数细胞。

二、肌上皮增生病

镜下观为多灶性病变，梭形—立方状肌上皮沿腺管外/内增生。①管内增生：增生的梭形肌上皮呈明显栅栏状排列，立方状肌上皮可有纵形核沟（类似于移行细胞），通常缺乏不典型性和核分裂象。②管周增生：腺管周围的肌上皮（不同表型）有不同程度增生，常伴有间质硬化或硬化性腺病。增生肌上皮可有不典型性（不典型肌上皮增生病）。

三、腺肌上皮型腺病

1. 镜下观

光镜下呈不规则的小腺管弥漫分布，腺管被覆立方柱状腺上皮。腺管周围的肌上皮明显增生，可具有透明性胞质。增生细胞缺乏不典型性和核分裂象。可有鳞状上皮化生和大汗腺化生。也可伴有腺肌上皮瘤。

2. 鉴别诊断

①微腺性腺病：无肌上皮。②肌上皮增生病：局限性病变，单纯性肌上皮增生。③腺肌上皮瘤：为界限清楚的肿物，肌上皮呈片状显著增生。④小叶透明细胞变：肌上皮不明显。⑤透明细胞腺泡型浸润性小叶癌：无小叶结构和肌上皮，浸润性生长。

四、腺肌上皮瘤

腺肌上皮瘤于老年妇女多见，常为单发、界限清楚的无痛性肿块，多发生在乳腺外周部。切除不净可复发。

1. 肉眼观

肿瘤界限清楚，质硬。呈分叶状或结节状，平均直径为 1～2.5 cm，可见小的囊腔。

2. 镜下观

多数是导管内乳头状瘤的变型，少数来自小增生。典型病变呈多结节、分叶状，其基本结构是腺管外周有明显增生的肌上皮，腺管圆形成卵圆形，内衬的腺上皮呈立方—低柱状，其周围的肌上皮呈梭形或多边形，胞质透亮、嗜酸性或呈肌样细胞，在腺体间呈多层、片状、索梁状和（或）巢状分布，被基膜及纤维血管间质隔开。腺上皮深染胞质与肌上皮淡染胞质形成鲜明对比。①梭形细胞型：以梭形肌上皮增生为主，呈巢片状分布，其中夹杂少量腺腔。②小腺管型：主要由外绕肌上皮内衬腺上皮大小不等的小腺管组成。③小叶型：周围的纤维组织向肌上皮结节内生长，将肿瘤分隔成小叶状。增生肌上皮核分裂象罕见，通常≤3/10HPF。可有大汗腺、皮脂腺和鳞状化生。结节状病变的纤维间隔可有透明变或梗死，其周围可有卫星病灶。小管状病变可有浸润性边缘。少数可完全位于扩大的囊腔内（图8-3、图8-4）。

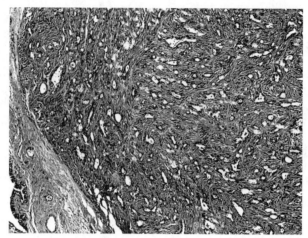

图8-3 肌上瘤

病变呈结节状，上皮和肌上皮均明显增生，肌上皮增生更显著

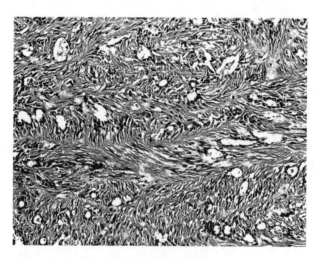

图8-4 腺肌上皮瘤

肌上皮细胞围绕上皮细胞呈片状增生，胞质嗜酸性，呈肌样细胞

3. 免疫组织化学

SMA、Calponin、SMMHC、p63 和 CD10、HCK 肌上皮阳性。LCK、ER、PR、Desmin 通常阴性。

4. 鉴别诊断

①恶性腺肌上皮瘤：腺肌上皮瘤绝大多数为良性，恶性极罕见。如肿瘤呈浸润性生长，瘤细胞异型明显，核分裂象 >5/10HPF，Ki-67 指数高，肿瘤内出现坏死及远处转移等，要综合分析考虑是否有恶性。②小管型腺肌上皮瘤和腺管型腺瘤的鉴别：后者有包膜，有明显的腺上皮，肌上皮增生不明显。③小叶型或梭形细胞型腺肌上皮瘤与多形性腺瘤的鉴别：后者常有明显的黏液、软骨、骨样化生，胶原化间质及鳞化。④腺病：多有小叶结构，病变呈多样性，常有乳腺增生病的其他改变。⑤导管内乳头状瘤：上皮呈乳头状增生，有明显的轴心，增生肌上皮 <50%。⑥腺瘤：形态单一，无复层结构。⑦化生性癌：没有良性腺性成分，肌上皮分化不是主要成分。⑧透明细胞癌：有癌的特点和免疫表型。

五、肌上皮瘤

乳腺肌上皮瘤极为罕见，仅有几例报道。通常采用扩大切除术。

1. 肉眼观

肿瘤通常界限清楚，边缘不规则，质硬，可有灶性出血。

2. 镜下观

主要由梭形肌上皮组成，也可有上皮样、浆样细胞，细胞界限不清，胞质透亮或呈嗜酸性，细胞核圆形或卵圆形，核仁常明显，可呈束状、席纹状、旋涡状或栅状排列。肌上皮细胞可增生充满于扩张的导管内。细胞之间可出现基膜样物质。肿瘤中央常有明显的胶原化和透明变。

3. 鉴别诊断

①恶性肌上皮瘤：恶性比良性多见，区分两者十分必要，因为良性者仅需局部扩大切除，而恶性者需行根治性乳腺切除加淋巴结清扫，并辅以术后放化疗。如果出现明显的细胞异型性和多形性，核分裂象 >5/10HPF 和 Ki-67 指数 >10%，并出现坏死时，则应考虑恶性肌上皮瘤的诊断。②多形性腺瘤：两者可能是一组相似的肿瘤，前者有腺管状结构、黏液软骨样基质，以及与其相过渡的肌上皮。③梭形细胞癌：常有鳞状上皮化生（乳腺肌上皮癌尚未见有鳞化的报道），细胞一般比较温和，有时可见典型乳腺癌的结构，Actin、p63 阳性细胞通常散在或灶状分布。④纤维瘤病：通常无结节状病灶，呈束状或交错状排列，细胞温和，浸润性生长，周围有正常的小叶结构，免疫组织化学染色 Keratin 和 S-100 阴性，Actin 少数细胞阳性，β-catenin 核阳性（异位表达）。⑤肌纤维母细胞瘤：瘤组织内常有宽大透明变的胶原束，瘤细胞为纤维母细胞样，相对比较温和，免疫组织化学染色 Desmin 和 CD34 阳性。SMA 可阳性。Keratin、Calponin、SMMHC（平滑肌肌球蛋重链）、p63 和 CD10 通常阴性。⑥其他梭形细胞软组织肿瘤：主要靠免疫组织化学，p63 阴性。⑦梭形细胞无色素性恶性黑色素瘤：转移性恶性黑色素瘤常有原发部位或和乳房皮肤有关，瘤细胞异型性更明显，Keratin 和 Actin 阴性，HMB45 阳性。⑧透明细胞癌：肌下标志物阴性。

（杨立曼）

第三节　乳腺炎症性病变

一、急性化脓性乳腺炎

通常见于哺乳期妇女，乳房红、肿、热、痛，局部和腋下淋巴结可肿大。

1. 镜下观

光镜下为急性化脓性炎，可伴有脓肿形成、组织坏死及肉芽肿形成。

2. 鉴别诊断

①浆细胞性乳腺炎：以浆细胞和淋巴细胞为主细胞。②肉芽肿性小叶性乳腺炎：病变小叶性分布，肉芽肿内小脓肿。③乳晕下脓肿：为非哺乳期病变，有显著鳞化。

二、乳晕下脓肿

乳晕下脓肿又称 Zuska 病、输乳管鳞状上皮化生、乳腺导管瘘。主要发生在非哺乳期妇女，可能与吸烟有关。大多数出现乳晕区肿胀或肿块，有乳头溢液、乳头内翻及输乳管瘘形成，黏稠排出物具有恶臭，常被临床误诊为脓肿。临床反复发作，抗生素治疗和（或）切开引流通常无效，经久不愈，需手术彻底清除病灶，甚至要楔形切除乳头，方能治愈。

1. 镜下观

光镜下主要为一个或多个输乳管上皮明显鳞状上皮化生角化，上皮及角化物脱落充塞管腔，导致输乳管破裂，角蛋白进入周围间质并继发感染，引起急慢性炎症，形成以输乳管为中心的乳晕下脓肿及异物巨细胞反应。

2. 鉴别诊断

①脓肿：因常被临床误诊为脓肿，因此开始总是被切开引流，由于取出送检组织有限，仅常表现为化脓性炎及异物巨细胞反应。结合临床，需要排除本病，必须仔细进行组织学检查，寻找角化物及伴有鳞状上皮化生和（或）含有角蛋白的导管。必要时需提醒临床医生切除更多的标本送检。②导管原发性鳞状细胞癌：细胞异型性明显，常伴有导管周围的浸润。③起源于主输乳管的乳头状汗腺囊腺瘤样肿瘤：除有鳞状上皮分化伴角化性外，还可见被覆两层上皮（内层柱状、外层立方状）的乳头状结构。④其他良性病变的鳞状上皮化生：可以见到其他病变的典型形态学改变，如导管内乳头状瘤，虽有鳞状上皮化生，但可见到乳头状瘤的典型改变。

三、肉芽肿性小叶性乳腺炎

肉芽肿性小叶性乳腺炎又称为特发性肉芽肿性乳腺炎，是一种少见的慢性非感染性炎症性疾病。其病因不清。临床上表现为乳腺肿块。多发于年轻经产妇，大多数与近期妊娠有关。常单侧乳腺受累，以乳腺的外周部多见。可有皮肤溃破及窦道形成。临床容易误诊为乳腺癌。

1. 肉眼观

切面有灰白色病变区，界限清楚或不清楚，长度 1.5～6 cm，其内可见黄色粟粒样病灶，质硬韧，有沙砾感。

2. 镜下观

光镜下以乳腺终末导管小叶单位为中心的肉芽肿性炎。小叶内有多种炎细胞浸润，以中性粒细胞为主，另有单核细胞、淋巴细胞、上皮样细胞和巨细胞。可有程度不同的嗜酸性粒细胞浸润，也可有小脓肿形成和脂质吸收空泡病变融合者，小叶结构消失，并可溃破形成窦道。病变中通常查不出病原菌。

3. 鉴别诊断

①导管扩张症（浆细胞乳腺炎）：病变沿扩张的大导管分布，导管周围肉芽肿。②肉芽肿性血管脂膜炎：是非坏死性肉芽肿和淋巴细胞性血管炎，通常不累及小叶或导管。③感染性肉芽肿（如分枝杆菌、真菌及寄生虫）：病变缺乏沿小叶分布的特点，为坏死性或非坏死性肉芽肿，可找到病原菌。④乳腺脓肿：常和哺乳有关，病变没有沿小叶分布的特点。⑤脂肪坏死和异物反应：病变不以小叶为中心，为脂性肉芽肿和异物性肉芽肿。⑥结节病：小叶内和小叶间非坏死性肉芽肿。

四、硬化性淋巴细胞性小叶炎

硬化性淋巴细胞性小叶炎即淋巴细胞性乳腺病及硬化性淋巴细胞性乳腺炎，有人认为是一种自身免疫性疾病。部分患者有 1 型糖尿病，又可称糖尿病性乳腺病。多见于年轻和中年妇女，乳腺有质硬、不规则、可活动的疼痛性肿块。常反复发作，部分病例有自限倾向。临床上往往考虑为恶性肿瘤。

1. 肉眼观

病变区直径 2 ~ 6 cm，灰白色，质韧硬，界限相对清楚。

2. 镜下观

光镜下乳腺小叶内及其周围有大量成熟淋巴细胞（主要为 B 淋巴细胞）、浆细胞浸润，腺泡及导管上皮层内也可有淋巴细胞浸润。腺泡可萎缩或消失。间质明显纤维化透明变，伴有多少不等的上皮样细胞和（或）巨细胞，小血管周围也可有明显的淋巴细胞浸润（图 8-5、图 8-6）。

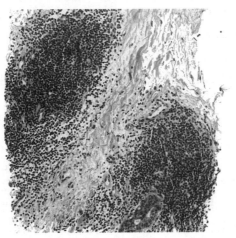

图 8-5 硬化性淋巴细胞性小叶炎一

病变沿乳腺小叶分布，部分病变融合，间质呈硬化性改变，有的小叶萎缩

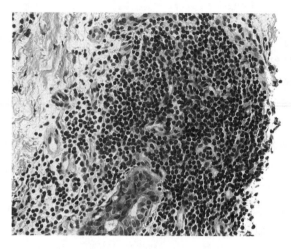

图 8-6　硬化性淋巴细胞性小叶炎二

小叶内有淋巴细胞及浆细胞浸润，小叶内腺管消失，间质毛细血管周围也有程度不同的淋巴细胞及浆细胞浸润

3. 鉴别诊断

①淋巴瘤：为肿瘤性淋巴细胞弥漫性浸润乳腺实质和血管（侵蚀性血管炎）。②假性淋巴瘤：有生发中心形成，伴混合性炎细胞和较明显的血管增生。不具有沿乳腺小叶和小血管分布的特点。③乳腺癌（原位或浸润）伴淋巴浆细胞浸润：有明确的癌组织。④硬化性淋巴细胞性小叶炎伴乳腺癌：常有结节性病灶，有明确的癌组织。⑤硬化性淋巴细胞性小叶炎伴淋巴瘤：出现一致性肿瘤性淋巴细胞，可浸润小叶周围组织和脂肪组织，也可出现比较大的结节性病变。⑥淋巴上皮瘤样癌：常有结节性病灶，有明确的癌组织。

五、IgG4 相关硬化性乳腺炎

IgG4 相关硬化性病变是最近认识的一种综合征，可以在各种器官中形成肿块性病变，其特征为致密的淋巴细胞和浆细胞浸润伴间质硬化，外周血 IgG4 升高和组织中表达 IgG4 的浆细胞增多为特征。IgG4 相关硬化性乳腺炎也有文献报道。发病年龄 37~54 岁（平均年龄 47.5 岁），单侧或同时双侧乳腺可触及包块，可以伴有全身淋巴结肿大、眼皮肿胀等。有报道，病理上可伴有窦组织细胞增生伴巨淋巴结病、硬化性淋巴细胞性小叶炎、肉芽肿性小叶性乳腺炎样病变。

1. 镜下观

光镜下病变特点为淋巴细胞及浆细胞呈结节性弥漫浸润，伴有间质硬化和乳腺小叶缺失。①浸润的淋巴样组织由小淋巴细胞和浆细胞组成，其间可见反应性的淋巴滤泡。大多数淋巴滤泡形态正常，但有些呈哑铃形，套区较薄，小淋巴细胞侵入生发中心，可见到玻璃样变性的血管穿透生发中心。淋巴细胞及浆细胞不以导管或小叶为中心累及。②有不同程度的间质硬化，在淋巴细胞及浆细胞结节周围常有明显的间质硬化，形成宽大的纤维带或包膜样纤维圆环。硬化性间质呈同质透明变，其中可见少量纤维母细胞。③在重度炎细胞浸润区，小叶腺泡缺少，在病变的外周可见少许残留的导管，其导管周围有纤维化。没有淋巴上皮病变和肉芽肿结构。偶尔可见静脉炎。

2. 免疫组织化学

CD20 和 CD3 均见较多阳性，大部分浆细胞表达 IgG4，IgG4/IgG>40%，浆细胞呈多克隆性（无轻链限制）。

3. 鉴别诊断

①黏膜相关淋巴组织结外边缘区 B 细胞淋巴瘤：存在弥漫成片的 B 细胞浸润和淋巴上皮病变。②透明血管型 Castlemen 病：缺乏大量混合性淋巴细胞和浆细胞浸润，只有少数细胞表达 IgG4。③硬化性淋巴细胞性小叶炎或糖尿病性乳腺病：常发生在糖尿病或自身免疫性疾病的患者，纤维化没有 IgG4 相关性硬化性乳腺炎明显，硬化带围绕小叶单位和血管周围，浆细胞很少。④肉芽肿性小叶性乳腺炎：常发生在年轻女性，近期有妊娠史，其组织学特点是以小叶为中心的肉芽肿、中性粒细胞浸润及微脓肿形成，也有泡沫组织细胞和淋巴细胞。⑤浆细胞性乳腺炎：大导管扩张，腔内有浓缩分泌物，导管周有显著的浆细胞浸润及泡沫状组织细胞。

4. 预后

预后较好，没有切除后复发的报道。

六、结核性乳腺炎

原发性结核性乳腺炎极为少见，临床可触及局限或弥漫性肿块。皮肤可有溃疡或形成窦道，也可出现乳房变形、皮肤橘皮样变、乳头凹陷和腋下淋巴结肿大。容易误诊为乳腺癌。

1. 镜下观

光镜下病变分布没有一定的规律性，通常可见比较典型的结核性肉芽肿。有时仅在浸润的炎细胞中见有上皮样细胞及不典型的干酪样坏死。抗酸染色可有结核杆菌。

2. 鉴别诊断

如病变不典型，病原学证据不足，无乳腺外结核病变，诊断乳腺结核一定要慎重。①乳腺癌伴反应性肉芽肿：在有乳腺癌时，诊断乳腺或引流区淋巴结结核要特别小心，因为乳腺癌组织旁边可有反应性类结核样肉芽肿改变，甚至会出现干酪样坏死。在引流区淋巴结内没有发现转移癌细胞时，肉芽肿和多核巨细胞的出现往往提示淋巴结内可能有转移癌，要多切片仔细寻找，必要时进行免疫组织化学染色寻找癌细胞。②肉芽肿性小叶性乳腺炎：见肉芽肿性小叶性乳腺炎。③脂肪坏死：围绕脂肪坏死形成脂质性肉芽肿，有大量泡沫状细胞，具有脂肪坏死的特殊形态。④其他肉芽肿病：包括结节病和其他感染性肉芽肿。

七、真菌和寄生虫性乳腺炎

真菌和寄生虫性乳腺炎偶有报道，包括曲菌、毛真菌、芽生菌、隐球菌、孢子丝菌和组织胞浆菌病等，以及丝虫、包虫、裂头蚴、肺吸虫、猪囊尾蚴和旋毛虫病等。

八、其他感染性炎

包括猫抓病、放线菌病、布鲁杆菌病、伤寒、麻风、梅毒性乳腺炎等均有报道，但十分罕见。

九、结节病

乳腺结节病罕见，通常为全身结节病的局部表现。

十、隆乳性病变

隆乳性病变是指由于隆乳材料（石蜡、硅胶、水溶性聚丙烯酰胺凝胶制品和自体颗粒脂肪等）植入乳腺的继发性病变。乳腺植入处可形成结节、肿块，也可引起乳房硬化变形。也可出现同侧胸壁、上臂或腋下淋巴结病变。

1. 镜下观

光镜下急性炎有中性粒细胞和嗜酸性粒细胞浸润，异物肉芽肿性炎有淋巴细胞、浆细胞、泡沫细胞、异物巨细胞。可有脂肪、肌肉组织坏死。可有肉芽组织、纤维组织增生及胶原纤维化，也可出现化生性病变，如鳞状上皮或滑膜细胞化生。病变组织及吞噬细胞内可见半透明折光性异物。少数可伴有上皮不典型增生（图8-7）、浸润性癌（如鳞状细胞癌）和恶性淋巴瘤等。自体脂肪组织隆乳者发生脂肪坏死（包括膜状脂肪坏死）。部分病例腋下、胸壁、上臂、腹壁、腹股沟和骨髓等处可出现异物肉芽肿或脂肪坏死性病变。

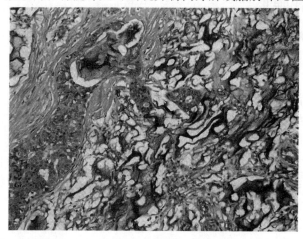

图8-7　水溶性聚丙烯酰胺凝胶性肉芽肿
小叶结构破坏，间质及增生导内有大量蓝色黏液样异物和多核巨细胞

2. 鉴别诊断

①其他异物性肉芽肿：无隆乳史，具有其他异物的形态特点。②感染性/其他肉芽肿病变：无隆乳史，具有感染性/其他肉芽肿病变的形态改变。③浸润性癌/转移癌（特别是黏液癌）：主要是在冷冻切片易误诊，观察到异物、黏液染色和有隆乳病史有助于鉴别。少数病例可有异型增生或癌变需仔细观察鉴别。④囊肿性病变：无组织坏死和异物性肉芽肿改变，无隆乳史。⑤导管原位癌：导管旺炽性增生时需鉴别。

十一、异物性肉芽肿

任何异物植入/误入乳腺都能引起异物性肉芽肿病变。除用于人体的医源性材料（隆乳剂、充填物、敷料、缝线）外，还有毛发、虫胶、丝棉制品、玻璃丝、环氧树脂、油灰、油脂、聚乙二醇和聚尿烷等。

十二、肉芽肿性血管脂膜炎

肉芽肿性血管脂膜炎只有少数报道。有局限性乳房区肿块，质硬，界限不清，有触痛。表面皮肤发硬呈红斑状改变。可误诊为乳腺癌。

1. 肉眼观

病变主要位于乳房区皮下脂肪，也可累及乳腺组织。病变区硬，界限不清。

2. 镜下观

光镜下主要为皮下脂肪组织内的结节状非坏死性肉芽肿病变，伴淋巴细胞、组织细胞、浆细胞浸润，小血管和毛细血管炎及周围有袖套状淋巴细胞浸润，可有局限性脂肪坏死。部分病例有乳腺累及，小叶间有淋巴细胞浸润（图8-8、图8-9）。无异物和病原体。

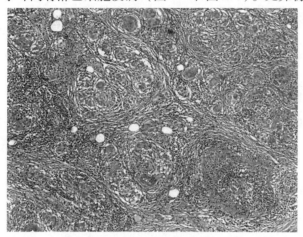

图8-8 肉芽肿性血管脂膜炎（1）

脂肪组织内见有结节状非坏死性肉芽肿及血管炎（右下）

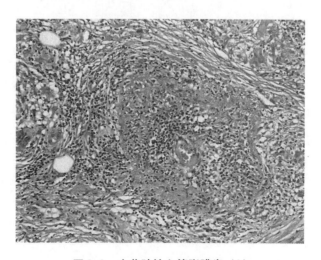

图8-9 肉芽肿性血管脂膜炎（2）

小血管内及周围有淋巴细胞浸润，其旁有肉芽肿病变

3. 鉴别诊断

①肉芽肿性小叶性乳腺炎：病变以累及小叶为特点，常有化脓性改变。②结节病：其表面皮肤无明显变化，缺乏血管炎和脂肪坏死。③巨细胞性动脉炎和 Wegener 肉芽肿病：主要累及中小动脉，常伴有血管壁坏死和血栓形成，Wegener 肉芽肿病有坏死性肉芽肿。④回归热性非化脓性脂膜炎：缺乏结节性肉芽肿改变，有发热、关节痛等临床表现。⑤脂肪坏死：缺乏结节性肉芽肿和血管炎。⑥感染性肉芽肿：常为坏死性肉芽肿，有病原体。

十三、Mondor 病

Mondor 病是一个临床名词，是指发生在乳腺及相邻胸壁处的血栓性静脉炎。女性多见，多见于乳腺外上象限和邻近胸壁。通常发生在胸部或乳腺创伤、物理性压迫或手术后，也可为见于吸毒癖（常于乳腺注射海洛因者）。临床上皮下出现条索状结节，表面皮肤凹陷，可伴有疼痛或触痛。病损常为一处，也可为多处或两侧分布，消退后留下纤维性硬块。此病被认为具有自限性，几个星期到数月后，可自行缓解消退，不复发。

镜下观：皮下血栓性静脉炎，可伴有血栓形成、机化、再通、静脉纤维化的病理过程。

十四、结缔组织血管性疾病

乳腺结缔组织血管性疾病可见于红斑狼疮、硬皮病、皮肌炎、类风湿病、巨细胞动脉炎、结节性多动脉炎、Wegener 肉芽肿病等，通常为全身疾病的局部表现，少数病例首先在乳腺发现病变。

（刘天艺）

第九章

甲状腺疾病

第一节　甲状腺炎

甲状腺炎包括急性甲状腺炎、肉芽肿性甲状腺炎、自身免疫性甲状腺炎以及纤维性甲状腺炎，本节仅介绍临床上常见的自身免疫性甲状腺炎和肉芽肿性甲状腺炎。

一、自身免疫性甲状腺炎

自身免疫性甲状腺炎是免疫介导的表现不同的器官特异性炎症性疾病，包括淋巴细胞性甲状腺炎、桥本甲状腺炎和 Graves 病。淋巴细胞性甲状腺炎也被称为"幼年型"淋巴细胞性甲状腺炎。桥本甲状腺炎也被称为淋巴瘤性甲状腺肿。

（一）病因

自身免疫性甲状腺炎的发病具有多因素性，目前多认为，是环境因素与基因因素共同作用所致。

（二）临床特点

淋巴细胞性甲状腺炎较常见于儿童，桥本甲状腺炎主要发生于 40 岁以上的女性。

（三）肉眼观

总体而言，甲状腺多呈弥漫性增大。淋巴细胞性甲状腺炎切面实性、白色，韧性增加，略呈结节状；桥本氏甲状腺炎切面质脆，黄灰色，非常类似于增生的淋巴结，有的病例可呈明显的结节状改变。

（四）镜下观

自身免疫性甲状腺炎的共同病变特征是腺体广泛的淋巴细胞浸润伴有生发中心形成，但随疾病不同而程度不同。桥本甲状腺炎病变组织内，还可见到浆细胞、组织细胞及散在的滤泡内多核巨细胞。根据甲状腺滤泡上皮的形态特点决定其病理诊断：当甲状腺滤泡弥漫性增生时为 Graves 病；当甲状腺滤泡相对正常时为淋巴细胞性甲状腺炎；而当甲状腺滤泡缩小且显示广泛嗜酸性变时为桥本甲状腺炎。当桥本甲状腺炎病变组织中上皮成分呈明显的结节状生长时，可以理解为桥本甲状腺炎与结节性增生合并存在，并可将这种病变称为结节性桥本甲状腺炎。桥本甲状腺炎的另外一种变异是有 1 个或 1 个以上完全由嗜酸性粒细胞组成的清楚的增生性结节，嗜酸性粒细胞形成滤泡或实性结构。此外，桥本甲状腺炎病变中常可见到认为是由滤泡细胞化生而来的鳞状细胞巢。

（五）免疫组织化学

由于桥本甲状腺炎可并发恶性淋巴瘤，有时需用免疫组织化学和（或）基因重排技术证实淋巴细胞及浆细胞是否为单克隆性增生。

（六）预后

桥本甲状腺炎的治疗方式取决于它的严重程度。由于桥本甲状腺炎可并发恶性淋巴瘤和白血病、乳头状癌及嗜酸细胞性肿瘤，所以，要尽力做到早期诊断，以便及时治疗相应疾病，改善患者预后。

二、肉芽肿性甲状腺炎

肉芽肿性甲状腺炎包括亚急性甲状腺炎和其他肉芽肿性甲状腺炎。

（一）亚急性甲状腺炎或 de Quervain 甲状腺炎

1. 病因

病因尚不清楚。临床和流行病学常提示病毒感染可能是发病原因，但尚未定论。

2. 临床特点

典型者发生于中年妇女。患者有咽喉痛、吞咽痛及触诊时甲状腺区明显压痛，常伴有发热和不适。最初的症状消退后，可能发生压迫症状和（或）轻微的甲状腺功能减退。

3. 肉眼观

病变通常累及整个甲状腺，甲状腺常呈不对称性增大。在典型病例，腺体肿大约为正常时的 2 倍。在疾病后期，受累的腺体质地坚硬。与 Riedel 甲状腺炎不同，亚急性甲状腺炎几乎不与周围组织粘连。

4. 镜下观

可见明显的炎症和含有异物巨细胞的肉芽肿。其特征是肉芽肿围绕滤泡，多核巨细胞吞噬类胶质。没有干酪样坏死。还可见到片状分布的纤维化区域。

5. 免疫组织化学

肉芽肿中心 CEA 阳性是急性期的一个特征，晚期病变 CA19-9 免疫反应呈强阳性。

（二）其他肉芽肿性甲状腺炎

触诊性甲状腺炎是指一种较常见但不具有临床意义而大体改变又不明显的甲状腺病变。可能是由于腺体轻微外伤造成的，有时是自发性的，甚至认为是由于体检时触摸甲状腺用力太大所致，因而得名触诊性甲状腺炎。

其他肉芽肿性甲状腺炎包括甲状腺结核、结节病及真菌感染所致者，其中真菌感染所致的多数病例以坏死和急性炎症为突出特征。

尚有报道，手术可致甲状腺发生术后坏死性肉芽肿，形态类似于类风湿小结。

（孙玉兰）

第二节　甲状腺肿

一、结节性甲状腺肿

结节性甲状腺肿的实质乃结节性增生，又称多结节性甲状腺肿、腺瘤样甲状腺肿、腺瘤样增生，是最常见的甲状腺疾病。传统上所称的地方性甲状腺肿也属于此，是因水和土壤中缺碘所致。

（一）病因

碘缺乏可造成甲状腺素生成不足，从而导致 TSH 分泌增多，其结果是最初甲状腺功能亢进，滤泡上皮呈高柱状，类胶质含量减少，呈所谓的实质性甲状腺肿，后来滤泡萎缩，大量类胶质潴留，伴有或不伴有结节形成，呈所谓的弥漫性或结节性胶样甲状腺肿。在地方性甲状腺肿的流行区，尸体解剖发现本病的发生率为100%。

（二）临床特点

多数患者甲状腺功能正常。初诊时即可发现甲状腺呈多结节状，并且可以很大，引起气管阻塞。结节内出血可引起体积突然增大和疼痛。少部分患者初期具有甲状腺功能亢进的临床征象，但不发生 Graves 病的突眼征。

（三）肉眼观

甲状腺增大，外形扭曲，一叶腺体通常大于另一叶。甲状腺被膜紧张，但完整。切面呈多结节状，有些结节具有部分或完整的包膜。继发性改变常见，表现为出血、钙化和囊性退变。

（四）镜下观

病变多种多样。一些结节由被覆扁平上皮的大滤泡构成，另一些结节细胞特别丰富并有增生，还有一些结节主要或完全是由嗜酸性粒细胞（Hurthle 细胞）构成。有些扩张滤泡内聚集着增生活跃的成团小滤泡。另一些滤泡则形成乳头状突起突向囊性滤泡腔，这一特征可能导致与乳头状癌混淆。滤泡破裂导致对类胶质的肉芽肿性反应，伴有组织细胞和异物巨细胞形成。常见新鲜和陈旧性出血、粗大的纤维性小梁形成及钙化灶。偶尔可见骨化生。周边可见明显增厚的血管，伴有中层钙化。多数病例间质内存在数量不等的慢性炎细胞，提示并存慢性甲状腺炎。出现明显非典型性细胞核的结节性增生的病例，如果非典型性胞核见于结节本身，应考虑从前接触过放射性物质的可能性，若其见于结节之间，则应考虑激素合成障碍性甲状腺肿。

（五）鉴别诊断

结节性增生的优势结节需与真性腺瘤相鉴别，其依据是：腺瘤通常为单发性，完全被包膜包绕，与其余的甲状腺实质不同，压迫邻近的组织，而且主要由比正常甲状腺滤泡小的滤泡组成。结节性增生几乎总是许多结节，包膜不完整，滤泡大小不同，部分或全部滤泡大于周围的甲状腺滤泡，而且不压迫邻近的甲状腺实质。但在某些病例不能将两者区分开来，因为具有腺瘤形态学特征的病变可以是多发性和（或）发生在结节性增生的情况下。

（六）免疫组织化学

文献认为，结节性甲状腺肿是通过滤泡细胞团的复制而成的，这些细胞团被称为继发性增生灶，免疫组织化学检查可见 p21 原癌基因产物的表达。此外，应用免疫组织化学染色可以估计结节的增生活性程度。

（七）预后

结节性增生与癌特别是滤泡性癌的发生是否有关，仍是尚待解决的问题。

二、弥漫性毒性甲状腺肿

弥漫性毒性甲状腺肿又称 Graves 病或 Basedow 病、甲状腺毒症及突眼性甲状腺肿，是临床上最常见的原发性甲状腺功能亢进病变。现已将 Graves 病、桥本甲状腺炎和特发性黏液水肿一并归入自身免疫性甲状腺疾病。

（一）病因

有人认为，Graves 病是由直接对抗 TSH 受体特定区域的 IgG 抗体所启动。其中，一种称为促甲状腺免疫球蛋白（thyroid-stimulating immunoglobulin，TSI），另一种为促甲状腺素结合抑制免疫球蛋白（thyrotropin-binding inhibitor immunoglobulin，TBII）。抗甲状腺过氧化物酶自身抗体也持续存在。

（二）临床特点

典型者发生在年轻的成年女性。Graves 病也可以发生于儿童，是儿童甲状腺功能亢进最常见的原因。常表现为肌肉无力，体重减轻，突眼，兴奋，心动过速，甲状腺肿，食欲常明显增加，可发生心房纤颤。晚期表现为局限性胫前黏液水肿和所谓"甲状腺杵状指"。

（三）肉眼观

可见甲状腺轻至中度对称性弥漫性增大，润泽而带有红色，质地与胰腺组织相近。切面均匀一致，灰色或红色取决于血供程度。病程较长的病例，腺体脆而易碎，呈黯黄色。

（四）镜下观

甲状腺滤泡细胞显著增生，伴有明显的乳头状内折，可能与乳头状癌混淆。腺泡细胞呈柱状，核位于基底部，染色正常或深染，胞质透明，有时呈微小空泡状，可能含有脂肪或糖原。间质有淋巴组织聚集，可伴有生发中心形成。可能出现不同数量的嗜酸性粒细胞，提示本病可能进展为桥本甲状腺炎。长期病例可出现轻度纤维化。甲状腺外可见到增生性滤泡，有时位于颈部的骨骼肌内，不应将其视为恶性证据。

应当指出，现在的送检标本中，很少能够见到该病初始状态典型的镜下改变，这是由于术前常规给予的抗甲状腺药物及碘或 β 受体阻滞药能够导致另外一些改变。腺体肿大和淋巴细胞浸润可持续存在，但大多数甲状腺滤泡的增生性改变已经消退。然而，如果充分取材，仍可能发现残留的增生性病灶。

（五）预后

Graves 病患者患甲状腺癌的机会是否增加，仍有争议。

三、激素合成障碍性甲状腺肿

激素合成障碍性甲状腺肿是甲状腺激素合成中基因缺陷所致的甲状腺肿。

（一）病因

包括对 TSH 缺乏反应，碘化物运输缺陷，器质化缺陷，偶联缺陷，甲状腺球蛋白合成与分泌异常，脱碘酶缺陷，甲状腺素运输异常及其他。新近已发现造成这些不同缺陷的一些基因突变。

（二）肉眼观

腺体增大并呈多结节状改变。

（三）镜下观

最常见的改变是滤泡细胞结节状增生，表现为各种各样的滤泡形态及滤泡上皮的多形性，可伴有明显的实性和微滤泡结构。某些病例有乳头状和岛屿状结构形成。纤维化常见，在某些情况下导致结节的边缘不规则，类似于包膜浸润。其他常见的特征包括滤泡细胞核具有明显的非典型性和滤泡仅有少量的类胶质。对诊断具有重要性的特征是胞核具有非典型性（表现为奇异而深染的细胞核），主要见于增生结节之间的组织，而不是结节本身。核分裂象常见，推测是由于促甲状腺素刺激的结果。所以，在这种情况下，应该特别严格地掌握诊断滤泡癌的标准。尤其需要强调的是，除非有明确的包膜血管浸润，否则不能诊断滤泡癌。

（四）预后

已有在激素合成障碍性甲状腺肿的患者发生甲状腺癌的病例报道，多数为滤泡癌，偶尔发现为微小乳头状癌。

（郭小荣）

第三节　甲状腺肿瘤

一、腺瘤

腺瘤是滤泡细胞分化的具有包膜的良性肿瘤，是最常见的良性甲状腺肿瘤。

（一）临床特点

多数患者是成年人，女性常受累，首先表现为甲状腺肿块，甲状腺功能正常。扫描发现肿块通常为"冷"结节，有时为"凉"结节或"温"结节，极少情况下为"热"结节。

（二）肉眼观

几乎总是单发，大小常在 1~3 cm，周围有完整的薄的包膜包绕。

（三）镜下观

腺瘤可表现为多种组织形态，包括正常滤泡性（单纯性）、巨滤泡性（胶样性）、微滤泡性（胎儿性）及小梁状/实性（胚胎性）腺瘤，这些形态既可单独发生，又可合并存在。腺瘤的组织学结构和细胞学特征不同于周围的甲状腺，周围腺体通常显示受压的表现。肿瘤细胞常呈立方状、柱状或多角形，其胞核常均一、圆形与深染。核分裂象很少或缺如，出现核分裂象并不一定代表恶性，但当出现相当数量的核分裂象时，应该特别注意标本的取材和检查。肿瘤较大时常继发退行性改变，如出血、水肿、纤维化、钙化、骨生成和囊性退变等。当腺瘤呈现乳头状或假乳头状结构时，可诊断为滤泡性腺瘤伴有乳头状结构，注意与乳头状癌鉴别。此外，滤泡性腺瘤的鉴别诊断还包括结节性增生的优势结节，微小浸润性滤泡癌以及乳头状癌的滤泡变异型。一些滤泡型腺瘤因其具有丰富的血管成分，还可能与血管肿瘤混淆。

应当特别指出的是，滤泡性腺瘤还存在许多特殊形态的变异型，如嗜酸性细胞腺瘤，非典型性腺瘤，伴有奇异性细胞核腺瘤及曾经被称为玻璃样变小梁状腺瘤（hyalinizing trabecular adenoma，HTA）。非典型性腺瘤是指具有显著的细胞增生，细胞结构形态不规则，但缺少被膜或血管侵犯依据的腺瘤。伴有奇异性细胞核腺瘤的特征是有巨大而深染的细胞核，奇异核通常成簇出现，不伴有其他恶性特征。这种现象与在甲状旁腺腺瘤和其他内分泌肿瘤中所见到的一样。HTA 曾被认为是一种特殊类型的腺瘤，呈明显的小梁状排列，并且具有突出的小梁内玻璃样变性的特点。小梁或直或曲，形成奇特的器官样结构。这种生长方式极似副神经节瘤和髓样癌。在细针吸取的标本中，当出现核沟和砂粒体时，可能误诊为乳头状癌。HTA 尚有另一种独特的形态学特征，即所谓胞质黄色小体。它是圆形淡黄色胞质包涵体，位于胞核周围，具有折光性。鉴于报道少数病例有淋巴结转移，且具有与乳头状癌密切相关的分子生物学证据，因此，在目前最新版的 WHO 肿瘤分类中，已经将其作为一种独立的肿瘤类型（hyalinizing trabecular tumor，HTT），而不再称为"玻璃样变小梁状腺瘤"。考虑到文献的延续性，仍在此处介绍。

（四）免疫组织化学

总体上，腺瘤的酶组织化学和免疫组织化学表现与正常滤泡相同。应用检测细胞增殖活性的一些单克隆抗体（如 MIB-1）染色，阳性免疫反应出现在细胞膜和细胞质而不是细胞核，这一奇特现象尚无法解释。

（五）预后

DNA 倍体分析不能增加预后的信息。

二、腺癌

甲状腺滤泡上皮细胞来源的恶性肿瘤称为甲状腺癌，常见的甲状腺癌包括乳头状癌和滤泡癌，属于分化的甲状腺癌。除分化的甲状腺癌外，甲状腺尚可发生未分化癌或间变性癌，这是一种高度恶性的肿瘤，光镜下可见肿瘤由全部或部分未分化细胞组成，只有通过免疫组织化学或电镜才能识别其上皮分化的特征，以往曾称为肉瘤样癌或多形性癌等。此外，还有一种形态特点及生物学行为介于分化与未分化癌之间的癌，称为低分化癌，包括 3 种组织学类型，即岛状癌、小梁状癌和实体性癌，其名称已可勾画出各自的特征性生长方式。此外，甲状腺尚可发生其他少见的癌，如鳞状细胞癌、黏液表皮样癌、伴有嗜酸性粒细胞增多症的硬化性黏液表皮样癌以及黏液癌。下文主要介绍常见的分化型甲状腺癌。

（一）乳头状癌

乳头状癌是具有甲状腺滤泡细胞分化的证据及独特的细胞核特点（毛玻璃状或透明、核内假包涵体及核沟等）的恶性上皮性肿瘤。

1. 病因

少部分病例有颈部放射线接触史。桥本甲状腺炎患者的乳头状癌发生率确有升高，但文献报道数字差异很大。至于 Graves 病患者乳头状癌的发生率是否增加，仍有争议。甲状腺乳头状癌的主要分子改变是原癌基因 RET 的改变，并认为与甲状腺乳头状癌的类型、肿瘤细胞特点有关。

2. 临床特点

乳头状癌是最常见的甲状腺恶性肿瘤。女性比男性多见（4∶1）。可以发生于任何年龄，最初诊断时的平均年龄约为 40 岁。儿童的甲状腺恶性肿瘤 90% 以上是乳头状癌。砂粒体的出现可作为诊断甲状腺乳头状癌非常重要的线索。

3. 肉眼观

肿瘤大小不一，从仅镜下可见到非常巨大。在直径 < 1 cm 的甲状腺癌中，乳头状癌占有很高的比例。大体检查时，多数肿瘤为实性，呈灰白色，质硬有明显的浸润，有完整包膜的病例不到 10%。约 10% 的病例可见显著的囊性变。

4. 镜下观

典型的乳头状癌含有许多真正的乳头。乳头通常复杂，具有分支，排列方向无序，具有纤维血管轴心，被覆单层或复层立方细胞。乳头间质可能水肿或玻璃样变，而且可能含有淋巴细胞、泡沫样巨噬细胞、含铁血黄素。这些乳头几乎总是伴有滤泡结构，不同病例之间两种成分的比例差别很大。滤泡趋向于形状不规则，常为管状并呈分支状。乳头状和滤泡状结构混合存在的肿瘤具有乳头状癌的生物学行为，因而应该归入乳头状癌而不诊断混合性癌。

应当特别指出，乳头状癌癌细胞胞核的改变更具特征性。这些特征非常重要，以致当今诊断乳头状癌主要依靠核的特征而不是乳头状结构。当乳头状结构不明显甚至完全缺如时，只要具有乳头状癌癌细胞核的特征仍可诊断乳头状癌（包括特殊类型乳头状癌）。这些细胞核的特征如下。

（1）毛玻璃状（透明）细胞核：核常较大并有重叠，核仁常不明显，核膜增厚。

（2）核内假包涵体：实际上是胞质内陷，表现为轮廓清晰的嗜酸性结构。

（3）核沟：易于出现在卵圆形或梭形细胞核中，通常沿核的长轴走行。如同假包涵体一样，核沟是核膜内折所致。

（4）核的微丝：在少数病例，核的透明变是由纤细的线样原纤维堆积所致。

约 50% 的病例中可见到砂粒体，它们可以位于乳头干内、纤维性间质内或实性肿瘤细胞巢之间。出现砂粒体高度提示乳头状癌的诊断，因为在其他甲状腺病变中，砂粒体极其罕见。如果砂粒体出现在其他表现正常的甲状腺组织或颈部淋巴结中，则附近存在乳头状癌的机会非常高。

约 1/5 的病例可见实性/小梁状生长方式及鳞状化生灶，这两种形态经常合并存在，可能具有相关性。有学者认为，具有突出的实性/小梁状结构的肿瘤应该放在低分化癌的范畴。

如果随机取材切取少数切片，20% 的病例可见多发性微小癌灶；若将整个腺体连续切片检查，超过 75% 的病例可见多发性微小癌灶。

血管侵犯的病例仅占 5%。

5. 组织病理变异型

与腺瘤具有多种形态变异型相似，乳头状癌也有许多组织病理的变异型，在目前最新版的 WHO 肿瘤分类中，介绍了 10 多种乳头状癌的变异型，现归纳并主要介绍以下 7 种。

（1）滤泡性乳头状癌：这是一类主要或完全由滤泡组成的乳头状癌。诊断的主要根据是出现乳头状癌典型的胞核特征。包括实性乳头状癌、巨滤泡性乳头状癌、弥漫性（多结节性）乳头状癌及包膜内滤泡性乳头癌 4 种亚型。

（2）嗜酸细胞性乳头状癌：这种变异型仍然具有乳头状癌细胞核的特征，但是胞质丰富，呈嗜酸性颗粒状。

（3）弥漫硬化性乳头状癌：该型的特征是弥漫累及甲状腺的一叶或两叶，表现致密的硬化，丰富的砂粒体，广泛的实性灶，鳞状化生，大量淋巴细胞浸润以及广泛的淋巴管侵犯，临床上可能被误诊为桥本甲状腺炎。几乎总存在淋巴结转移，肺转移常见，此后可发生多发性脑转移，比普通的乳头状癌预后差。

（4）高细胞变异型：高细胞变异型乳头状癌是以乳头被覆单层"高"细胞（高度至少是宽度的 3 倍）为特征的乳头状癌，高细胞具有丰富的嗜酸性胞质，类似于嗜酸瘤细胞。至少有 50% 以上的肿瘤细胞具有上述特征时才能将其归入这种肿瘤。因其缺乏常见于乳头状癌及其各种亚型的透明细胞核、核沟和假包涵体，因此，有人怀疑此亚型是否真正是乳头状癌的变异型。

（5）柱状细胞变异型：柱状细胞变异型乳头状癌由假复层柱状细胞组成，有些细胞胞核上下的胞质内含有空泡，在多数肿瘤中可见不同比例的乳头、滤泡、小梁及实性生长方式。

（6）筛状乳头状癌：以出现筛状生长方式和桑葚状结构为特征的乳头状癌。

（7）乳头状微癌：当乳头状癌直径 ≤1 cm 时称为微小乳头状癌或乳头状微癌。与上述的乳头状癌不同，男性微小乳头状癌似乎比女性常见。尽管肿瘤较小，可能伴有颈部淋巴结转移，但是远处转移极其少见，预后通常极好。

此外，在目前最新版的 WHO 肿瘤分类中，还介绍了伴有其他病变或组织成分的乳头状癌，如伴有结节状筋膜炎样间质的乳头状癌，这种变异型具有突出的间质反应，可能掩盖其肿瘤性上皮成分。因此，活检时可能被误诊为结节性筋膜炎、纤维瘤病或其他间质增生性病变。另外，还有伴有局部岛状成分的乳头状癌、伴有鳞状细胞癌或黏液表皮样癌的乳头状癌、伴有梭形及巨细胞癌的乳头状癌，甚至乳头状癌可与髓样癌并存。

6. 免疫组织化学

在甲状腺乳头状癌的诊断与鉴别诊断时，有时需用免疫组织化学染色解决两个问题。一个是需要确定位于淋巴结或甲状腺外其他部位的乳头状癌是否为甲状腺来源。甲状腺球蛋白和 TTF-1 在这方面起着决定性的作用，这是现有的两个最具特异性的标志物（注意：TTF-1 在肺上皮也有表达）。另一个相当复杂，即应用免疫组织化学染色能否鉴别甲状腺乳头状癌和其他良性和恶性甲状腺病变。遗憾的是，至今几乎所有的染色缺乏明显的特异性。

7. 预后

甲状腺乳头状癌患者的总体预后很好，但高细胞及柱状细胞变异型乳头状癌患者的预后不好。此外研究发现，患者的发病年龄，肿瘤大小，是否存在低分化、鳞状或间变性癌巢，有无包膜、甲状腺外播散及远处转移，以及一些免疫标志物如 EMA 等及 DNA 倍体分析对判断患者预后有临床意义。而有些因素如性别、是否有既往放射线接触史及治疗方式尚有争议。

（二）滤泡癌

任何显示滤泡细胞分化证据并且缺乏诊断乳头状癌细胞特征的甲状腺恶性肿瘤称为滤泡癌。根据浸润程度，滤泡癌可以分为微小浸润性滤泡癌和广泛浸润性滤泡癌。

1. 临床特点

滤泡癌也好发于女性，但是平均发病年龄比乳头状癌患者大 10 岁。滤泡癌在儿童罕见。

2. 肉眼观

与乳头状癌不同，滤泡癌几乎总是单发的。微小浸润性滤泡癌表现为有包膜的肿块，切面常呈实性并具有肉质感。

3. 镜下观

诊断滤泡癌的主要根据是癌组织出现被膜、血管或邻近甲状腺组织的侵犯。光镜下，癌组织表现差异很大，从分化良好的滤泡到实性生长方式。可见分化差的滤泡、筛状区或小梁状结构，有时它们混合存在。核分裂象与核的非典型性通常可见，但也可以完全缺如。没有砂粒体形成，鳞状化生非常罕见。与乳头状癌不同，目前认为滤泡癌有两种组织病理变异型，即嗜酸细胞变异型与透明细胞变异型。嗜酸细胞变异型又可称为嗜酸性或 Hurthle 细胞癌，占甲状腺恶性肿瘤的 3% ~4%，当嗜酸性肿瘤细胞超过 75% 时才可诊断。同样，当滤泡癌主要由透明细胞组成时，才可称为透明细胞变异型。透明细胞因含糖原、黏液、脂质或线粒体扩张所致。根据浸润程度，滤泡癌可以分为微小浸润性癌和广泛浸润性癌。

（1）微小浸润性滤泡癌：生长方式通常类似于胚胎性、胎儿性或非典型性腺瘤。研究提示，有些病例的确是由腺瘤恶变而来。由于诊断恶性完全依靠证实有血管和（或）包膜侵犯，因此要严格掌握这些标准。镜下检查，受累血管为静脉，位于被膜或紧贴被膜外（而不是肿瘤内血管），内含一团或数团肿瘤细胞，肿瘤细胞附着于管壁并突向管腔中。血管内肿瘤细胞团经常被覆内皮细胞，表现类似于普通的血栓。因此，应用血管内皮标志物（CD31；CD34），但有文献推荐 CD31，认为它比其他标志物相对稳定而特异。识别内皮细胞极为重要。确认包膜侵犯的标准必须是病变穿透包膜全层。若包膜浸润明确，诊断为滤泡癌；若包膜浸润可疑且缺乏乳头状癌的细胞核改变时，则诊断为不能确定恶性潜能的滤泡性肿瘤；如果乳头状癌细胞核的改变可疑，则诊断为不能确定恶性潜能的高分化肿瘤。

（2）广泛浸润性滤泡癌：对应微小浸润性滤泡癌而言。它显示血管和（或）邻近甲状腺组织的广泛浸润，常完全缺乏包膜。

4. 免疫组织化学

免疫组织化学染色对鉴别滤泡癌与滤泡性腺瘤、滤泡癌与乳头状癌一般不具有决定性意义。但是，甲状腺球蛋白和（或）TTF-1 染色对于证实转移性肿瘤来源于甲状腺是必不可少的。

5. 预后

滤泡癌的预后与包膜浸润的程度直接相关，因而微小浸润性与广泛浸润性滤泡癌的预后存在很大的差别。此外，与通常型的滤泡性癌相比，嗜酸细胞变异型滤泡癌更具侵袭性。滤泡癌通常为血行转移（尤其是肺和骨），而不转移到局部淋巴结。骨转移通常是多中心性的，但好发生于肩胛带、胸骨、颅骨和髂骨。

三、髓样癌

髓样癌是由 C 细胞（滤泡旁细胞）发生的一种特殊类型的甲状腺恶性肿瘤。髓样癌存在散发性和家族性两种类型，前者约占 80% 的病例。C 细胞增生是家族性综合征的前期病变，典型的部位是在侧叶中心部分，呈弥漫性或结节状。

1. 临床特点

散发性髓样癌多累及成年人，女性稍多，平均年龄 50 岁，几乎总是单发的。家族性髓样癌主要见于年轻人（平均年龄 35 岁），常为多发性和双侧性，残余腺体总伴有 C 细胞增生。肿瘤大小为 1 cm 或 <1 cm 时称为微小髓样癌，几乎所有发生于儿童的甲状腺髓样癌病例均属于这种类型，呈常染色体显性遗传，具有完全的外显率。

2. 肉眼观

典型的髓样癌呈实性，质硬，无包膜，但界限相对清楚，切面呈灰白色到黄褐色。与乳头状癌的分类原则相似，当肿瘤的最大径为 1 cm 或 <1 cm 时，称为微小髓样癌。

3. 镜下观

典型的表现是圆形到多角形细胞呈实性增生，胞质颗粒状，嗜双染性，胞核中等大小，肿瘤被富含血管的间质、玻璃样变的胶原和淀粉样物分隔，常见钙化，甚至在 X 线摄片时即能发现。肿瘤细胞也可以是浆细胞样细胞、梭形细胞、嗜酸性粒细胞、鳞状细胞样细胞或鳞状细胞，或者呈现奇异性特征。髓样癌细胞的生长方式可为类癌样、副节瘤样、小梁状、腺样（小管状和滤泡状）或假乳头状。间质可以稀少、出血、骨化或水肿。淀粉样物沉积可能广泛，或者完全缺如。有时，淀粉样物还能引起明显的异物巨细胞反应。可出现真正的砂粒体。偶尔可见大量的中性粒细胞浸润，可诊断为所谓"炎症性"髓样癌。其他不常见的髓样癌变异型包括真正的乳头状髓样癌、黏液性髓样癌、透明细胞变异型髓样癌、小细胞性髓样癌及色素性（黑色素生成性）髓样癌。

当肿瘤既具有髓样癌的形态特点（包括降钙素反应性），又具有滤泡细胞癌的形态特点（包括甲状腺球蛋白的反应性）时，可诊断为混合性髓样—滤泡细胞癌，在目前最新版的 WHO 肿瘤分类中，已将此肿瘤单独列出。其中，滤泡细胞癌可以是乳头状癌，也可是嗜酸性癌、低分化癌或间变性癌。

4. 免疫组织化学

肿瘤细胞表达上皮性标志物，如低分子角蛋白；通用的甲状腺标志物，如 TTF-1；广谱内分泌标志物，如 NSE；嗜铬素等；最重要的是表达 C 细胞的特异性产物降钙素。CEA 在大多数病例阳性表达，而甲状腺球蛋白通常阴性。

5. 鉴别诊断

甲状腺内或附近还可发生副神经节瘤，有时伴有颈动脉体瘤，仅凭光镜形态与髓样癌的鉴别有时很困难，免疫组织化学染色时，降钙素、甲状腺球蛋白、TTF-1 和角蛋白阴性，对解决上述问题很有帮助。

6. 预后

髓样癌局部浸润并能引起颈部和纵隔淋巴结转移，也能远处转移。年轻、女性、家族性发病、肿瘤较小以及肿瘤局限于甲状腺内的患者预后良好。另外，散发性病例预后较差。

此外，尚有两种肿瘤，即伴有胸腺样分化的梭形细胞肿瘤和显示胸腺样分化的癌，均很罕见，此处不做介绍。

四、恶性淋巴瘤

恶性淋巴瘤是指原发于甲状腺的淋巴瘤。

1. 病因

大部分原发性甲状腺淋巴瘤的发生与淋巴细胞性甲状腺炎或桥本甲状腺炎有关。

2. 临床特点

多见于成年人或老年女性（女性与男性之比为3∶1~7∶1）。甲状腺常迅速增大，并可导致气管或喉的压迫症状。

3. 肉眼观

肿瘤切面实性、白色，呈鱼肉样外观。

4. 镜下观

大多数病例为弥漫性大B细胞型淋巴瘤。可见明显的局灶性硬化。第2种常见的类型是边缘区B细胞淋巴瘤，是由小淋巴细胞或中等大小淋巴细胞组成的低度恶性的淋巴瘤，常伴有局灶性浆细胞样分化，具有弥漫性或结节状（滤泡性）生长方式，属于黏膜相关淋巴瘤的范畴。甲状腺原发的T细胞淋巴瘤极其罕见。

5. 免疫组织化学

几乎所有的病例均优势表达B细胞性标志物（CD20；CD79a，PAX-5）。

6. 预后

淋巴瘤可局限于甲状腺内，可以直接扩散到周围软组织，也可以累及局部淋巴结。局限于甲状腺内的淋巴瘤比蔓延到甲状腺包膜外者预后好，边缘区B细胞淋巴瘤比弥漫性大B细胞淋巴瘤预后好。

五、其他肿瘤

（一）原发性肿瘤

在目前最新版的WHO肿瘤分类中，介绍了原发于甲状腺的8种肿瘤，即异位胸腺瘤、血管肉瘤、平滑肌肿瘤、周围神经鞘肿瘤、副节瘤、孤立性纤维性肿瘤、滤泡树突细胞肿瘤及朗格汉斯细胞增生症。虽然上述肿瘤的起源或分化特征不同，但认识掌握时应注意以下几点。

（1）原发于甲状腺的这些肿瘤均非常罕见，其中孤立性纤维性肿瘤报道较多，总体而言，诊断时应严格把握。

（2）与其高发部位或组织的同类肿瘤的病变特征相同，包括诊断与鉴别时免疫组织化学标志物的应用。例如，甲状腺的异位胸腺瘤的组织学亚型与纵隔胸腺瘤相一致；又如，甲状腺原发的血管肉瘤与软组织血管肉瘤的病变特点相一致等。有一点应特别注意，当肿瘤低分化时，要特别注意与甲状腺未分化癌的鉴别，甲状腺滤泡细胞的标志物必须阴性。

（3）在几种肿瘤命名中使用了"肿瘤"而不是"瘤"，因为这些肿瘤既可能是良性的，也可能是恶性的，因为病例太少尚不能得出明确结论。鉴别依据与其他部位相同。

此外，除上述WHO肿瘤分类中报道的肿瘤外，其他间叶性肿瘤如脂肪瘤、血管瘤、淋巴管瘤、脂肪肉瘤、软骨肉瘤、骨肉瘤等也都有过报道。同样需要牢记的是，在诊断甲状腺原发性肉瘤时，必须首先排除未分化癌。

另外，甲状腺的其他一些原发肿瘤和瘤样病变也有报道。其中，甲状旁腺肿瘤可以发生在甲状腺内，造成与甲状腺滤泡性肿瘤的鉴别诊断问题。

（二）转移性肿瘤

喉、咽、气管和食管癌及邻近颈淋巴结的转移性病变均可直接蔓延到甲状腺，其中多数是鳞状细胞癌，因此，当在甲状腺标本中遇到鳞状细胞癌尤其是分化相对好者时，应考虑到继发性侵犯的可能性。

此外，虽然文献关于甲状腺转移癌原发肿瘤常见部位的报道不尽相同，但总体而言常见的器官包括皮肤（黑色素瘤）、乳腺、肾和肺。甲状腺的转移瘤可以是孤立的，也可为多发性或弥漫性的。有研究表明，不正常比完全正常的甲状腺更可能有转移性肿瘤。需与甲状腺原发的具有透明细胞特点的肿瘤进行鉴别的甲状腺转移性肿瘤主要是肾细胞癌。文献报道，肾原发性肿瘤切除数年甚至数十年之后，可以表现为甲状腺包块而缺少肾的症状。甲状腺球蛋白和 TTF-1 免疫组织化学染色对鉴别诊断很有帮助。对于其他类型的腺癌，黏液染色也能起到一定作用。尽管偶有例外，但位于甲状腺内的上皮性恶性肿瘤的胞质内出现黏液时，一般表明为转移性肿瘤。另外，少数神经内分泌癌可以转移到甲状腺，并可类似于甲状腺原发性肿瘤特别是髓样癌。

（郭小荣）

参考文献

[1] 毛伟敏，常见肿瘤病理诊断及报告指南[M]．杭州：浙江大学出版社，2015.

[2] 纪小龙．乳腺疾病动态变化病理图谱[M]．北京：人民军医出版社，2016.

[3] 綦迎成，李建明，李君莲．临床实验室管理与实践[M]．北京：人民军医出版社，2013.

[4] 张军荣，杨怀宝．病理学基础[M]．北京：人民卫生出版社，2015.

[5] 丛玉隆．实用临床实验室管理学[M]．北京：人民卫生出版社，2011.

[6] 王德田，董建强．实用现代病理学技术[M]．北京：中国协和医科大学出版社，2012.

[7] 国务院办公厅关于推进分级诊疗制度建设的指导意见国办发〔2015〕70号[J]．中华人民共和国国务院公报，2015（27）：27-31.

[8] 邹晓旭．基于社会分工论的我国分级医疗服务体系构建及其策略研究[M]．华中科技大学，2014.

[9] 廖松林．现代诊断病理学手册[M]．北京：北京大学医学出版社，2015.

[10] 陈杰．病理学[M]．3版．北京：人民卫生出版社，2015.

[11] 周俊峰，孙凯．医院管理手册[M]．北京：人民卫生出版社，2016.

[12] 梁英杰，凌启波，张威．临床病理学技术[M]．北京：人民卫生出版社，2011.

[13] 王国平．临床病理诊断指南[M]．北京：科学出版社，2015.

[14] 庞庆丰，李英．病理学与病理生理学[M]．北京：化学工业出版社，2016.

[15] 王连唐，廖冰．常见疾病病理诊断路径指南[M]．广州：中山大学出版社，2015.

[16] 吴阿阳，李树平．临床实验室管理[M]．武汉：华中科技大学出版社，2017.

[17] 来茂德．病理学高级教程[M]．北京：人民军医出版社，2015.

[18] 张祥盛．乳腺病理诊断病例精选[M]．北京：人民卫生出版社，2015.

[19] 王强修，王新美，王启志，等．消化道肿瘤诊断病理学[M]．上海：第二军医大学出版社，2013.

[20] 黄玉芳．病理学[M]．北京：中国中医药出版社，2012.